El médico no siempre tiene la razón

Planeta

El médico no siempre tiene la razón

Los errores de la medicina y el costo que tienen para los pacientes

Dr. Marty Makary

Traducción de Arnau Figueras Deulofeu
y Àlex Guàrdia Berdiell

Planeta

Obra editada en colaboración con Editorial Planeta – España

Título original: *Blind Spots. When Medicine Gets It Wrong, and What It Means for Our Health*

Primera edición impresa en España: mayo de 2025
ISBN: 978-84-1100-378-0

Primera edición impresa en México: agosto de 2025
ISBN: 978-607-39-3079-6

Impreso en los talleres de Litográfica Ingramex, S.A. de C.V.
Centeno núm. 162-1, colonia Granjas Esmeralda, Ciudad de México
Impreso en México – *Printed in Mexico*

Este libro está dedicado a mi editor Marshall Allen, que falleció de forma inesperada unos meses antes de la publicación de la obra. Quiero dar las gracias a Marshall por creer en este proyecto, por guiarme en el ámbito del periodismo y por su gran amistad. No estoy seguro de por qué el Señor te llamó tan pronto, pero muchos de nosotros te echaremos muchísimo de menos. Consagraste tu vida a ser una voz para los que no la tienen y a cuestionar los intereses empresariales utilizando la luz del periodismo de investigación. Tus artículos y tu reciente libro hicieron del mundo un lugar mejor e inspiraron a muchos de nosotros. Tengo la esperanza de que la publicación de este libro haga honor a los esfuerzos que destinaste a darle forma conmigo.

Y también quiero dedicárselo a mi padre, que consagró su vida a aplicar la ciencia de la hematología —en cambio permanente— en beneficio de sus pacientes y me enseñó que siempre está bien hacer preguntas.

Nota editorial

Esta es una obra de no ficción. Sin embargo, los nombres y las características identificativas de personas concretas que se mencionan solo con un nombre de pila o una inicial se modificaron para proteger la privacidad de esos individuos. Cualquier similitud entre un individuo identificado con un nombre de pila o una inicial ficticios y una persona real es pura coincidencia.

Este libro no tiene como objetivo ofrecer consejos médicos a los lectores. En caso de buscar asesoramiento médico, el lector debería consultar a un profesional sanitario, que le dará consejos basándose en su historial médico y su estado de salud en ese momento.

Índice

Prefacio

«Tú memorízalo para el examen y punto», me decía a menudo un compañero de clase en la Facultad de Medicina cada vez que yo ponía algo en cuestión. A mí nunca me gustó ese método de aprendizaje, como si se tratara de un concurso de comer *hot dogs*. Obviamente, sí me gustaba memorizar procedimientos de emergencia y medicamentos, pero era un aburrimiento que nos forzaran a empollar y vomitar cosas como el ciclo de Krebs. A mí me interesaba mucho más hablar sobre las enormes lagunas de la medicina. Y parecía haber un montón: cosas que no tenían ningún sentido pero que todos hacíamos igualmente.

Por ejemplo, ¿por qué en el hospital teníamos el ritual nocturno de despertar a los pacientes mientras dormían profundamente, clavarles una aguja para sacarles sangre e irnos corriendo como si hubiéramos pinchado a un oso en hibernación? Cuando presencié esa escena por primera vez en mi periodo formativo, pregunté si podía ser objetor de conciencia. La gran ironía era que en el hospital prácticamente *todo el mundo* parecía saber que la mayoría de esas pruebas diarias eran innecesarias, salvo el paciente. En algunos casos, el único resultado de laboratorio que cambiaba era el volumen de sangre de los pacientes: por la alta frecuencia con que les extraíamos sangre.

También me causó perplejidad la forma en que respondíamos a los pacientes hambrientos que nos suplicaban que les diéramos de comer. Les dábamos pequeñas raciones de gelatina e insípida comida procesada, algo que según algunas definiciones es una violación de los derechos humanos. Cuando sí les dábamos alimentos con sabor, los platillos eran de comida chatarra, como aquella por la que, si los pacientes la comían en casa, por lo general los regañábamos. En una ocasión, una semana después de que ingresaran a una señora en el hospital por una infección, el médico que me supervisaba me preguntó por qué estaba deteriorándose el estado de la paciente a pesar de que la infección iba mejorando. Yo le di mi evaluación sincera: «Pues verá, yo creo que la paciente llegó con una enfermedad, pero nosotros le provocamos dos más: privación del sueño y desnutrición».

A menudo me preguntan si la inteligencia artificial (IA) va a ayudarme en mis tareas profesionales y acabará transformando la medicina. Yo suelo responder que no necesitamos la «IA»; nos basta con la «I».

El pensamiento de grupo —la tendencia humana a seguir al rebaño y a no pensar de forma independiente— a menudo crea una ilusión de consenso. Como médico e investigador del Hospital Johns Hopkins, he visitado cientos de centros hospitalarios y he asistido a congresos de medicina en todo el mundo, donde he tenido el privilegio de conocer a médicos inteligentes que cuestionan los graníticos supuestos de la medicina contemporánea.

Este libro podría cambiarte la vida. A mí me la cambió. Tal vez transforme para siempre la forma en que ves desde la menopausia hasta la salud del microbioma. Tal vez también desarrolles el reflejo de preguntar cuáles son las pruebas o la lógica subyacentes a las recomendaciones de salud (por ejemplo, que un adulto debería beber tres vasos diarios de leche de vaca) antes de seguirlas a ciegas. Después de pasarme muchas horas con médicos de primer nivel separando pruebas científicas de opiniones sobre algunos de los asuntos médicos más relevantes hoy en día, me doy cuenta de que buena parte de lo que se le dice a la sociedad sobre la salud son dogmas médicos: una idea o una práctica a la que se confiere una autoridad incontrovertible porque alguien decretó que era cierta basándose en su instinto.

Este libro trata sobre las investigaciones científicas más recientes sobre aspectos de salud de los que no estamos hablando, pero sobre los que sí deberíamos hacerlo. Al asumir el papel de médico periodista, me asombró muchísimo todo lo que descubrí. Una parte de mí se preguntó por qué esas cosas no se enseñan en las facultades de Medicina. Asistirás a mis conversaciones con auténticos genios de la medicina que han puesto al descubierto verdades importantes. Esas conversaciones me parecieron cruciales, y me esforcé mucho para sintetizar los mensajes más esenciales y explicarlos de una forma comprensible. Muchos de esos expertos hicieron descubrimientos revolucionarios, pero su trabajo aún no se ha dado a conocer a gran escala. Cuando leas esas informaciones, tal vez te preguntes cómo es posible que esas formas eficaces de evitar problemas, desde la alergia a los cacahuates hasta fracturas óseas, pasando por el alzhéimer o el cáncer, no sean conocidas por el gran público. Algunas veces apenas podía creer lo que estaba oyendo. En su mayoría, los avances científicos que analicé no se han valorado como corresponde. Me sentí obligado a escribir este libro porque demasiado pocas personas los conocen, incluso en la comunidad médica.

Si estás dispuesto a tener una mente abierta —como me vi obligado a tenerla yo al investigar estas cuestiones—, cuando termines el libro tu perspectiva sobre la salud será completamente distinta.

Tras los capítulos iniciales, haremos un alto en el camino y analizaremos la psicología humana que explica por qué nos resistimos a aceptar nuevas ideas. Aprenderás la mecánica de cómo nuestra mente procesa la información nueva cuando esta entra en conflicto con lo que hasta entonces creíamos cierto. El cerebro humano puede hacer cosas maravillosas: sentir una compasión extrema, comprender las matemáticas avanzadas y acoger el alma. Pero, por lo que respecta a recibir nueva información que entra en conflicto con información anterior, es, como ya habrás sospechado, vago. Nadie ha estudiado mejor este principio que el doctor Leon Festinger. Como observarás, sus históricos experimentos psicológicos pusieron de manifiesto que los humanos rechazan por defecto de forma automática la información nueva o la reformulan con tal de asegurarse de que la información anterior que ya contiene el cerebro sigue siendo cierta. Es un esfuerzo subconsciente para evitar el malestar mental, o disonancia cognitiva, de tener dos ideas opuestas al mismo tiempo.

Ser receptivo a las nuevas ideas hace que uno sea más inteligente, menos quisquilloso y más afable: ingredientes clave para tener éxito en la vida. Si uno es consciente de eso puede desarrollar mejores relaciones o puede hacer aumentar la probabilidad de ascender en el mundo laboral y, en el ámbito de la salud, es más probable que descubra la verdad. El doctor Festinger nos enseña que estar abierto a nuevas ideas requiere un trabajo mental activo para suspender temporalmente nuestras creencias previas al considerar los méritos de otras nuevas. No identificar que eso es un proceso activo ayuda a explicar cómo buenas personas pueden volverse cerradas de mente e incluso mostrarse hostiles ante la información nueva. Eso lo veo todos los días en el mundo empresarial, en la política y en la medicina. Se ve en todas partes.

A pesar del tribalismo de las sociedades actuales, yo soy optimista en cuanto al futuro de la atención sanitaria. Los jóvenes innovadores de hoy en día —estudiantes y residentes— rechazan el sistema descompuesto que están heredando. Se dan cuenta de la absurdidad de medicar todos los problemas de la sociedad y no dudan en condenar la medicalización de la vida cotidiana. No tienen ningún interés en adoptar una rutina laboral que no lleva a ninguna parte, visitar a los pacientes en apenas quince minutos y pasarse la noche y el fin de semana repasando diagnósticos y preparando facturas obedientemente. Me da esperanza el hecho de que para muchos el dinero no es su motivación. Lo que los mueve es la sed de justicia social. No los desalienta que cuestionemos las ideas tradicionales; eso los estimula.

Juntos, nos hacemos nuevas preguntas que ponen en duda el actual dogma médico. Por ejemplo, ¿podemos tratar la diabetes tipo 2 con clases de cocina en lugar de optar solo por recetar insulina? ¿Podemos hablar de los menús de los comedores escolares y no solo de dar Ozempic a los niños? ¿Podemos tratar la epidemia de soledad fomentando las comunidades, en lugar de receptar infinitos antidepresivos sin más? El sistema actual no funciona. Llegó la hora de iniciar un debate nacional que cuestione el pensamiento tradicional.

Eso nos va a permitir dar un paso de gigante para dejar atrás el estancamiento actual de la atención sanitaria.

Detectarás un patrón a medida que analicemos algunas de las recomendaciones de salud más destacadas de la medicina contemporánea. Cuando hacemos recomendaciones basándonos en estudios científicos sensatos, obtenemos unos resultados excelentes y ayudamos a un montón de gente. Pero, cuando improvisamos y emitimos recomendaciones basadas en opiniones, tenemos un historial pésimo. A veces verás que el consenso no se alcanza gracias a la ciencia, sino a la presión social.

Mientras investigaba para la redacción de este libro, a menudo iniciaba mis conversaciones con expertos explicándoles que estaba escribiendo sobre los dogmas en la medicina. Luego les preguntaba si conocían alguna recomendación médica que no estuviera demostrada o que, aun sabiéndose que no era cierta, hoy en día siguiera dándose. Yo pensaba que la probabilidad de que se les ocurriera algo así en su especialidad era muy baja, pero, madre mía, qué equivocado estaba. Nada más formulaba la pregunta, se abrían las compuertas. Los médicos disparaban y compartían un sinfín de ejemplos de pensamiento de grupo en el ámbito médico actual que han salido mal. Nuestras conversaciones eran tan animadas que costó terminar algunas de las entrevistas. En unas pocas, asumí el papel de terapeuta para médicos que habían puesto objeciones dentro de su colegio profesional, pero los habían ignorado. La lista de dogmas se alargó tanto que llegué a asustarme y a preguntarme: *pero ¿hacemos algo bien?*

Por supuesto que sí. Lo veo cada vez que estoy en el quirófano o que oigo que alguien superó un cáncer. Se erradicó la viruela, y los partos, que antes eran una de las principales causas de muerte de las mujeres, ahora son una intervención segura. Al investigar para este libro, también me dio esperanza lo sofisticada que se ha vuelto la medicina.

El objetivo de este libro no es convertirte en una persona escéptica con respecto a la profesión médica (si estás sangrando, por favor, haz lo que te diga un médico). Lo que me propongo más bien es que los ciudadanos confíen más en la medicina restableciendo la fe en el propio proceso científico.

Cada capítulo del libro presenta una perspectiva distinta sobre cómo personas inteligentes pueden sucumbir al pensamiento gregario. Cada capítulo ofrece también el perfil de valientes innovadores que van a contracorriente para mostrarnos la verdad. Entre anécdota y anécdota, vamos a dar un paso atrás para analizar la cultura de la medicina. También exploraremos las áreas más novedosas de la investigación médica, por ejemplo cuestiones como los alimentos o la longevidad.

Tal vez pensarás que la época de los dogmas médicos ya se terminó hace tiempo. ¡Que ahora estamos todos informados! Y que la atención médica de hoy en día se basa universalmente en una metodología científica rigurosa. Pero la ola actual, en la que grandes recomendaciones médicas han sido desmentidas por estudios científicos serios, hace pensar que los dogmas médicos siguen presentes en todas partes.

El historial de la medicina contemporánea, que se ha equivocado en grandes recomendaciones de salud, nos hace plantear: ¿qué otras cosas hacemos hoy que podrían ser un error?

Interpretar los estudios de forma objetiva es el próximo gran obstáculo de la atención sanitaria. Aceptar el dogma médico sin más —como que los «opiáceos no generan adicción»— porque los expertos así lo afirman ha resultado catastrófico. En el caso de los opiáceos, el complejo médico-industrial arrolló las investigaciones tempranas sobre la adicción, con lo cual creó una epidemia que mató a más de un millón de estadounidenses y que costó miles de millones de dólares. Podrían trazarse paralelismos con cómo los expertos médicos demonizaron las grasas naturales de los alimentos, lo que impulsó a la gente a comer carbohidratos procesados al tiempo que subían los índices de obesidad, y cómo recetaron antibióticos sin medida, lo que alteró la salud intestinal de una generación. Y eso hace preguntarnos: ¿podría ser que muchas de las actuales crisis sanitarias estén causadas por la arrogancia de los poderes fácticos del sector médico?

Podemos aprobar reformas sanitarias, reducir la disparidad en el ámbito de la salud y dar a todos los ciudadanos estadounidenses un seguro médico de primera categoría, pero, si seguimos dando temerariamente recomendaciones de salud basadas en la ilusión del consenso en lugar de basarnos en resultados científicos serios, seguiremos teniendo problemas y derrochando miles de millones de dólares.

La corrección de rumbo que proponemos empieza contando la verdad sobre la salud y distinguiendo lo que es dogma de lo probado. Eso significa hacerse las preguntas adecuadas. Poner en duda suposiciones no debería verse como una amenaza. Es precisamente la forma de encontrar la verdad.

I

El juicio de los cacahuates de Salem

Cómo los expertos crearon una epidemia

> No deben existir límites a la libertad
> de indagación. En la ciencia no hay lugar
> para el dogma. El científico es libre y debe
> tener libertad para formular cualquier pre-
> gunta, para dudar de cualquier afirmación,
> para buscar las pruebas que sea, para co-
> rregir cualquier error.
>
> J. ROBERT OPPENHEIMER

—Hola, me llamo Chase y voy a ser su mesero. ¿Alguien de la mesa es alérgico a los frutos secos?

Mis dos estudiantes africanos de la Universidad Johns Hopkins, Asonganyi Aminkeng y Faith Magwenzi, se miraron perplejos.

—Pero ¿qué problema tienen en este país con las alergias a los cacahuates? —me preguntó Asonganyi—. Desde que aterricé en el aeropuerto JFK al llegar de Camerún, percibí un *apartheid* alimentario: los paquetes de comida dicen o bien «Contiene trazas de frutos secos» o «No contiene trazas de frutos secos».

Asonganyi me contó que incluso en el trayecto del JFK a Baltimore, el auxiliar de vuelo había hecho este anuncio:

«Uno de los pasajeros tiene alergia a los cacahuates, así que les rogamos que intenten no comer este fruto seco». Y, en su primer día en la Johns Hopkins, un compañero de clase lo invitó a cenar. La invitación decía algo así: 1) ¿Te gustaría venir a cenar a mi casa? y 2) ¿Eres alérgico a los cacahuates o a algún otro alimento?

—¿Qué está pasando? —preguntó Asonganyi con una amplia sonrisa—. En África no tenemos alergia a los cacahuates.

Faith, que había llegado en avión desde Zimbabue, lo confirmó asintiendo con la cabeza.

Yo los miré y sonreí.

—En Egipto, de donde es originaria mi familia, tampoco tenemos alergia a los cacahuates —les dije—. Bienvenidos a Estados Unidos. Aquí la alergia a los cacahuates es una realidad y puede ser mortal.

La observación de mis estudiantes me recordó el episodio en que en el colegio de un amigo mío prohibieron los cacahuates. Los administradores del colegio preguntaron a las autoridades si los detectores de metales podían detectar cacahuates. Y luego, un día hubo una «emergencia». Se encontró un cacahuate en el suelo de un autobús escolar. Fue como descubrir un artefacto explosivo en Irak. Los niños tuvieron que salir ordenadamente del vehículo en fila india hasta que vino alguien a «descontaminar» el autobús. Por suerte, el cacahuate no explotó ni causó heridos.

Pero ¿cómo llegamos hasta ese punto?

En 1999, unos investigadores del Hospital Monte Sinaí calcularon que la incidencia de la alergia a los cacahuates en niños era de un 0.6 por ciento. La mayoría de esas alergias eran leves.[1] Pero entonces, a partir del año 2000, la prevalencia empezó a incrementarse. Los médicos comenzaron a detectar que cada vez más niños tenían alergias graves.[2]

Déjame que comparta contigo la historia real que hay detrás del rápido crecimiento de esta epidemia.

Los años noventa fueron la década del pánico por la alergia a los cacahuates. Los medios de comunicación publicaron noticias de niños que habían muerto por una alergia a los cacahuates y los médicos empezaron a informar más sobre el asunto y a especular sobre el aumento del problema.[3] La Academia Estadounidense de Pediatría (AAP) quiso responder a esa situación diciendo a los padres lo que debían hacer para proteger a sus hijos. Solo había un problema: no sabían qué precauciones debían tomar los padres, si es que había que tomar alguna. En lugar de admitir eso, en el año 2000 la AAP publicó la recomendación de que los niños de 0 a 3 años y las mujeres embarazadas y lactantes evitaran los cacahuates si se consideraba que algún niño tenía un alto riesgo de desarrollar una alergia.[4]

La comisión de la AAP siguió los pasos del Departamento de Salud del Reino Unido, que dos años antes había recomendado abstinencia total de cacahuates.[5] Técnicamente, la recomendación era para los niños con alto riesgo, pero los autores de la AAP reconocían que «la capacidad de determinar qué bebés tienen un riesgo alto es imperfecta». Tener un miembro de la familia con alguna alergia o con asma podía calificarse como una situación de «alto riesgo» basándose en la interpretación más estricta. Y muchos pediatras y padres bienintencionados leyeron la recomendación y pensaron: *¿Por qué correr riesgos?* Al instante, los pediatras adoptaron una sencilla regla mnemotécnica que enseñarían a todos los padres en el consultorio: «Recuerden el 1-2-3. Al año de vida, introduzcan la leche. A los dos años, introduzcan los huevos. A los tres años, introduzcan los cacahuates». Una generación de pediatras fue adoctrinada con este mantra.

Yo leí con mucha atención esa recomendación que había hecho en 1998 el Departamento de Salud británico para ver si citaba algún estudio científico que corroborara sus afirmaciones. Encontré una frase en que se afirmaba que las madres que comen cacahuates tienen una probabilidad mayor de tener hijos con alergia a los cacahuates. Dicho de otro modo, se culpaba a las madres. El informe citaba un estudio publicado en el *British Medical Journal* (*BMJ*) en 1996.[6] Así que busqué el estudio y me lo leí con detenimiento.

No lo podía creer.

Los datos reales *no* encontraban una asociación entre el hecho de que una madre embarazada comiera cacahuates y que su hijo fuera alérgico a este fruto seco. Pero eso no importaba: el tren ya había salido de la estación.

¿Cómo era posible que unos «expertos» hubieran publicado una recomendación citando un estudio que ni siquiera justificaba tal recomendación?

Desconcertado por lo mal justificado que parecía el estudio, llamé a su autor principal, el doctor Jonathan Hourihane, profesor de pediatría en Dublín. Él me trasladó la misma frustración y me dijo que se había opuesto a la directriz de evitar los cacahuates cuando se publicó. «Es ridículo —me dijo—. Eso no es lo que yo quería que la gente creyera».

Le pregunté en concreto qué le pareció que su estudio se utilizara como la fuente para justificar esa recomendación general. «Me sentí traicionado», respondió empleando una palabra coloquial del inglés británico. No le habían consultado sobre la directriz nacional.

La directriz de la AAP emitida el año 2000 se publicó en la revista más prestigiosa de esa especialidad, *Pediatrics*, lo que animó a muchos pediatras a hacer proselitismo de esas ideas entre las madres cuando estas les traían a sus bebés para hacerles una revisión. Los médicos y los responsables de salud pública tenían sus nuevas órdenes para avanzar. En cuestión de meses se puso en marcha una masiva cruzada de difusión pública, y las madres, haciendo lo que pensaban que era lo mejor para sus hijos, siguieron esas instrucciones con tal de proteger a sus hijos.

Sin embargo, a pesar de esos esfuerzos, la situación empeoró. En 2004 ya era evidente que el índice de las alergias a los cacahuates iba en la dirección equivocada. Las alergias a los cacahuates estaban aumentando. Y, lo que era todavía más preocupante, las alergias extremas a los cacahuates, que pueden ser un peligro para la vida, se volvieron algo habitual en Estados Unidos.

De repente, las visitas a Urgencias por anafilaxis tras comer cacahuates —la hinchazón alérgica y potencialmente mortal de las vías respiratorias— se dispararon, y las escuelas empezaron a prohibir los cacahuates. En 2007, un 18 por ciento de los colegios de Virginia habían prohibido los cacahuates por completo. Y en 2016 el distrito escolar de Parkway, en el condado de St. Louis, en Misuri, tenía registrados 957 alumnos con alergias alimentarias potencialmente mortales, la mayoría de las cuales a los cacahuates. El porcentaje se había incrementado un 50 por ciento con respecto a tan solo seis años antes, y más de un 1 000 por ciento respecto a la generación anterior.

A medida que empeoraba la situación, muchos responsables de salud pública se empecinaron en la misma idea. Pensaban que, si todos los padres seguían la directriz de la asociación de pediatría, Estados Unidos podría superar por fin las alergias a los cacahuates y ganar la guerra. El dogma se convirtió en un cono de helado que se lamía a sí mismo.

Pero el pensamiento de grupo no podría haber estado más equivocado.

Incidencia de la alergia a los cacahuates

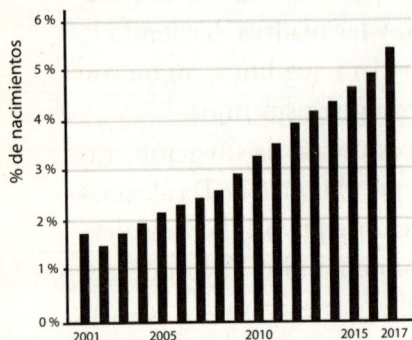

Reacciones anafilácticas a los cacahuates

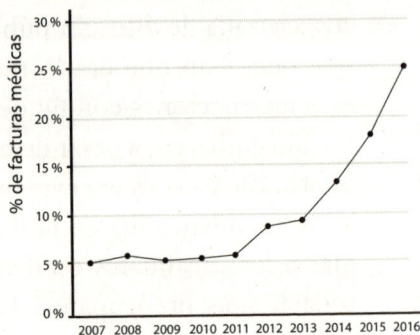

La epidemia de alergias a los cacahuates: (*izquierda*) cantidad estimada de alergias a los cacahuates por cada nacimiento en Estados Unidos tras la publicación de la recomendación de la AAP de que los niños no comieran cacahuates en el año 2000; (*derecha*) reacciones anafilácticas a los cacahuates. (*Fuente*: M. Motosuse *et al.*, *Annals of Allergy, Asthma & Immunology*, 2018; FAIR Health).

NADAR A CONTRACORRIENTE

El doctor Stephen Combs es un pediatra honesto y humilde de una zona rural del este de Tennessee. En un momento dado, los otros pediatras del equipo del doctor Combs detectaron algo único en sus pacientes. Ninguno de los pacientes del doctor Combs tenían alergia a los cacahuates. Y eso a pesar de que sus colegas se encontraban con cada vez más niños alérgicos a los cacahuates en sus consultas. ¿Qué estaba ocurriendo?

Tenía curiosidad por conocer mejor su impresionante historial, así que viajé hasta las hermosas colinas de Johnson City, en Tennessee, para visitarlo. (Suelo aprender

mucho cuando salgo de la burbuja de mi hospital universitario situado en un entorno urbano).

Descubrí que todos los pediatras del equipo del doctor
Combs eran tan impresionantes como él: hacían llamadas
domiciliarias, alargaban la jornada laboral para atender a
más pacientes e informaban a los padres sobre cómo criar
hijos sanos. Todos practicaban la pediatría de la misma
forma.

Salvo en un aspecto.

El doctor Combs nunca había seguido la directriz de la
AAP según la cual los niños debían evitar los cacahuates. El
motivo de su desobediencia era sencillo. El doctor Combs
hizo su residencia en el Duke Medical Center, en Carolina
del Norte, donde se formó con la inmunóloga pediátrica
Rebecca Buckley, una doctora de prestigio internacional.
Cuando se hizo pública la directriz de la AAP en el año 2000
con gran revuelo, la doctora Buckley identificó que infrin-
gía un principio básico de la inmunología denominado tolerancia inmunitaria: la forma natural que tiene el cuerpo
de aceptar moléculas exteriores presentes en las primeras
etapas de la vida. Es como la teoría de la suciedad, según la
cual los recién nacidos expuestos a suciedad, caspa y gérmenes más adelante pueden tener un riesgo menor de contraer alergias y asma.[7] La doctora Buckley dijo convencida
a sus estudiantes y residentes, entre los que estaba el doctor
Combs, que hicieran caso omiso de la recomendación de la
AAP y que, de hecho, hicieran lo contrario. Les explicó
que abstenerse de comer cacahuates no *evita* las alergias a
este fruto seco, sino que las *causa*.

Su explicación resultó ser profética.

Desde su periodo formativo con la doctora Buckley, el
doctor Combs ha dicho sistemáticamente a los padres que
introduzcan una pequeña cantidad de crema de cacahuate

(mezclada con agua para evitar el riesgo de asfixia) en cuanto el niño ya es capaz de comer eso. Hasta la fecha, los miles de niños del este de Tennessee que tuvieron la suerte de tener como pediatra al doctor Combs no son alérgicos a los cacahuates.

Extrapolando este principio a otros potenciales alérgenos, el doctor Combs también fomentó introducir tempranamente los huevos, la leche o las fresas, e incluso la exposición a perros y gatos. Como consecuencia, los niños que pasaron por su consultorio casi nunca desarrollaron alergias a esas cosas y, cuando lo hicieron, resultaron leves.

UN ESTUDIO BOCHORNOSAMENTE SENCILLO

La doctora Buckley y sus estudiantes no eran los únicos en rechazar la directriz de la AAP. De hecho, muchos expertos en inmunología conocían desde hacía tiempo la existencia de estudios en ratones que demostraban que evitar ciertos alimentos provoca alergias a esos alimentos. Pero la comunidad de inmunólogos de laboratorio estaba desconectada en buena medida de los alergólogos clínicos y la comunidad pediátrica.

El doctor Gideon Lack, alergólogo pediátrico e inmunólogo en Londres, cuestionó la directriz británica. «No se basó en datos —escribió en *The Lancet* en 1998—. Las medidas de salud pública pueden tener efectos indeseados [...], podrían incrementar la prevalencia de la alergia a los cacahuates».[8]

Dos años después, el mismo año en que la AAP publicó su recomendación de evitar los cacahuates, Lack dio una conferencia en Israel sobre las alergias y preguntó lo siguiente a los doscientos y pico pediatras del público: «¿Cuántos de ustedes se encuentran con niños que sean alérgicos a los cacahuates?».

Solo dos o tres levantaron la mano. De vuelta en Londres, casi todos los pediatras levantaron la mano a la misma pregunta.

Sorprendido por la discrepancia, tuvo una revelación. A muchos niños israelíes les daban un alimento a base de cacahuate llamado Bamba. Para él, aquello no era una coincidencia.

El doctor Lack reunió enseguida a un grupo de investigadores en Tel Aviv y Jerusalén para iniciar un estudio formal. Encontraron que los niños judíos que vivían en Israel tenían una décima parte de las alergias a los cacahuates que tenían los niños judíos que vivían en el Reino Unido, lo cual hacía pensar que aquello se debía a una predisposición genética, como había supuesto el *establishment* médico.[9] Lack y sus compañeros israelíes titularon su publicación «El consumo temprano de cacahuates en los primeros años de vida está asociado con una baja prevalencia de la alergia a los cacahuates».

No obstante, en 2008 su publicación no fue suficiente para arrumbar el pensamiento de grupo. Evitar los cacahuates había sido la respuesta correcta en los exámenes de las facultades de Medicina y en los exámenes de especialidad médica, redactados y gestionados por la Academia Estadounidense de Pediatría. En la comunidad médica, muchos rechazaron los resultados del doctor Lack y siguieron insistiendo en que los niños no comieran cacahuates. Durante casi una década desde la recomendación de la AAP de evitar los cacahuates, ni el Instituto Nacional de Alergias y Enfermedades Infecciosas (NIAID) de los Institutos Nacionales de Salud (NIH) ni otras instituciones financiaron un estudio amplio que evaluara la recomendación y confirmara si ayudaba a los niños o los perjudicaba.

Sin embargo, la situación iba empeorando. Cuanto más imploraban los médicos a los padres que siguieran la recomendación, peores eran las alergias a los cacahuates. El número de niños que acudían a Urgencias por alergias a los cacahuates se triplicó en tan solo una década (2005-2014).[10] El problema se propagó como un virus. En 2019, en un informe se calculaba que uno de cada dieciocho niños estadounidenses tenía una alergia a los cacahuates.[11] Los colegios siguieron prohibiendo los cacahuates y los reguladores se reunían para eliminar los cacahuates de los tentempiés para niños mientras aumentaban las ventas de los EpiPens. El sector farmacéutico se aprovechó de la situación inflando los precios que pagaban padres desesperados y escuelas. Mylan Pharmaceuticals aumentó el precio del EpiPen de 100 dólares a 600 en Estados Unidos. (En algunos países cuesta 30 dólares).[12]

La recomendación de la AAP había creado un círculo vicioso. Cuanto más aumentaba la prevalencia de las alergias a los cacahuates, menos gente daba cacahuates a los niños. Esto, a su vez, provocaba más alergias a los cacahuates. Aquella obsesión monotemática había creado una pesadilla cuya única posible solución parecía ser la erradicación total de los cacahuates del planeta.

A medida que empeoró la situación, el doctor Lack, con su opinión discordante, decidió llevar a cabo el estudio que acabaría con todos los demás: un ensayo clínico comparando la exposición y la no exposición de un grupo de niños de entre cuatro y once meses de edad de forma aleatoria a los cacahuates. El doctor descubrió que la exposición temprana a los cacahuates daba como resultado una reducción de un 86 por ciento de la alergia a los cacahuates cuando el niño llegaba a los cinco años en comparación con los niños que habían seguido la recomendación de la AAP.[13] Lack proclamó sus resultados ante el mundo en un artículo que publicó en 2015 en el *New England Journal of Medicine*, en el que por fin demostraba lo que inmunólogos como la doctora Buckley sabían desde hacía décadas: abstenerse de comer cacahuates provoca alergia a los cacahuates. Ahora era innegable; la AAP estaba equivocada.

Me puse en contacto con el doctor Lack y desayuné con él cuando en 2024 viajó a Washington para asistir a un congreso de medicina. Me contó que su hipótesis inicial se había basado en una observación que había hecho años antes trabajando de pediatra: los niños a los que les hacían perforaciones en las orejas a veces desarrollaban alergia al níquel alrededor del pirsin. Pero a los niños que llevaban aparatos de ortodoncia no les pasaba nada. Se dio cuenta de que los niños con ortodoncia habían estado expuestos previamente al níquel mediante los *brackets*, con lo cual eran inmunes. Esa observación se correspondía con el concepto de «tolerancia oral» que había estudiado en experimentos con ratones llevados a cabo en la Universidad de Colorado en los años noventa.

Lack también tenía una observación interesante de su infancia que le recordaba que la sabiduría popular puede cambiar. Su abuelo tuvo un ataque al corazón, tras el cual los médicos le recetaron guardar cama de forma estricta: una recomendación que terminó sustituyéndose por hacer ejercicios de rehabilitación cardíaca. El doctor Lack recordaba que, cuando tenía seis años, a su abuelo no lo dejaban levantarse de la cama. Los miembros de la familia tenían que traerle las comidas. Sus médicos trataron su corazón dañado debilitándolo todavía más.

«En la ciencia, solemos meternos en un surco y luego vamos cavando —me dijo—. Debemos tener una mente abierta».

Hoy en día, el doctor Lack es considerado un héroe en el campo de las alergias. Pero, cuando hizo su gran estudio, fue muy criticado. El cien por ciento de los puristas de la lactancia materna lo llamaron «anti lactancia materna» por decir que debería introducirse un poco de comida en forma de líquido espeso a los bebés. Pero el doctor Lack no se oponía en absoluto a la lactancia materna. ¡Todo lo contrario! Dar el pecho era perfectamente compatible con introducir una pequeña cantidad de crema de cacahuate y otros alimentos entre los tres y los seis meses de edad. Y Lack tuvo que hacer frente a otras críticas.

«Me acusaron de tener una conducta no ética. Hubo una presión enorme para que detuviera el estudio —me contó—. Poner a prueba la hipótesis se veía como algo no ético porque parecía absurdo».

A algunos les preocupaba que los cacahuates pudieran causar obesidad porque tenían un alto contenido de grasas saturadas (una cuestión que exploraremos pronto, en el capítulo 4, «A mi tío Sam le encantan los huevos»).

Tras la publicación del ensayo aleatorizado del doctor Lack, la AAP tardó dos años en dar marcha atrás en la directriz que había publicado en el año 2000 para pediatras y padres.[14] También tendrían que pasar dos años hasta que la sección NIAID de los NIH publicara un informe apoyando el cambio de parecer.[15]

¿Realmente hacían falta dos años? ¿Dónde estaba el sentimiento de profundo arrepentimiento? Las familias afectadas merecían que el *establishment* médico actuara con urgencia para corregir su recomendación justo después del estudio definitivo del doctor Lack. El doctor Hugh Sampson, otro médico formado con Rebecca Buckley, dirigió el informe del NIAID que dio marcha atrás en la recomendación. Me contó que trabajar con la agencia del Gobierno fue frustrante. El doctor Sampson es uno de los alergólogos más destacados del país. Cuando le pregunté qué pensaba sobre toda esa historia, me dijo: «La comunidad de las alergias a los alimentos obtuvo su merecido por culpa de eso [el hecho de equivocarse con la recomendación sobre los cacahuates]».

Toda una generación —millones de niños— se vio perjudicada por el pensamiento de grupo, y muchos siguen notando los efectos. Ahora por lo menos estaba cerrado el grifo de los malos consejos.

MI AMIGO

El estudio de 2015 había caído como una bomba. Llamé a uno de mis mejores amigos de la Facultad de Medicina, el doctor Drew White, que ahora era alergólogo en la Clínica Scripps, en San Diego, para preguntarle cómo se había recibido la noticia. «Es un estudio impresionante —me dijo—. Después de publicarse, enseguida pensamos: "¿Cómo vamos a arreglar este enorme lío?"». Debido al absolutismo de la AAP en el año 2000, era difícil retractarse de la recomendación. Drew y yo estuvimos de acuerdo: la AAP debería haber dicho algo así como: «No estamos seguros». Como mínimo eso habría sido honesto.

Trágicamente, hasta la fecha muchos padres siguen creyendo que no deberían dar cacahuates a sus niños en los primeros años de vida. La recomendación de no comer cacahuates fue tan enérgica durante tanto tiempo que es lo que la gente aún recuerda.

33

Existen tratamientos eficaces que consisten en reintroducir poco a poco pequeñas dosis de cacahuates junto con potentes medicamentos para inhibir la respuesta inmunitaria del niño. Tristemente, supone una dificultad demasiado grande o es demasiado caro para algunas personas, que ven más sencillo gestionar su alergia evitando el consumo de cacahuates.

Durante los quince años entre la directriz de la AAP y el estudio definitivo del doctor Lack, los padres que permitían que sus hijos comieran productos a base de cacahuate eran vistos casi como unos criminales por algunos miembros del *establishment* médico y de la sociedad en general. Eran objeto de reprimendas y humillaciones públicas. A los padres que desatendían la directriz de la AAP se los veía como a unos idiotas que desafiaban a la ciencia con arrogancia.[16]

Mi amigo Drew y yo hablamos sobre cómo nos hubiera gustado que se llevara a cabo el estudio definitivo en los noventa: antes de la equivocada recomendación de la AAP. No es que sea una organización falta de recursos. La AAP recibió 137 millones de dólares en 2022[17] por las cuotas de sus miembros (692 dólares/año por cada pediatra colegiado), las compañías farmacéuticas, las empresas de leche de fórmula y otras fuentes. Podrían haberse salvado vidas si no se hubiera formulado el dogma de evitar el consumo de cacahuates. Financiar un estudio de investigación para responder a la gran pregunta de la alergia a los cacahuates *antes* de publicar recomendaciones generales habría ahorrado a innumerables familias un dolor enorme y habría evitado miles de millones de gastos médicos. El estudio que hizo el doctor Lack en 2015 supuso un antes y un después, pero al mismo tiempo era un ensayo aleatorizado muy básico con 640 niños. Algo bochornosamente sencillo.

LO QUE IMPLICA

Las muertes por alergia a los cacahuates son una realidad. Y vivir con una alergia así puede ser aterrador. Pero más grave aún es saber que, en buena medida, la actual epidemia de alergias a los cacahuates podría haberse evitado. Para entender mejor lo que implica vivir con una alergia grave a los cacahuates, me reuní con algunas familias que se encuentran en esta situación.

Una chiquilla llamada Charley fue quien me causó más impresión. Cuando nació Charley, en 2009, en el apogeo del dogma de la abstinencia de cacahuates, su madre, Jen, intentó criar a su hija lo mejor que pudo. Siguió, por ejemplo, la directriz de la organización Consumer Reports según la cual había que sustituir el casco de la bici cada vez que se caía al suelo por si tenía alguna pequeña grieta. Así pues, en cuanto a los productos a base de cacahuate, investigó mucho, sobre todo desde que a Charley le salió un eccema en la piel cuando tenía un año. «No le demos ni un cacahuate más», le dijo su pediatra, siguiendo la directriz de la AAP. Para estar más segura, Jen, que trabajaba como enfermera de un colegio, consultó con un segundo pediatra. Su marido, Shane, llamó a un amigo de la familia en Kentucky que acababa de terminar la especialidad de pediatría.

«Todo el mundo nos dijo lo mismo», me contaron Jen y Shane. Por tanto, los padres cumplieron a rajatabla la abstinencia total de cacahuates. Sin embargo, al cabo de pocos meses, la pequeña Charley empezó a enfermarse muy a menudo. La situación se inició con un diagnóstico de asma y empeoró hasta convertirse en una grave alergia a los cacahuates. En pocos años, el mero hecho de estar cerca de cacahuates sin tocarlos podía desencadenar en ella una reacción en que se le hinchaba la garganta hasta el punto de no dejarla respirar. Jen y Shane me contaron que habían tenido algunos sustos graves y que el miedo a quedar expuesta a ese fruto seco causaba mucha angustia en la vida de su hija.

Lo más duro, me contaron, era cuando las personas minimizaban la alergia de Charley. Me explicaron lo difícil que era llevar a su hija a comer un helado. Tenían que pedir al dependiente (a veces, un joven estudiante) que, por favor, utilizara una pala nueva y que sacara el helado de un bote nuevo con tal de evitar contaminaciones cruzadas del bote de helado de pistache. Tenían que andar con precaución, porque, si no, corrían el riesgo de sufrir una emergencia. A veces el dependiente de la heladería discutía con ellos e insistía en que enjuagar la pala era suficiente o que era lo máximo que podía hacer. Ese nivel de vigilancia podía convertir una agradable velada en una pesadilla para la familia. La pareja se había cansado tanto de discutir con los establecimientos de comida que se planteó abrir un negocio para formar a los restaurantes y quizás incluso crear un sello para los restaurantes respetuosos con las alergias. Algunos adolescentes con alergias graves nunca han ido a un restaurante en toda su vida.

En la actualidad, Charley ya lleva tiempo en un programa de desensibilización. Los médicos le hacen comer algunos M&M's de cacahuate la mayoría de las noches junto con medicación para reducir su alergia. Pero incluso al día de hoy, cada vez que come cacahuates, su cuerpo sufre una minirreacción que le provoca dolor de estómago. Charley detesta hacer eso. Pidió terminar el tratamiento, pero sus médicos le dijeron que debe seguir para mitigar su alergia hasta que deje de suponer un peligro mortal. También están investigando tratamientos más novedosos que han aparecido en los últimos tiempos.

Jen y Shane nunca imaginaron que sus pediatras de confianza podrían darles malos consejos. «Todas esas personas a las que respetas y que estudiaron en la Facultad de Medicina decían lo mismo —me contó Jen—. Sencillamente, no te planteas que puedan estar equivocados».

Shane fue más contundente: «Estoy alucinado a más no poder con que mi pobre hija viva con eso por culpa de un documento equivocado —en referencia a la recomendación que hizo la AAP en el año 2000—. Miro a mi hija y me duele ver que tiene que vivir con miedo porque a nosotros nos dieron una información errónea. Se supone que los médicos tendrían que hacer sus propias investigaciones y no seguir una recomendación a ciegas».

La pareja también manifestó que la profesión médica no había sido honesta. La idea equivocada de que no había que comer cacahuates se había recomendado con tanto ímpetu como otras recomendaciones demostradas. La pareja no tenía forma de saber que esa era un invento y que otras sí se basaban en datos comprobados.

Escuché la frustración de Shane con pena porque sabía que en el año 2000 los científicos del ámbito de la inmunología conocían la verdad sobre la exposición temprana y tenían datos que lo demostraban. Pero no se les incluyó en la pequeña comisión que publicó la recomendación de la AAP. El doctor Sampson, el influyente alergólogo, me explicó la triste realidad de cómo las varias especialidades de la medicina pueden llegar a estar aisladas. «Los que se dedican a la inmunología apenas interactuaban con los que trabajaban en las alergias a escala clínica en la nutrición», me dijo. Además, las alergias a alimentos «no eran una especialidad respetada», añadió. «La sensación en la jerarquía pediátrica era que las alergias no eran tan importantes y que no eran una ciencia real».

Después de conocer a la familia de Charley, el aumento de las alergias a los cacahuates en Estados Unidos, agravado por la errónea recomendación de la AAP, ya no era solo un gráfico en mi cabeza, era una tragedia palpable.

Para entender mejor el alcance del problema, me puse en contacto con la doctora Robin Wallin, directora de los servicios de salud de los centros educativos públicos de Alexandria, en Virginia, en las afueras de la ciudad de Washington. Dada la alta prevalencia de las alergias a los cacahuates en el colegio (en casi todas las clases había algún alumno alérgico), hoy en día la escuela recomienda que no se traiga comida a las celebraciones, por ejemplo en fiestas de cumpleaños o festividades.

Mientras las celebraciones en las aulas iban desapareciendo, la doctora Wallin me explicó que el presupuesto para EpiPens se había disparado. Estaban por todas partes, costaban cientos de dólares la unidad y tenían que sustituirse cada año porque caducaban. Es interesante que mencionara que, si bien las alergias a los cacahuates eran prevalentes, ella apenas veía casos entre los muchos niños inmigrantes de su distrito escolar. A muchos de sus países de origen no los había afectado el dogma de la AAP que se había difundido por Estados Unidos.

¿Dónde están ahora los absolutistas?

Todos cometemos errores, pero, cuando lo hacemos, es importante asumir nuestra responsabilidad. En medicina, esto es vital. Hacerlo nos permite iniciar procesos para impedir futuros errores. También es importante disculparse ante las personas a quienes perjudicó el error. De hecho, es una parte fundamental del proceso de curación y genera confianza.

Me puse en contacto con la comisión de la AAP que en el año 2000 había recomendado no comer cacahuates. Por sus credenciales, muchos parecían formar parte del campo de la nutrición. Ninguno parecía ser experto en inmunología. La comisión estaba compuesta por un pequeño grupo nuclear de siete médicos y nueve representantes de los Centros para el Control y la Prevención de Enfermedades (CDC), la Administración de Alimentos y Medicamentos (FDA), los NIH, el Departamento de Agricultura de Estados Unidos, la Asociación Estadounidense de Dietética, entre otros entes. Desde la publicación de sus recomendaciones, ninguna de esas personas ha expresado arrepentimiento ni se ha disculpado. La mayoría obtuvo galardones nacionales y construyó una carrera académica. Yo me puse en contacto con todos ellos para preguntarles por ese documento.

Dos de los siete miembros de la comisión respondieron a mis peticiones. Uno admitió que la recomendación que hicieron en el año 2000 salió de un manual previo de la AAP sobre nutrición. «Existía una política interna según la cual todas las recomendaciones de la AAP tenían que ser coherentes. Era un viejo dogma que se perpetuó». En otras palabras, proteger la institución era más importante que dejar que la sociedad accediera a puntos de vista alternativos.

Otro miembro de la comisión respondió diciéndome que él no es alergólogo. «Nunca he tratado a ningún niño por una alergia a los cacahuates, pero creo con firmeza que la exposición temprana es la forma adecuada de proceder», me dijo en su mensaje. Cuando hablé con él por Zoom, me contó que no había tenido mucho que ver con la directriz, pero admitió que «se convirtió en dogma». Y añadió: «Cualquier recomendación basada en la *opinión* de los expertos debería tomarse con pinzas».

Tristemente, la recomendación de evitar los cacahuates no se ha superado por completo. El programa de alimentos de Estados Unidos conocido como Programa Especial Complementario de Nutrición para Mujeres, Bebés y Niños (WIC, en inglés) excluye la crema de cacahuate de la lista de alimentos cubiertos para los bebés. Eso a pesar de que los niños que pueden ser beneficiarios del programa WIC tienen un riesgo mucho más alto de desarrollar alergias a los cacahuates y, por tanto, serían los que más se beneficiarían de la introducción temprana de ese producto. Hablé con el doctor Lack sobre esta cuestión. «El programa WIC ofrece una oportunidad de salud pública única para evitar la alergia a los cacahuates. Si la crema de cacahuate fuera uno de los alimentos incluidos, se podría impedir más de un 50 por ciento de los nuevos casos de alergia a los cacahuates que se producen cada año», me dijo. Esto es un escándalo del mundo contemporáneo que sigue en pie. Ahora estoy presentando el asunto a miembros del Congreso, con la esperanza de que el próximo anuncio sobre los alimentos que cubre el programa WIC incluya la crema de cacahuates para los bebés.

Pregunté al doctor Talal Chatila, inmunólogo pediátrico de la Universidad Harvard, sobre la epidemia ocurrida en los últimos veinticinco años debido a los cacahuates. Reconoció que hay múltiples factores que considerar pero que, cuando fomentas que se eviten los cacahuates con el ímpetu con que se efectuó, «terminas creando un monstruo».

El 28 de mayo de 2024, el doctor Lack publicó los resultados a largo plazo de los niños que habían participado en su estudio original. «El consumo de cacahuates, empezando a una edad temprana y siguiendo hasta los cinco años, confirió una tolerancia duradera a los cacahuates en la adolescencia», concluyeron él y sus compañeros investigadores en el *New England Journal*.[18]

Hasta el día de hoy, el Reino Unido y Estados Unidos siguen teniendo los peores problemas de alergia a los cacahuates del mundo.

ACABAR CON EL HAMBRE

Estados Unidos también exportó su desinformación sobre los cacahuates. Los cacahuates son ricos en proteína, fibra, grasas saludables, vitaminas y minerales, lo que los convierte en un alimento ideal para paliar el hambre en el mundo. Para almacenarlos o transportarlos no se requiere refrigeración, y pueden mezclarse con agua para hidratarlos y para evitar el riesgo de obstrucción de las vías respiratorias. Además, son baratos. Por eso han sido un alimento milagroso para las agencias de ayuda internacional que se han centrado en distribuir el *snack* Bamba y otros productos a base de cacahuates a los niños del mundo. Bamba es bastante impresionante. No contiene conservantes ni colorantes alimenticios y se enriquece con varias vitaminas. Un ser humano puede vivir comiendo Bamba y bebiendo agua durante mucho tiempo. Se ha distribuido a millones de niños de todo el mundo y ha salvado un número incalculable de vidas.

No obstante, cuando los pediatras estadounidenses recomendaron no dar alimentos que contuviesen cacahuates a los niños en el año 2000, aquello supuso un dilema para las agencias de ayuda internacional: ¿la exposición temprana a los productos que contienen cacahuate realmente hacía que se desarrollaran alergias a los cacahuates? Y, en caso afirmativo, ¿merecía la pena correr el riesgo de impedir que algunas personas murieran de hambre?

Algunos cooperantes internacionales fueron lo bastante inteligentes para ver que los africanos tomaban sopas con cacahuates hervidos desde una edad temprana y ninguno parecía desarrollar alergia a ese fruto seco. Y siguieron distribuyendo Bamba a pesar de la oposición de algunos pediatras estadounidenses.

El *establishment* médico estadounidense estaba exportando nuestro ignorante dogma de no comer cacahuates. Durante quince años, los médicos e inmunólogos inteligentes que ponían en cuestión a la AAP sobre ese asunto no fueron rival para la poderosa asociación profesional y el NIAID. Afortunadamente, el estudio que llevó a cabo en 2015 el doctor Lack fue una prueba contundente que no pudieron negar. Al final, las tempranas observaciones de los cooperantes en África fueron más acertadas que las de las élites académicas.

Durante esos mismos quince años en que el Reino Unido y Estados Unidos recomendaron evitar los cacahuates, los países de origen de Asonganyi y Faith en África no fueron testigos de alergias a los cacahuates, salvo entre trabajadores extranjeros y turistas estadounidenses y británicos. Me contaron que ellos, como muchos niños africanos, fueron dejando la leche materna cambiándola por sorbos de sopa de cacahuate hervido. (Por cierto, los cacahuates hervidos son menos alergénicos que los cacahuates tostados, que son populares en Estados Unidos). A sus sistemas inmunitarios les encantó.

Gracias a investigaciones bien hechas, ahora los alimentos a base de cacahuate están en boga en todo el mundo, lo cual contribuye a mitigar el hambre y evita alergias a este alimento. Si comparamos sistemas sanitarios, África previno la enfermedad de la forma adecuada mientras los occidentales eran presas del miedo y se hacían con provisiones de caros EpiPens.

Una vía para avanzar

La AAP y los responsables de salud pública de Estados Unidos deberían intentar otra estrategia. Deberían llevar a cabo una campaña a escala nacional para explicar a los padres la importancia de introducir productos seguros con cacahuate a los pequeños. También deberían animar a las personas que padecen alergias graves a buscar tratamientos médicos punteros. Tiempo atrás, poco podía hacer alguien que sufría una alergia grave a los cacahuates, aparte de evitarlos. Hoy en día, los médicos pueden aplicar a esos niños las buenas prácticas médicas: reintroduciendo los cacahuates de forma lenta, frecuente y gradual. A partir de 2005, los médicos europeos trataron niños con esta reintroducción controlada en combinación con un medicamento para el sistema inmunitario llamado Xolair (un anticuerpo monoclonal que actúa sobre el anticuerpo IgE «de la alergia»). *Diecinueve años* después, en 2024, la FDA aprobó el uso del medicamento en Estados Unidos.[19] La reintroducción gradual no es una cura instantánea, pero con el tiempo esta terapia puede reducir o eliminar la necesidad del paciente a recurrir al EpiPen para sobrevivir.

La historia de las alergias a los cacahuates, hasta cierto punto, se parece a la de otras alergias alimentarias, por ejemplo a los huevos o la leche. En lugar de dar a la gente un consejo equivocado basado en datos poco convincentes, la AAP debería haber sido honesta y debería haber dado a los padres la respuesta correcta a su pregunta de cómo evitar las alergias a los cacahuates en el año 2000: no lo sabemos. Una cosa es dar una opinión; otra muy distinta es dar a entender que una opinión es una verdad científica. Como verás en los siguientes capítulos, las sencillas palabras «No lo sabemos» a menudo pueden ser la respuesta correcta.

43

Confianza

Cuando la medicina contemporánea publica recomendaciones basadas en buenos estudios científicos, todo va de maravilla. Por el contrario, cuando la medicina contemporánea gobierna por opinión y decreto, nuestro historial es bochornoso. En este libro exploraremos cómo algunas de las más famosas recomendaciones de la medicina contemporánea han sido corregidas, algunas sin decírselo a los ciudadanos. Los entresijos de esos casos suelen ser asombrosos, y la verdad es esencial para su salud.

La característica más importante de un buen médico es la humildad. La humildad de conocer sus propios límites, de saber cuándo pedir ayuda a un compañero y cuándo decir «No lo sé». Según mi experiencia, las personas son comprensivas si eres sincero con ellas. Pero tienen muy poca tolerancia con quienes hacen afirmaciones con un absolutismo estricto cuando en realidad esas afirmaciones no se basan más que en un presentimiento o en una opinión fundamentada en unos datos científicos no válidos. Para muchas personas, la ofensa más imperdonable se da cuando los médicos hacen una recomendación firme que no está basada en datos científicos pero dan a entender que la ciencia la corrobora. Eso provoca una pérdida de confianza.

El doctor Gideon Lack es un héroe internacional. Se atrevió a poner en cuestión el pensamiento tradicional y desmontó un dogma médico que había perjudicado a millones de niños. Además, generó los datos científicos para hacerlo.

La próxima vez que un mesero te pregunte si alguno de los comensales tiene alergia a los cacahuates, puedes dar las gracias a los oligarcas médicos que difundieron una recomendación sin antes hacer el estudio científico necesario y sin tener en cuenta a los profesionales de la inmunología. Y recuerda también que en África los meseros no tienen que hacer esa pregunta.

2

¿Lo dices en serio eso de las hormonas?

La historia nunca contada de la terapia hormonal sustitutiva

> La verdad, dicen, con mucha frecuencia es eclipsada, pero nunca se extingue.
>
> TITO LIVIO

Durante la mayor parte del siglo xx, la terapia hormonal sustitutiva (THS) se consideró un milagro de la medicina. Millones de mujeres tratadas con THS vieron aliviados los síntomas de la menopausia. La THS, que consiste en estrógeno con o sin progesterona, aliviaba los sofocos, reducía la confusión mental y la depresión e incluso ayudaba a las mujeres a dormir mejor. Las mujeres no solo se *sentían* mejor con la THS, sino que en algunos estudios se llegó a la conclusión de que también tenían una menor probabilidad de desarrollar alzhéimer y de sufrir fracturas óseas y que tenían un riesgo un 50 por ciento menor de morir de un ataque al corazón si empezaban la THS en los diez años posteriores al inicio de la menopausia.[1] En conjunto, se ha visto que la THS incrementa la longevidad de las mujeres en tres años. Millones de mujeres se han sentido mejor y han vivido más años y con más salud gracias a la THS.

Sin embargo, en el año 2002 pasó algo.

Unos médicos de los NIH dieron una rueda de prensa para anunciar un descubrimiento sorprendente. La THS, dijeron, causa cáncer de mama. Su conclusión se basaba en un estudio con 16608 mujeres que los médicos acababan de completar junto con investigadores de Harvard y Stanford. «Estos resultados son la primera confirmación obtenida a partir de un ensayo clínico riguroso de que tomar estrógenos con progestina aumenta el riesgo de sufrir cáncer de mama», declaró el autor principal del estudio, el doctor Jacques Rossouw, que añadió que la THS provocaba «una incidencia de cáncer de mama un 26 por ciento superior». Rossouw no publicó ninguno de los datos del estudio, pero afirmó que este se había detenido antes de tiempo debido a ese preocupante descubrimiento. El estremecedor anuncio asustó a las mujeres de todo el mundo y también a los médicos. Al instante, la THS se consideró carcinógena y se abandonó.[2] Las mujeres echaron las pastillas por el retrete y los médicos dejaron de recetarlas.

Los medios de comunicación aplaudieron con las orejas al felicitar a los investigadores. Los periodistas amplificaron la conclusión del estudio, a pesar de que aún no habían visto los datos reales. La revista *Time* publicó una portada con una mujer acompañada de un titular funesto: «La verdad sobre las hormonas: la terapia hormonal sustitutiva supone más riesgos de los anunciados. ¿Qué tienen que hacer las mujeres?». Los investigadores fueron aclamados como si fueran unos astutos detectives médicos cuyo descubrimiento salvaría a millones de mujeres de padecer un temido cáncer.

Solo había un problema: el estudio NO había demostrado que la THS causara cáncer de mama.

La publicación real, que apareció en el *Journal of the American Medical Association* (*JAMA*) una semana después de la rueda de prensa, no corroboraba la conclusión del titular. No presentaba una diferencia estadística significativa en los índices de cáncer de mama entre las mujeres sometidas a THS en comparación con las que habían tomado un placebo. Los autores habían tergiversado los datos. Pero lo sorprendente es que casi nadie se dio cuenta. El mensaje de que la THS causa cáncer de mama caló. Y hoy en día la mayoría de los médicos siguen creyéndolo.

Aun así, no todo el mundo se tragó la patraña. En esa época yo era médico residente. Uno de mis mentores, una doctora conocida por su imparcialidad, me hizo notar la enorme discrepancia entre el anuncio del estudio y los datos publicados.

—¿Esto es un truco mental *jedi* o qué? —me preguntó con incredulidad—. Esto parece ser la mayor farsa de la medicina contemporánea.

Yo le pedí que me ayudara a entender los datos de la publicación. Ella me hizo notar que en el artículo se afirmaba que el índice de cáncer de mama temprano (lo que llamamos carcinoma *in situ*) no difería al tomar THS. El índice de cáncer de mama invasivo era ligeramente superior en el grupo que tomaba THS respecto al grupo con placebo —menos de un diagnóstico de cáncer de mama no fatal adicional por cada mil mujeres tratadas en un año—, pero, dado el gran tamaño de cada grupo, solo una prueba estadística válida determinaría si esa diferencia era real o no era sino ruido aleatorio en los datos. Así es como se hace la ciencia. Es de primero de investigación. Ninguna revista académica ni ningún científico de verdad aceptarían nunca que se afirmara que un índice es más alto en un grupo que en otro si en la prueba estadística aplicada no hubiera diferencia alguna.

Comprobé la prueba estadística de la publicación. Era un test estándar. Lo llamamos «intervalo de confianza de la razón de oportunidades». Cuando un intervalo de confianza es amplio e incluye el número 1.0 en el rango, se considera no significativo, es decir, que no hay diferencia entre los grupos analizados. *Siempre*. En ese estudio, el intervalo de confianza era tan amplio que hubiera podido pasar por él un tráiler. Y, más importante aún, también incluía el número 1.0 en el rango.

—Marty, es impresionante —exclamó mi mentora—. ¡El estudio que demuestra que la THS causa cáncer de mama no demuestra que la THS causa cáncer de mama!

Con el paso de los días, a mi mentora y mí nos asombró que nadie levantara la voz. Nos preguntábamos cuándo algún médico destacado por fin señalaría en público las falsas afirmaciones hechas por el investigador de los NIH. *Seguro que alguien destapará la verdad*, pensábamos. *No puede haber tantas personas que no entiendan de estadística.*

0.83-1.92
0.29-2.32
0.32-1.24

Intervalo de confianza que apareció publicado del riesgo ajustado de cáncer de mama invasivo entre las mujeres que habían tomado THS en comparación con las que habían tomado placebo. (*Fuente: Journal of the American Medical Association*, 17 de julio de 2002).

Pues estábamos equivocados. A los pocos médicos que levantaron la voz nadie los escuchó. En Estados Unidos, las recetas de THS se desplomaron un 80 por ciento y siguen siendo bajas hoy en día. Trágicamente, se privó a una generación de millones de mujeres de un tratamiento que les habría cambiado la vida.

En estudios posteriores se reveló una ironía cruel. Se descubrió que en las participantes que habían tomado solo estrógeno se había reducido el riesgo de cáncer de mama en un 23 por ciento y el riesgo de muerte por cáncer de mama en un 40 por ciento. Ese beneficio disminuía con el tiempo una vez que las mujeres dejaban de tomar THS.

Aun así, para mi completo asombro, hasta la fecha muchos médicos siguen creyendo que la THS no debería recetarse porque provoca cáncer de mama. Si les preguntas por qué, casi seguro que citarán este famoso estudio —el estudio clínico más caro de la historia— conocido en todo el mundo como Women's Health Initiative (WHI). Los NIH se gastaron aproximadamente 1 000 millones de dólares de los contribuyentes en el estudio.

La increíble historia que hay detrás

Cuando me puse a investigar cómo había sucedido el fiasco de la WHI, médicos cercanos al estudio me dijeron que tenía que hablar con el doctor Robert Langer, epidemiólogo de la Universidad de California en San Diego y experto en medicina preventiva que también había sido investigador de la WHI. Langer se expresó sin tapujos sobre cómo los autores principales de la WHI confundieron a la sociedad. Me puse en contacto con él para saber más sobre el asunto.

Cuando nos encontramos, el doctor Langer me explicó que a la mayoría de los coautores del estudio de la WHI se les engañó en una reunión celebrada el 27 de junio de 2002, tan solo semanas antes de la publicación del estudio en *JAMA*. Él acudió a la reunión bianual que se celebraba de forma regular con la participación de los cuarenta investigadores principales del estudio (un responsable de cada institución participante) en el nuevo y hermoso hotel Sofitel Chicago. Los recibieron con gran amabilidad. No tenían ni idea de lo que se les venía encima.

«Bienvenidos a Chicago», así empezó la reunión. El doctor Langer y un investigador de Hawái estaban un poco soñolientos por venir de zonas horarias del oeste.

«Ya pueden tirar el orden del día que les mandamos. Las cosas cambiaron», les dijeron. El bioestadístico principal les explicó que la junta independiente del estudio había recomendado detener el ensayo con THS. Al doctor Langer y a los otros treinta y nueve investigadores principales (IP) les dijeron que un pequeño grupo de los directores del estudio ya había redactado el artículo científico y que *JAMA*, la revista sobre medicina más leída en Estados Unidos, ya había aceptado su publicación.

Luego a los IP que había en la sala les repartieron ejemplares del artículo «para una última revisión final».

Los IP no podían creerlo. A los coautores siempre se les da un margen amplio para revisar un artículo antes de enviarlo para que se publique. Los investigadores se quejaron, sorprendidos por esa manera de actuar de arriba abajo, muy inhabitual. Les dieron veinte minutos para leer el estudio. Pero, al leerlo, los investigadores detectaron que había pasajes que confundían e identificaron problemas en las conclusiones.

El doctor Rossouw, director de todo el estudio, intentó calmar a los investigadores invitándolos a hacer los retoques que creyeran pertinentes y a devolverle los ejemplares con las revisiones marcadas antes de la hora de comer. Les dijo que un mensajero llevaría los cambios a la redacción de la revista, situada a tan solo algunas manzanas del lugar donde estaban reunidos, en Chicago.

«¿Antes del mediodía?», objetaron los investigadores. Ya eran las diez y media de la mañana. La mayoría de los IP no se tomaron la molestia de hacer retoques. Pero el doctor Langer me contó que él y otros médicos aprovecharon la siguiente hora para hacer revisiones de gran envergadura en el artículo. Enviaron sus revisiones antes del plazo de mediodía. Pero, después de la comida, les informaron de que el recadero había regresado con este mensaje: demasiado tarde. El artículo ya se había maquetado e impreso. Los ejemplares de la revista estaban apilados en el almacén, listos para distribuirse.

Esa reunión fue una farsa.

Lo principal de la reunión luego se convirtió en la nota de prensa propuesta, que se tituló así: «El NHLBI [una sección de los NIH] detiene el ensayo de estrógeno y progestina debido al aumento del riesgo de padecer cáncer de mama y de la falta de beneficios generales».[3] Aquello desató la ira de los IP. Recuérdenlo: son investigadores respetables graduados en Medicina y con estudios de doctorado. El doctor Langer, el más vehemente de todos, terminó peleándose a gritos con el doctor Rossouw.

«Si esto es lo que le dan a la prensa, no hay vuelta atrás», le dijo el doctor Langer.[4] Explicó que el cáncer de mama es el asunto más candente en Estados Unidos, y que «si atizas el miedo en torno a algo tan sensible, la situación se te escapará de las manos».

El doctor Langer me dijo: «Marty, para mí era evidente que, si se publicaba esa nota de prensa, se había terminado la partida. Y eso es justo lo que ocurrió».

A lo largo de los siguientes años, el doctor Langer cuestionaría otros estudios de la WHI e incluso retiraría su nombre como coautor de algunos de los artículos. «Era obvio que el objetivo en informes posteriores era preservar el relato y salvar la reputación, dado lo grande y caro que había sido el estudio», me explicó. Sus resistencias internas no pasaron desapercibidas.

En 2009 el doctor Langer recibió un correo electrónico en el que se le informaba que era destituido de su cargo como presidente de una comisión de la WHI y se le prohíbía participar en cualquier publicación futura de la WHI sobre la THS. Cuando preguntó por qué, recibió como respuesta el siguiente correo de un director de la WHI:

> Los IP alcanzaron un consenso en la interpretación de nuestros datos y prefieren que nuestras publicaciones no sean contradictorias.

Dicho de otro modo: *No vamos a tolerar la disensión.*

Reflexionando sobre esa dura experiencia, el doctor Langer escribió en 2017 que «las muy inhabituales circunstancias» que rodearon la cancelación antes de tiempo del ensayo y la forma en que se informó acerca del estudio provocaron la «desinformación y la histeria» que persiste hoy en día. En otra revista médica, dijo que «la ciencia bien hecha se distorsionó y acabó causando y sigue causando unos daños sustanciales a mujeres a las que se les canceló o nunca se les inició un tratamiento adecuado y beneficioso».[5] Cuando hablé con él, me confesó que su expulsión de la WHI «fue en ese momento muy perturbadora y estresante. Ahora lo veo como uno de los momentos de mi vida de los que puedo estar más orgulloso».

En 2023 el doctor Langer y otros autores publicaron un artículo detallado en el que condenaban «la presentación por parte de la WHI de resultados no significativos como si lo fueran, una interpretación equivocada de sus propios datos y la afirmación engañosa de que los resultados de la WHI habían reducido la incidencia del cáncer de mama en Estados Unidos».[6] Él y los demás coautores llegaban a la conclusión de que «a una generación de mujeres se le privó de TH [terapia hormonal] en buena medida como consecuencia de esa mala interpretación, muy publicitada, de los datos».

¿Por qué el pequeño grupo de directores del estudio ocultó datos a sus coautores? Tal vez se deba a que su autor principal, el doctor Rossouw, ya había tomado una decisión antes de iniciarse el estudio. Seis años antes de la publicación de la WHI, había escrito lo siguiente: «Llegó la hora de poner freno a la moda de las hormonas».[7] Y desde luego, lo logró.

Localicé al doctor Rossouw en su domicilio de Maryland para pedirle su opinión sobre lo que había sucedido en esa reunión en Chicago. Él admitió que la publicación había sido apresurada y disputada. «Aquello creó cierto malestar —me dijo—. Generó una reunión muy incómoda..., pero lo superamos».

La pregunta más importante que le hice fue sobre la significación estadística. Un resultado es o bien estadísticamente significativo, es decir, que podemos tomar decisiones médicas basándonos en ese resultado, o no lo es. Se lo pregunté sin rodeos al doctor Rossouw: en su estudio, ¿el vínculo con el cáncer de mama era significativo en términos estadísticos?

«Estaba cerca de ser significativo, pero no lo era del todo —me respondió—. Era nominalmente significativo. No era significativo una vez que se ajustaba para observar los datos desde distintas perspectivas».

¿Cómo? Qué forma tan extraña de admitir que no lo era. A lo largo de mi carrera, nunca había oído a nadie forzar un resultado no significativo hasta ese extremo. No tenía ningún sentido. Luego le pregunté si su ensayo o algún otro ensayo nunca habían demostrado que la THS estaba asociada con un incremento en la mortalidad por cáncer de mama. Él dijo que no.

Impresionante.

Meses después de la publicación del estudio de la WHI, el doctor Avrum Bluming, un prestigioso oncólogo, invitó a uno de los tres investigadores principales, el doctor Rowan Chlebowski, a dar una conferencia en el Centro Médico de Tarzana, en California. El doctor Bluming me contó que al público no le impresionó el «resultado» no significativo estadísticamente que se presentó.

Durante el turno de preguntas posterior a la conferencia del doctor Chlebowski, un médico del público cuestionó al investigador de la WHI y le preguntó con educación: «Con respecto a lo que afirmó sobre el aumento del riesgo de cáncer de mama en las mujeres que toman THS, me dio la impresión de que, si el intervalo de confianza incluye el número uno, entonces no es particularmente significativo».

El doctor Chlebowski respondió así: «Sí, sí, es cierto. Y ¿sabe qué ocurre? Lo que ocurre es que, si estamos ante una pregunta importante y se hace un estudio grande..., y no puedes repetirlo porque cuesta demasiado dinero, dirán que son los mejores datos que hay y entonces... los policías de la estadística, que se vayan de la sala».[8]

El público se quedó callado, estupefacto ante la frívola renuncia a unos estándares de investigación aceptados universalmente. No hubo más preguntas.

La doctora Garnet Anderson, la estadística del estudio, declaró —según se recoge en un libro— que cuando estamos ante una cuestión tan importante para las mujeres como el cáncer de mama, ponemos la vara baja adrede.[9]

Otros autores destacados, como la doctora JoAnn Manson, dieron muchas conferencias y entrevistas sobre el estudio tras su publicación. En 2023, al preguntarle directamente por esos resultados controvertidos, la doctora Manson afirmó que «se acercaba» a la significación estadística nominal. Si yo alguna vez, en una de mis investigaciones, afirmara que hay un vínculo entre dos elementos porque algo «se acerca» a la significación, mi afirmación sería rechazada al instante.

Me puse en contacto con la doctora Manson y hablé con ella durante más de una hora por Zoom. Me pareció una mujer muy amigable y encantadora. En nuestra conversación se refirió varias veces al «incremento del riesgo de cáncer de mama», aunque también mencionó otros beneficios de la THS.

Yo puse en cuestión su afirmación de que la THS causara cáncer de mama y le mencioné las cifras exactas y los cocientes de probabilidades de su publicación del año 2002. Le pedí que me mostrara en qué sentido el incremento del cáncer de mama podía considerarse significativo. «Estoy completamente de acuerdo con usted en que existe cierta preocupación por el hecho de que el intervalo de confianza monitorizado de forma secuencial no era lo más importante», me dijo.[10] No me quedó claro si estaba retractándose oficialmente de su postura de que la THS causaba cáncer de mama, así que volví a mostrarle los resultados de su publicación y le pregunté si querría declarar oficialmente que el estudio no demostraba que la THS hacía aumentar el cáncer de mama. «El resultado está muy en el límite», dijo ella. Entonces le pregunté por la reunión de Chicago con los autores del estudio. «Ese es un tema muy delicado. Pienso en esa reunión y es uno de los momentos más desoladores de mi vida», respondió. Pero no me dio más detalles.

En el año posterior a la publicación de la WHI, algunos de los autores principales se atribuyeron el mérito del descenso de los índices de cáncer de mama en Estados Unidos. Pero, si nos fijamos con mayor detenimiento, el descenso había empezado en 1999, tres años antes de la publicación de la WHI. De hecho, los índices de cáncer de mama se incrementaron un 0.5 por ciento anual tras la publicación de 2002, el año en que se redujo drásticamente el uso de la THS. Sea como fuere, los doctores Chlebowski y Anderson se atribuyeron el mérito de evitar más de cien mil diagnósticos de cáncer de mama.

EL DOCTOR SARREL

Para entender de verdad la THS, contacté con el doctor Philip Sarrel, uno de los mayores expertos en el estrógeno. Sarrel, profesor emérito de Ginecología y Obstetricia y de Psiquiatría en la Universidad Yale, me dedicó amablemente varias horas de su tiempo. Me contó que lo habían invitado a participar en el estudio de la WHI cuando lo estaban organizando, pero que, tras analizar el diseño del estudio e identificar varias señales de alarma, había declinado sumarse al proyecto a modo de protesta. También le había sorprendido lo poco que, al parecer, el cardiólogo que dirigía el estudio sabía sobre el campo de la biología reproductiva.

El doctor Sarrel me explicó todos los matices médicos sobre la cuestión. Sarrel, que es un auténtico científico, expuso cómo el estradiol (la forma natural del estrógeno que fabrica el cuerpo) se «oxida» para producir monóxido de nitrógeno, una molécula que dilata los vasos sanguíneos, los mantiene saludables y elásticos y previene las enfermedades cardiovasculares. Ya en la década de 1890, los médicos se dieron cuenta de que las mujeres a quienes les habían extirpado los ovarios desarrollaban enfermedades cardíacas a una edad temprana. Luego, en 1953, los investigadores de la Clínica Mayo estudiaron a mujeres jóvenes a las que les habían extirpado los ovarios en la veintena. Todas terminaron desarrollando enfermedades cardíacas a una edad temprana, hubo incluso una mujer que murió de un ataque al corazón a los veintiocho años.[11] En ese estudio, con mujeres de menos de sesenta años, el tiempo promedio entre la extirpación de los ovarios y el fallecimiento era de once años. Los investigadores de la Clínica Mayo cuestionaron al *establishment* médico de la época al proponer que las hormonas no tenían que ver solo con la reproducción, sino que también afectaban a la salud de los vasos sanguíneos y, por tanto, a la salud general.

Las hormonas también pueden ser positivas para las neuronas. Me quedé fascinado cuando el doctor Sarrel me explicó que algunas investigaciones sobre el estrógeno provienen del pulpo, un animal emocionalmente inteligente que se desarrolla bien gracias al estrógeno. Tras alrededor de un año o dos de vida, sus niveles de estrógeno se precipitan, deja de comer y muere. Otro hecho asombroso del pulpo es que su cuerpo, rico en estrógeno, tiene una coordinación y una inteligencia majestuosas. Sus ocho brazos pueden llevar a cabo tareas distintas de forma independiente. El animal puede orientarse en laberintos, resolver problemas matemáticos, recordar y hacer predicciones. Incluso puede utilizar herramientas y desmontar desde la concha de un cangrejo hasta un candado.[12] Se cree que su estradiol optimiza las muchas neuronas de su cuerpo.

Al final, el doctor Sarrel llegó a la conclusión de que los cardiólogos de la WHI no entendían cómo funcionaban las hormonas, pero, como «eran los que hacían más ruido, lograron colar su mensaje». Desde entonces, este médico ha dedicado su vida a transmitir la verdadera explicación científica que hay detrás de la THS y sus muchos beneficios.

Médicos que se niegan a recetar la THS

Empecé a preguntar a los médicos que tratan síntomas de la menopausia si ofrecen THS a sus pacientes. La prescripción es sencilla: estrógeno + progesterona si una mujer aún conserva el útero, o solo estrógeno si se lo extirparon. (La progesterona ayuda a proteger el revestimiento endometrial del útero y evita el cáncer uterino). Es sorprendente que la mayor parte de los médicos me dijeran que intentaban no recetar THS porque les preocupaba el riesgo de cáncer de mama. Algunos lo prescribían, pero solo si los síntomas de la menopausia eran extremos. E, incluso en ese caso, la recetaban a su pesar e indicando que se tomara «lo menos posible y durante el menor tiempo posible», con la esperanza de que el olorcillo a estrógeno no desencadenara cáncer de mama. Eso a pesar de que ningún ensayo aleatorizado ni ningún estudio creíble han demostrado nunca que la THS incremente el riesgo de que una mujer muera de cáncer de mama.

Sin embargo, hasta el día de hoy, el dogma pervive.

Me puse en contacto con el doctor Bill Queale, un médico de cabecera de Maryland en quien confío. Me gusta el doctor Queale porque lo lee todo. Resulta que forma parte de la minoría de los médicos que saben la verdad acerca de los datos incorrectos sobre la THS. «Marty, nos sembraron con tal empeño la idea de que el estrógeno causa cáncer de mama que a la mayoría nos asustó demasiado», me dijo. Él calculaba que la mayoría de los médicos de su especialidad a escala nacional seguían dudando al recetar la terapia hormonal por ese motivo.

Perplejo ante la gran cantidad de médicos convencidos por las afirmaciones no demostradas de los autores principales de la WHI, comencé a preguntar a mujeres que experimentaban síntomas de la menopausia qué les decían sus médicos sobre esos síntomas. A la mayoría nunca les habían ofrecido THS o ni siquiera les habían hablado de esa opción. Otras me dijeron que habían oído que provocaba cáncer de mama. Yo les comenté que, al hablar, poco antes, con el doctor Rossouw, el director del estudio de la WHI, él me había admitido que el riesgo de cáncer de mama no era estadísticamente significativo y que la THS era «un tratamiento razonable para las mujeres más jóvenes».

En muchas de mis conversaciones sobre los datos, me sorprendió ver que el *miedo* al cáncer de mama inducido por la THS no formaba parte de un debate científico. Se había convertido en un sistema de creencias.

Los médicos que quieren creer de verdad que la THS provoca cáncer de mama citan a veces estudios mal diseñados, como el denominado «estudio del millón de mujeres». El nombre hace pensar que se trata de un ensayo clínico en el que participaron un millón de mujeres, pero no lo es. Fue, por el contrario, un cuestionario que se mandó a un millón de mujeres. La mayoría de ellas nunca lo respondieron. También se mandó por correo a mujeres después de someterse a una mamografía (supuestamente algunas se hicieron la mamografía debido a un bulto sospechoso u otras preocupaciones), así que la muestra de mujeres fue sesgada y no representativa. Otras personas que insisten en que la THS causa cáncer de mama a veces hacen referencia a estudios de seguimiento mencionados por investigadores de la WHI. Pero, después de que las mujeres del estudio original supieran a qué grupo analizado pertenecían y que les contaran que las que tomaban THS tenían un mayor riesgo de desarrollar cáncer de mama, algunas empezaron a buscar con diligencia si tenían cáncer de mama, aunque tuviera escasa malignidad. Y en la bibliografía médica se documentaron otros defectos en los estudios de seguimiento.

A lo largo de los años posteriores al estudio original de la WHI, los críticos han señalado aún más fallas en su diseño y ejecución. Por ejemplo, en el estudio se utilizó estrógeno procedente de orines de caballo y progesterona sintética, no las formas bioidénticas que se usan habitualmente hoy en día.

Si nos fijamos en el conjunto de la investigación médica sobre la cuestión, los datos son abrumadores. Si analizamos treinta ensayos con un total de 26 708 mujeres participantes, la THS no se asoció con un incremento en la mortalidad por cáncer, según un estudio que llevaron a cabo investigadores del Centro Médico de Santa Clara, en Stanford, y la Universidad de California en San Francisco. En cambio, las mujeres que tomaban THS vivían más años. En el subconjunto de diecisiete ensayos en que las mujeres empezaron a tomar THS antes de los sesenta años, «la THS estaba asociada con una reducción de la mortalidad total de un 39 por ciento».[13]

Los datos son claros. La THS salva vidas.

UNA LECCIÓN DE HUMILDAD

Algunos pacientes entran en las clínicas con un verdadero misterio médico. Una de las mayores lecciones de humildad que presencié cuando era estudiante fue el de una mujer de cincuenta y dos años que acudió a la clínica después de tres años con un malestar abdominal que no había tenido antes, palpitaciones, depresión, y entumecimiento y hormigueo. Los médicos nos reunimos para intentar desentrañar el caso.

Otro médico soltó enseguida que había que hacer una tomografía computarizada, una ergometría y una letanía de análisis de sangre. Otro médico quería no hacer nada porque la paciente había calificado sus síntomas como leves. Un tercer médico, siempre preocupado por las responsabilidades por negligencia médica, insistió en que consultáramos a un cardiólogo, un psiquiatra, un neurólogo y un especialista en medicina del sueño. Se ofreció con entusiasmo a buscar él a los profesionales porque conocía a buenos médicos en cada ámbito. Por cierto, los tres médicos eran hombres.

Luego, al fin, una estudiante de Medicina levantó la voz y resolvió el enigma con dos palabras: «Es menopausia».

¿Cómo?, pensé. *¿En serio?*

Habíamos dedicado menos de quince minutos a la menopausia en la Facultad de Medicina. Lo sé porque una compañera, Jennifer Rosen, se quejó de que el plan de estudios prácticamente se saltaba el tema, mientras la mayoría de la clase (casi todos chicos) poníamos cara de que era algo innecesario. ¿Realmente podían deberse a la menopausia todos esos síntomas, algunos de los cuales eran graves?

Los síntomas de la menopausia, nos contaron —profesores hombres—, no eran más que leves sofocos y sudores nocturnos, afectaban solo a algunas mujeres y duraban unos dos años. Pero en realidad los síntomas de la menopausia afectan al 80 por ciento de las mujeres, pueden ser graves y duran un promedio de 7.5 años.[14]

Se derivó a la paciente a su médico de cabecera, que le curó todos los síntomas con estrógeno y progestina. Volvió a la clínica solo para contarnos que se encontraba mucho mejor y para darnos las gracias. Ya no sufría aquellos problemas médicos debilitantes.

Yo estaba deslumbrado.

El doctor Sarrel me contó que «debido a la WHI, los médicos estaban poco informados sobre la menopausia. Porque la WHI daba a entender que no existía ningún tratamiento seguro para ese fenómeno». Eso puede explicar por qué solo el 20 por ciento de los residentes de obstetricia y ginecología entrevistados unos diez años después declararon haber recibido formación sobre la menopausia durante su recorrido formativo.[15]

Tristemente, la formación que se imparte en las facultades de Medicina cambia muy despacio. Eso se debe a que el plan de estudios de todas las facultades de Medicina de Estados Unidos está controlado por una empresa privada que tiene el monopolio de la acreditación de las facultades de Medicina y de los exámenes escritos. Se llama Asociación de Facultades de Medicina de Estados Unidos (una empresa sobre la que en 2018 se descubrió que había donado 500 000 dólares a un grupo que ejercía influencias políticas).[16] Como la formación médica en Estados Unidos está controlada por una autoridad lenta, política, distraída y centralizada, las facultades de Medicina propagan un pensamiento de grupo obsoleto. No es como el resto de la formación universitaria, en la que cada universidad puede añadir rápidamente nuevas asignaturas y adaptar los planes de estudios a las nuevas ideas científicas.

FIJARSE CON MÁS DETENIMIENTO

Vi la rapidez con que la THS paliaba los síntomas inmediatos de la menopausia justo delante de mis ojos. Fue uno de los golpes más intensos y gratificantes que he vivido en la medicina, una de esas situaciones que hace que los médicos tengamos buena imagen. La capacidad de la THS de aliviar los síntomas de la menopausia nunca ha sido una cuestión controvertida. Pero ¿qué hay de sus beneficios a largo plazo? Al repasar la bibliografía y hablar con compañeros médicos, aprendí algo impresionante. Una mujer que empieza a tomar THS en los diez años posteriores al inicio de la menopausia obtiene unos beneficios enormes y bien documentados. La THS reduce el riesgo de incontables problemas médicos.

Exploremos brevemente algunos de los más destacados. Como verás en las siguientes páginas, *aunque* la WHI hubiera demostrado que la THS hace aumentar el riesgo de cáncer de mama, los beneficios de salud a largo plazo de la THS son tan notables que superarían de lejos ese incremento del riesgo.

Reducción del deterioro cognitivo (mejor que medicamentos que cuestan miles de millones)

En las mujeres que toman estrógenos, el alzhéimer tiene una incidencia un 35 por ciento menor, según un estudio con más de 8 800 mujeres llevado a cabo por la Universidad de California Meridional. «La terapia sustitutiva con estrógeno puede ser útil para evitar o retrasar el inicio de la enfermedad de Alzheimer en mujeres posmenopáusicas», concluía el estudio.[17]

Pongamos este beneficio en contexto. Por cada mujer diagnosticada en la actualidad de cáncer de mama, se diagnostica alzhéimer a dos. Tengan presente que el cáncer de mama tiene un índice de curación de un 90 por ciento. El alzhéimer tiene un índice de curación del 0 por ciento.

Los investigadores hace tiempo que son conscientes de la asociación entre hormonas y cognición. En un estudio de la Clínica Mayo hecho en 2009 con mujeres a quienes les habían extirpado ambos ovarios antes de la menopausia —con lo cual les habían interrumpido la producción hormonal—, se descubrió que tenían un mayor riesgo de contraer depresión y ansiedad, demencia y síntomas parecidos a los del párkinson.[18]

En otros estudios se identificó un potencial mecanismo de acción: el estrógeno favorece el desarrollo neuronal y su mantenimiento a lo largo de la vida.[19] Más recientemente, en un estudio hecho en el Reino Unido en 2023 con 1 178 mujeres posmenopáusicas se halló que a las mujeres que tomaban THS les mejoraba la memoria.[20]

Unos investigadores daneses hicieron un estudio aleatorio con 343 mujeres en la primera etapa de la menopausia —unas recibían THS y otras, placebo— y las siguieron durante quince años. Descubrieron que tomar THS, aunque fuera solo dos o tres años, reducía el riesgo de deterioro cognitivo en un 64 por ciento.[21] ¡Madre mía!

Comparemos esto con el gran fármaco del momento contra el alzhéimer, el Leqembi, aprobado por la FDA en 2023. Se dice que el Leqembi ralentiza el deterioro cognitivo en las mujeres en un 12 por ciento: con un costo anual de 26500 dólares.[22, 23]

No obstante, a diferencia de la THS, los nuevos medicamentos contra el alzhéimer conllevan riesgos importantes (un riesgo de un 13 por ciento de edema cerebral y de un 17 por ciento de hemorragia cerebral), motivo por el cual aparece un mensaje de alerta en la etiqueta del medicamento. Esas contrapartidas no se las hubiera recomendado nunca a mi tía Aida, que murió por esta cruel enfermedad. La THS es mil veces más segura y cuesta una cuadragésima parte del precio. A veces me pregunto si, de haber tomado THS, el deterioro cognitivo de mi tía se hubiera podido evitar o retrasar.

De paso, decidí leer el estudio íntegro publicado en 2023 en el *New England Journal* que condujo a la aprobación del Leqembi por parte de la FDA. Descubrí que la reducción de un 12 por ciento en la progresión del alzhéimer en mujeres *no* era estadísticamente significativa (un *déjà vu* del estudio de la WHI). Los resultados referidos a las mujeres —que representan dos tercios de las personas con alzhéimer— no aparecían en ningún lugar del artículo impreso, que habían financiado los fabricantes del medicamento. Los encontré en un lugar recóndito del material suplementario del estudio, publicado en línea.

Me parece extraño que Estados Unidos destine miles de millones a un medicamento para tratar el alzhéimer, pero apenas nada a estudiar algo que realmente evita la enfermedad.

Menor probabilidad de padecer una fractura ósea debido a una caída o un accidente de coche

Las caídas son una causa de muerte habitual. Sí, claro, el certificado de defunción a menudo va a poner alguna otra causa, como neumonía, pero después de los sesenta y cinco años, una caída suele desencadenar una cascada de acontecimientos que puede ser letal. Puede ser una fractura de muñeca que hace perder la independencia de la persona o una fractura de tobillo o cadera que la condena a la inmovilidad. De hecho, la mortalidad a un año tras una fractura de cadera es de 22 por ciento.[24]

Increíblemente, la THS reduce el riesgo de fractura entre un 50 y un 60 por ciento, según un ensayo aleatorizado publicado en el *New England Journal*.[25] Una mujer no tiene muchas opciones de aumentar su densidad ósea y reducir el riesgo de romperse la cadera, pero la THS es una de ellas. De hecho, sin la THS, no importa la cantidad de calcio o vitamina D que tome una mujer posmenopáusica para reforzar los huesos. La THS ayuda a fortalecerlos más.

En otro estudio que monitorizó a casi tres mil mujeres durante décadas se halló que las mujeres posmenopáusicas que habían tomado estrógeno tenían un riesgo un 35 por ciento menor de padecer una fractura de cadera.[26] Esta disminución del riesgo es beneficiosa sobre todo para las mujeres más mayores. Entre las mujeres de ochenta años o más, una de cada tres va a sufrir una fractura de cadera como consecuencia de la osteoporosis.[27]

Los médicos conocían estos beneficios de la THS antes de la publicación del informe de la WHI en 2002. En 1984, los NIH convocaron un Congreso para el Desarrollo de un Consenso sobre la Osteoporosis en el que durante dos días varios expertos hicieron sus presentaciones. Al final del evento se publicaron unas recomendaciones estratégicas para abordar la osteoporosis, entre las que se enumeró en primer lugar «garantizar la sustitución del estrógeno en las mujeres posmenopáusicas».[28]

Las fracturas óseas matan a las mujeres. Para poner este riesgo en contexto, el número de mujeres que mueren cada año por culpa de una fractura de cadera (unas cuarenta mil) equivale aproximadamente al número de mujeres que fallecen por cáncer de mama. Mientras estaba escribiendo este libro, mi madre tuvo un accidente pero se salvó por poco. Se cayó al caminar y se fracturó dos huesos, lo cual requirió cirugía. Mi madre tuvo la menopausia justo cuando se publicó el estudio de la WHI, en 2002. Sus médicos nunca le recomendaron tomar THS. No pude evitar preguntarme esa semana si su dolor, cirugía, gastos médicos e incapacidad temporal podrían haberse evitado si hubiera tomado THS.

EVITACIÓN DE ATAQUES AL CORAZÓN

Las cardiopatías son la principal causa de muerte entre las mujeres estadounidenses. La THS reduce ese riesgo en torno a un 50 por ciento.

¿Cómo?, te estarás preguntando. Si soy sincero, yo también me quedé pasmado. Ni siquiera sabía que la cifra era tan alta porque apenas hablamos de este tema en la comunidad médica. He escuchado un millón de conferencias y he visto montones de campañas de salud pública demonizando las grasas saturadas, alabando la reanimación cardiopulmonar y abogando por instalar un desfibrilador en todos los centros comerciales de Estados Unidos, pero

nunca he escuchado ninguna sobre la THS. Sin embargo, los datos son de una claridad meridiana.

Investigadores de la Universidad de California en San Diego y de la Johns Hopkins hicieron una revisión exhaustiva de la bibliografía especializada y llegaron a la conclusión de que la mayoría de los estudios sobre la THS «mostraban una reducción de en torno a un 50 por ciento del riesgo de sufrir un episodio coronario en las mujeres que tomaban estrógeno oral sin oposición».[29] En comparación, las estatinas —que en la actualidad toman cuarenta millones de estadounidenses— reducen la incidencia de los ataques al corazón entre un 25 y un 35 por ciento.[30]

En otro estudio, publicado dos años antes que el de la WHI, se analizó a setenta mil mujeres posmenopáusicas a lo largo de veinte años y se descubrió que la THS reducía el riesgo de padecer un episodio coronario grave en casi un 40 por ciento.[31] ¿Qué otra intervención reduce tanto el riesgo de la causa de muerte número uno entre las mujeres?

Otra observación contundente es que las mujeres que dejan de tomar THS tienen un riesgo un 26 por ciento superior de sufrir un ataque al corazón fatal en el primer año desde que interrumpen la terapia, según un amplio estudio finlandés.[32]

Además, en 2012 unos investigadores daneses publicaron los resultados de un ensayo controlado y aleatorizado a lo largo de diez años con más de mil mujeres que habían experimentado recientemente la menopausia. Encontraron que la THS reducía el riesgo de ataque al corazón y otros problemas cardiacos graves en un 52 por ciento. Los autores también señalaban que el uso prolongado de la THS no hacía aumentar el riesgo de sufrir cáncer de mama o un ictus.[33] Finalmente, en una revisión que hizo en 2015 la Cochrane Library del conjunto de la bibliografía sobre la materia se llegó a la conclusión de que en las mujeres que empezaron a tomar THS en los diez años posteriores al inicio de la menopausia se reducía a la mitad la probabilidad de «morir por causas cardiovasculares e infarto de miocardio no fatal» sin que aumentara el riesgo de sufrir un ictus.[34]

Para obtener los beneficios cardiacos —y, de hecho, todos los beneficios de salud—, la clave está en que la THS debe iniciarse más o menos cuando empieza la menopausia (o en los diez años posteriores). Es en esa etapa cuando el nivel de estrógeno de la mujer disminuye de forma natural y sus vasos sanguíneos empiezan a estrecharse y endurecerse gradualmente, un proceso favorecido por la reducción de los niveles de monóxido de nitrógeno y por el envejecimiento normal. El estrechamiento y el endurecimiento que tienen lugar en los primeros diez años tras la menopausia tal vez no sean reversibles. Eso explica por qué en el estudio de la WHI no aparecieron los mejores resultados cardiacos vistos en otros estudios. Las participantes en la WHI iniciaron la THS a una edad media de sesenta y tres años. Demasiado tarde.

La THS iniciada en torno a los años de la menopausia ayuda a mantener las paredes de los vasos sanguíneos blandos y dilatados. Una conclusión a la que han llegado de forma sistemática expertos en los que confío es que no es aconsejable iniciar la THS más de diez años después de la menopausia. Para las mujeres que pueden comenzar la THS en los diez primeros años tras la menopausia, esos mismos expertos a menudo mantienen el tratamiento de por vida, siempre que no aparezcan complicaciones o factores de riesgo.

Reducción del riesgo de cáncer de colon

Cuando he tenido que darle a una mujer la mala noticia de que tiene cáncer de colon, a veces ello da pie a una larga conversación sobre las causas de la afección. Algunas me han preguntado si hubieran podido hacer algo distinto a lo largo de su vida para evitarlo. Mi respuesta habitual es que no, nada. Pero, en 2009, en tres grandes estudios se publicó que la THS puede reducir el riesgo de cáncer de colon.

El primero analizaba a 56 000 mujeres durante veinte años. Unos investigadores de la Universidad de Minesota y de los NIH descubrieron que las mujeres que tomaban THS tenían un riesgo entre un 25 y un 45 por ciento menor de desarrollar cáncer de colon, dependiendo del tipo y la duración de la THS administrada.[35] En otro estudio, realizado por la Sociedad Estadounidense del Cáncer y en el que se analizó a 67 000 mujeres, se halló que el uso de la THS estaba asociado con un riesgo un 24 por ciento menor de padecer cáncer colorrectal.[36] Por último, el *Journal of Clinical Oncology* informó en un estudio con más de 2 600 mujeres israelíes que la THS estaba asociada con una reducción de un 63 por ciento del riesgo de cáncer colorrectal en mujeres posmenopáusicas.[37] El microbioma, la capa de bacterias que recubre los intestinos, también puede tener su importancia, como exploraremos en el siguiente capítulo.

Otros beneficios sorprendentes

Un motivo por el que las parejas dejan de mantener relaciones sexuales cuando una mujer experimenta la menopausia es la sequedad vaginal, que hace que para algunas mujeres el sexo sea doloroso. El estrógeno reduce la sequedad vaginal. Y, además, las mujeres también afirman que la THS alivia la sequedad que sienten en la nariz, la boca, los ojos y el cuero cabelludo. Algunos médicos me cuentan que salvaron matrimonios recetando THS. «La mejora de la salud mental es palpable», me dijo uno.

La THS también puede ayudar a evitar la diabetes. Investigadores de la WHI, a pesar de su escepticismo sobre la THS, informaron en 2004 que las mujeres que toman THS tenían un riesgo un 21 por ciento menor de contraer diabetes.[38] Un posible mecanismo para esta reducción es que las mujeres que toman THS se encuentran mejor, tal vez sean más activas y, por tanto, no les afecte tanto el aumento de peso típico de la menopausia. Quizás por eso, en una revisión sistemática publicada en 2017 se descubrió que la THS retrasaba la aparición de la diabetes de tipo 2.[39, 40] Si bien los datos se consideran menos definitivos que los de otros beneficios de la THS, las potenciales repercusiones son significativas. Una de cada siete mujeres estadounidenses tiene diabetes.[41, 42]

Finalmente, puesto que la THS mejora la densidad ósea, también tiene un beneficio dental. En un estudio del año 2017 se concluyó que la incidencia de la enfermedad grave de las encías era un 44 por ciento menor en las mujeres que tomaban THS.[43] En otro estudio, realizado por investigadores surcoreanos, se descubrió que las mujeres posmenopáusicas tenían un mayor riesgo de desarrollar enfermedades en las encías y que la THS podía reducir su incidencia.[44] Otro beneficio de salud poco conocido de la THS.

En conjunto, la THS quizás contribuya a mejorar la salud de las mujeres mayores de cincuenta años en términos generales más que cualquier otro medicamento de la historia.

ALGUNAS NOTABLES EXCEPCIONES

Aunque la THS cuenta con una larga lista de descomunales beneficios de salud a corto y largo plazo, no es para todo el mundo. Algunas formas orales de estrógeno han dado indicios de aumentar ligeramente el riesgo de sufrir un coágulo en la sangre. Pero eso no ocurre con el estrógeno transdérmico. El riesgo, muy bajo, de sufrir un coágulo es parecido al de los anticonceptivos orales. A las mujeres con factores de riesgo propensas a desarrollar un coágulo puede que se les desaconseje tomar la forma oral.

En algunas mujeres con endometriosis, el estrógeno puede empeorar su enfermedad. Además, algunas de las mujeres que tomen THS tal vez no la toleren porque puede provocar una reanudación del sangrado o de la irritabilidad y los cambios de humor. No le sienta bien a todo el mundo. Asimismo, como dijimos más arriba, nadie recomienda empezar la THS más de diez años después del inicio de la menopausia. Las mujeres también deberían ser conscientes de que el tipo y la calidad del estrógeno y la progesterona tienen su importancia. Hay fábricas ilegales que producen THS sin controles de calidad adecuados. Algunas clínicas dicen que solo ofrecen THS en forma de unos *pellets* que se implantan quirúrgicamente cuando en realidad a las mujeres deberían ofrecérseles todas las opciones, tanto la tópica como la oral o la implantable.

Por esta y otras razones, la recomendación de tomar THS debería matizarse y no convertirse en una recomendación generalizada. Aun así, para la amplia mayoría de las mujeres del mundo es un tratamiento beneficioso siempre que lo inicien en los diez primeros años posteriores a la menopausia.

REDUCIR EL GASTO EN MEDICAMENTOS

Mientras escribo este libro, la FDA acaba de aprobar el primer medicamento para tratar los sofocos, el Veozah.[45] Y ya empiezo a ver una avalancha de anuncios de Veozah en televisión. Aunque en los anuncios no aparece la típica escena de personas bailando y cantando, el Veozah sí se publicita como un producto sin hormonas. Y eso me lleva a hacerme una pregunta obvia: ¿por qué una mujer sana debería tomar este nuevo medicamento para tratar un solo síntoma de la menopausia cuando podría tomar THS para tratar ese mismo síntoma y obtener además el espectro completo de beneficios de salud a corto y largo plazo?

Para una mujer que no puede tomar THS, por ejemplo alguien con predisposición a sufrir coágulos o alguien con cáncer de mama activo, el Veozah parece un medicamento fantástico. Pero, en los otros casos, a mi juicio no tiene ningún sentido. Además, es mucho más caro que la THS. El Veozah necesario para un año cuesta 7 386 dólares en el Costco de mi barrio.

Mientras los políticos se rascan la cabeza intentando averiguar cómo rebajar el gasto en medicamentos en Estados Unidos, aquí les dejo una idea sencilla: la mejor forma de rebajar el gasto en medicamentos en Estados Unidos es dejar de animar a los pacientes a tomar fármacos caros cuando hay alternativas más baratas.

Las repercusiones y el legado

Los doctores Avrum Bluming, Carol Tavris o Phil Sarrel, entre otros, han dedicado su vida a informar a los médicos sobre la verdad de la THS. El doctor Sarrel forma parte de un grupo de expertos de varios lugares de Estados Unidos que ahora gestionan una fundación para informar a las mujeres y a los médicos de los mejores datos sobre la materia.[46] Visana es otra asociación que ayuda a las mujeres a orientarse en el sistema sanitario para encontrar una buena atención médica.

Los responsables de la WHI han hecho un daño tremendo a la salud pública. El doctor Sarrel y un equipo de investigadores publicaron un estudio en que se calculaba que hasta 91 000 mujeres fallecieron prematuramente por no tomar THS en los primeros diez años posteriores a la infame rueda de prensa de la WHI. El doctor Sarrel me contó que en los últimos diez años hubo como mínimo otras 50 000 muertes prematuras debido a la desinformación que difundieron los responsables de la WHI.[47] Al mirar atrás, decir a las mujeres que no tomaran THS porque causaba cáncer de mama quizás haya sido el mayor error de la medicina contemporánea.

Las mujeres merecen una disculpa.

Y, aun así, inexplicablemente, el dogma sigue vivito y coleando. Este año, el Grupo de Trabajo de Servicios de Prevención de Estados Unidos, un influyente consejo de médicos, renovó su directriz de evitar la THS para prevenir enfermedades crónicas debido al riesgo de cáncer de mama. El comunicado de ese grupo de trabajo decía lo siguiente: «Desaconsejamos el uso combinado de estrógeno y progestina para la prevención primaria de enfermedades crónicas en personas posmenopáusicas». Como respuesta a ello, en contundentes artículos del doctor Langer y otros expertos se señala la falacia de esta recomendación y se les exhorta analizar los resultados con detenimiento.[48, 49]

EN LA ACTUALIDAD

El doctor Jacques Rossouw, uno de los autores principales, fue incluido en la lista de la revista *Time* de las cien personas más influyentes de 2006.[50] *Time* escribió que él y otros expertos «merecen una ovación por su papel en la operación de la WHI para desmontar varios mitos». En el momento en que entregué el original de este libro, el doctor Rossouw, de ochenta y un años, sigue siendo científico voluntario en los NIH.[51]

Le pregunté al doctor Rossouw si se arrepentía de algo. Él reiteró que cree que la THS causa cáncer de mama. Sí agregó, no obstante, que le gustaría haber afirmado «con mayor rotundidad» en su nota de prensa que la THS es «un tratamiento razonable para las mujeres más jóvenes» para tratar los síntomas de la menopausia. «Me aseguré de contar a las mujeres que los riesgos absolutos son bajos [...], quizás de menos de uno entre mil [...]. Eso no se entendió. Ya sabe usted cómo funcionan los medios, les gustan las malas noticias».

La doctora JoAnn Manson, otra autora principal de la WHI, fue ascendida y ahora es la jefa de Medicina Preventiva en el Brigham and Women's Hospital y es profesora de epidemiología en la Facultad de Salud Pública T. H. Chan de la Universidad Harvard. Además, tiene el honor de ser la quinta investigadora más citada en el campo de la medicina.[52]

Hay que añadir, en su defensa, que la doctora Manson se retractó de algunas afirmaciones realizadas por los investigadores de la WHI y que se mostró abierta a debatir el estudio con críticos.[53] En 2016 admitió en un artículo en el *New England Journal* que «la reticencia a tratar los síntomas de la menopausia perjudicó y fragmentó la atención clínica a las mujeres de mediana edad, lo que generó un sufrimiento considerable e innecesario».

En una entrevista con la doctora Manson hecha en 2023, el doctor Peter Attia fue educado en todo momento al tiempo que la presionaba, pero concluyó la entrevista diciéndole: «Sigo estando un poco triste, porque creo que hay una generación perdida de mujeres. Durante veinte años, las mujeres entraron en la menopausia y se les negó la THS por la ignorancia de sus médicos y la irresponsabilidad de los medios de comunicación. Y veo mujeres como mi madre y mi suegra, que entraron en la menopausia justo cuando la WHI estaba llegando a sus conclusiones, que sufrieron de forma innecesaria [...]. ¿Cuántos millones de mujeres sufrieron de forma innecesaria?».[54]

Cuando le hablé al doctor Langer de la frustración del doctor Attia, él lo llevó un paso más allá. «Se nos va a escapar la oportunidad de ayudar a la próxima generación de mujeres si no nos esforzamos para proporcionar resultados honestos a mujeres y médicos».

La doctora Garnet Anderson, la estadística del estudio de la WHI, fue nombrada vicepresidenta principal y directora de Ciencias de la Salud Pública en el Fred Hutch, el prestigioso centro para la investigación sobre el cáncer vinculado a la Universidad de Washington, donde también ostenta una cátedra subvencionada. Su biografía en la página web del centro dice elogiosamente: «En 2002, la

doctora Anderson y sus compañeros de la WHI publicaron que la terapia menopáusica con estrógeno y progestina
hacía aumentar el riesgo de cáncer de mama [...]. En análisis posteriores dirigidos por compañeros de nuestra institución se calculó que esos cambios evitaron 126 000 diagnósticos de cáncer de mama y salvaron aproximadamente
35 200 millones de dólares en gastos médicos directos».
Mientras estaba escribiendo este libro, a principios de 2023,
encontré por casualidad una declaración que Anderson y
un compañero de la WHI habían publicado en *The New
York Times* en respuesta a un artículo de la redactora Susan
Dominus. El titular del artículo de Dominus, publicado el
1 de febrero de 2023, rezaba: «A las mujeres se les dio información engañosa sobre la menopausia». En la respuesta
que se publicó algunas semanas después, Anderson escribió sin un ápice de vergüenza, en nombre de la comisión
directiva de la WHI, que el descenso a escala mundial en
el uso de THS «sin lugar a dudas ha salvado millones de
vidas y miles de millones de dólares al sistema sanitario
estadounidense».[55] Ojalá eso fuera cierto.

Sería positivo que las personas que participaron en la
difusión del absolutismo que declaraba que la THS causa
cáncer de mama mostraran cierta humildad. No es demasiado tarde. Pero no hemos oído que se disculpara ninguno de los cuarenta investigadores de la WHI, salvo el doctor Robert Langer.

De vez en cuando, alguna mujer me pregunta cómo
puede encontrar un buen médico de cabecera o un buen
internista. Yo a veces le sugiero que empiece preguntando
a los candidatos qué les parece que se traten los síntomas
de la menopausia con THS. Si el médico responde «Yo no
la receto porque me preocupa el riesgo de cáncer de mama
que conlleva», mi consejo es claro: sigue buscando.

3

«Los antibióticos no tienen aspectos negativos»

Salvo que arrasan el microbioma

> Todas las verdades son fáciles de entender una vez que se han descubierto; el objetivo es descubrirlas.
>
> GALILEO GALILEI

Un día, en las Urgencias del hospital, visité a un adolescente, Chris, que había sufrido varios ataques de dolor abdominal. Se le veía destrozado. Me presenté, intenté hacerlo reír con una broma de Taylor Swift y luego, acompañado de mi estudiante de Medicina, lo examiné.

«Ningún médico ha sido capaz de descubrir lo que le pasa —me dijo su madre, angustiada—. Cada vez que le pasa esto, los médicos dicen que tiene el "intestino irritable"».

Yo sonreí, sabiendo que, cuando los médicos decimos eso, queremos decir «No tenemos ni idea».

Le mandé hacer una serie de pruebas, pero solo sacamos en claro que tenía cierta inflamación intestinal, un resultado insatisfactorio e inespecífico que vemos constantemente. Volví a la oficina y repasé con detenimiento el historial médico de Chris. Pronto identifiqué la causa más probable de su sufrimiento: le habían dañado el microbioma.

El microbioma es uno de los sistemas de órganos menos entendidos del cuerpo, pero puede que sea capital para nuestra salud. Es un jardín de miles de millones de distintas bacterias, hongos y otros organismos que tenemos en los intestinos y que por lo general viven en un equilibrio saludable.[1]

A lo largo de su vida, a Chris le habían desequilibrado el microbioma en reiteradas ocasiones. Como había nacido por cesárea, su intestino aún libre de gérmenes podría haberse inundado de bacterias del hospital y no de bacterias del canal vaginal. No le dieron leche materna, lo cual tiene efectos sobre el microbioma. Me enteré de que, además, le gustaba la comida chatarra, lo que alteraba más aún las bacterias del microbioma. Luego vi en su historial el mayor ataque a las bacterias de sus intestinos: la docena larga de antibióticos que había tomado durante la infancia.

Su microbioma había sido arrasado.

Charlé largo y tendido con la madre de Chris sobre el microbioma. Los antibióticos matan algunas clases de bacterias intestinales y, en consecuencia, crecen otras bacterias para llenar el vacío. Eso distorsiona el equilibrio natural, lo que puede ocasionar problemas de salud. Los antibióticos, por ejemplo, pueden provocar inflamación al matar bacterias de baja inflamación, lo que favorece la presencia de bacterias que hacen aumentar la inflamación. Los médicos a veces asignamos a esos casos el diagnóstico general de «síndrome de sobrecrecimiento bacteriano». La tragedia actual es que alrededor de la mitad de los antibióticos recetados en Estados Unidos son innecesarios, un cálculo que han corroborado varios estudios.[2]

Eso no siempre ha sido así. Fijémonos, por ejemplo, en las infecciones de oído. Históricamente, antes de dar antibióticos los médicos examinaban con detenimiento el oído del paciente para distinguir entre una infección bacteriana o una vírica. Las infecciones víricas son mucho más frecuentes y no responden a los antibióticos. Pero, hoy en día, pocos médicos aparte de los otorrinolaringólogos están interesados en hacer tal distinción o tienen los conocimientos suficientes para hacerla. Es más fácil no examinar el oído (sobre todo con la telemedicina) y, en cambio, distribuir antibióticos como si fueran dulces. Mucha gente cree que la telemedicina no tiene peros. Sin embargo, en un estudio de la Johns Hopkins que hicimos mis compañeros y yo llegamos a la conclusión de que es mucho más probable que un médico recete antibióticos en una visita a distancia que en persona. Muchas de esas recetas no son necesarias; y la prescripción excesiva de antibióticos causa más perjuicios de los que podemos apreciar.

Yo no podía ofrecerle gran cosa a Chris, aparte de sugerirle algunos cambios de dieta. Su madre me confesó que a ella siempre le generó dudas el hecho de darle antibióticos cuando tenía un resfriado común. Pero los médicos le dijeron: «Los antibióticos no tienen aspectos negativos».

Ese es un comentario que he oído montones de veces durante mi carrera. Pero, por desgracia, no es verdad.

LO QUE NO NOS CONTARON EN LA FACULTAD DE MEDICINA

Los antibióticos salvan vidas. Lo he visto personalmente muchas veces. Pero no deberían recetarse en exceso porque también son una especie de dinamita para los miles de millones de bacterias intestinales que deberían vivir en armonía. En general, las bacterias se consideran algo malo (y asqueroso), pero las bacterias del microbioma viven en equilibrio y, juntas, hacen cosas fenomenales para nuestra salud. Participan en la digestión, entrenan el sistema inmunitario, fabrican vitaminas y producen serotonina, que influye en el estado de ánimo. Las bacterias del microbioma viven en equilibrio y, como consecuencia de ello, nos mantienen sanos.

Sin embargo, los antibióticos no solo destruyen partes de nuestro microbioma, sino que también tienen efectos secundarios inmediatos.

El primero lo vi cuando era residente al recetar a una mujer con una infección de vejiga un antibiótico llamado quinolona. La paciente me contó más adelante que, tras tomar esa sustancia, se le rompió el tendón de Aquiles. *¿Cómo?*, pensé. *¿Cómo narices puede hacer eso un antibiótico?* Entonces repasé los manuales. Pues sí: un desgarro espontáneo del tendón de Aquiles era una complicación bien conocida, una de las muchas que yo había subestimado.

Para saber más sobre las complicaciones de los antibióticos, hablé con Sara Cosgrove, compañera mía en la Johns Hopkins. La doctora Cosgrove es experta en enfermedades infecciosas y ha dedicado su carrera a estudiar el daño que produce el uso excesivo de los antibióticos. En sus investigaciones halló que un 20 por ciento de los pacientes hospitalizados tratados con un antibiótico experimentarán algún efecto adverso, por ejemplo una lesión leve en los riñones o el hígado.[3] «La mayoría de los médicos no son conscientes de que el índice de complicaciones es tan alto», me contó la doctora Cosgrove. Yo desde luego no lo era. Los efectos adversos leves no suelen captar nuestra atención.

Dada la gran cantidad de antibióticos que no serían necesarios desde un punto de vista médico, esas complicaciones a menudo son evitables.

Le pregunté a la doctora Cosgrove por las investigaciones más recientes sobre cómo los antibióticos pueden afectar el microbioma. Ella me dijo que hablara con el doctor Marty Blaser, experto en el microbioma de la Universidad Rutgers y exjefe de medicina del Hospital Universitario de Nueva York. El asunto era algo personal para el doctor Blaser. Él y su esposa, la doctora Maria Gloria Dominguez-Bello, microbióloga, ahora se dan cuenta de que su hija tomó demasiados antibióticos de pequeña. La pareja se siente fatal por haberle dado antibióticos para combatir infecciones víricas leves cuando era niña. Aunque ambos son médicos, siguieron las instrucciones de su pediatra. Muchas de las recetas se las dieron con la falsa garantía de que «no hay aspectos negativos». Ellos creían que estaban haciendo lo correcto. Ahora su hija padece problemas digestivos crónicos y síntomas del intestino irritable (parecido a Chris). Este calvario inspiró al doctor Blaser a dedicar su carrera a investigar el microbioma.

«Estamos envenenando el microbioma», me dijo en referencia al uso excesivo de antibióticos.

Tras varias conversaciones con el doctor Blaser, fui a la Universidad Rutgers para pasar un día con él en su laboratorio. Él me enseñó investigaciones que demostraban cómo el microbioma ya está formado en buena medida cuando el niño alcanza los tres años.[4 5] ¡El problema es que, en promedio, a los tres años un niño estadounidense ya ingirió alrededor de cuatro tandas de antibióticos!

El doctor Blaser encontró una pista sobre los efectos perjudiciales del uso excesivo de los antibióticos en una fuente inesperada: los ganaderos. A los animales que se crían para el consumo humano se les suelen dar antibióticos porque eso los hace engordar. El doctor Blaser hizo un experimento para replicar los efectos en ratones. Encontró que, como era de esperar, los ratones que tomaban antibióticos engordaban más que los que no tomaban.[6, 7] Analizó la cantidad y la diversidad de las bacterias intestinales y vio el efecto obvio que tienen los antibióticos en el microbioma. Si ocurre esto con los animales, pensó, *¿qué les están haciendo los antibióticos a los niños?*

Luego el doctor Blaser me enseñó un estudio que tal vez sea uno de los más fascinantes e importantes de los últimos años.

Los investigadores de la Clínica Mayo hicieron un seguimiento de todos los niños nacidos en el condado de Olmsted, en Minesota, donde se encuentra este prestigioso sistema hospitalario, a lo largo de un periodo de once años. Compararon a los cerca de diez mil niños que tomaron antibióticos en los primeros dos años de vida con los aproximadamente cuatro mil niños que no tomaron. Los que habían tomado antibióticos tenían unos índices mucho más altos de obesidad, problemas de aprendizaje, asma y celiaquía.[8]

Aquí tienes los datos. En comparación con los niños que no recibieron antibióticos, los que sí tomaron en los primeros dos años de vida tenían:

- Un riesgo un 20 por ciento mayor de tener obesidad.
- Un riesgo un 21 por ciento mayor de tener problemas de aprendizaje.
- Un riesgo un 32 por ciento mayor de tener TDAH.
- Un riesgo un 90 por ciento mayor de tener asma.
- Un riesgo un 289 por ciento mayor de tener celiaquía.

Y eso solo a corto plazo. Imagina lo que podría suceder a largo plazo.

El estudio era impactante. Tenía en cuenta las diferencias en el estado de salud y la demografía entre los dos grupos.

Pero ¿eran los antibióticos la causa? No podemos afirmarlo con certeza, pero el estudio también ponía de manifiesto que cuanto más antibiótico se recetaba al niño, mayor era el riesgo de desarrollar una enfermedad crónica. ¡Esos datos son contundentes! Es algo que denominamos una relación con dependencia de la dosis, lo cual sugiere una causa y un efecto. El doctor Blaser me dijo que sus compañeros habían repetido poco tiempo antes el análisis con una población de un millón de niños y habían obtenido unos resultados parecidos.[9]

Ese estudio me dejó desconcertado. *¿Cómo no había oído hablar de esos resultados?* En la Johns Hopkins hablamos constantemente sobre estudios hechos en todo el mundo. Tenemos a genios que se rascan la cabeza para averiguar qué causa enfermedades como la celiaquía. Los pacientes con esta enfermedad nos preguntan qué la provocó y nosotros les respondemos que sus causas se desconocen. La fuerte correlación que se identificó en el estudio de la Clínica Mayo hace pensar que podríamos tener una causa justo delante de las narices.

El equipo del doctor Blaser llevó a cabo otro experimento de laboratorio todavía más revelador. Los investigadores dieron antibióticos a ratones para alterarles el microbioma. Luego transfirieron una muestra del microbioma alterado con antibióticos a los intestinos de ratones sanos. Y ¿cuál fue el resultado? Pues que los ratones sanos de repente engordaron. Hay dos teorías que explican por qué ocurrió eso.[10] Puede deberse a que el jardín de bacterias alterado cambió la forma en que se digieren los alimentos y en que los absorbe el cuerpo. O podría ser que las bacterias alteradas hacen que se produzcan menos hormonas intestinales: hormonas como la GLP-1, que, según se descubrió, la producen bacterias intestinales a bajos niveles. Sea cierta una teoría o la otra, los experimentos de laboratorio pusieron de manifiesto que la obesidad que desarrollaron los animales no se debía a los genes. Era fruto de la alteración del microbioma.

En otro experimento, los investigadores transfirieron microbioma alterado con antibióticos a los intestinos de ratones sin gérmenes nacidos en el laboratorio. No solo desarrollaron colitis, una enfermedad digestiva, esos ratones receptores, sino también sus descendientes.[11]

«No solo heredamos los genes, también heredamos el microbioma», me dijo el doctor Blaser.

El doctor Blaser comparó el problema con el calentamiento global. La diversidad del microbioma disminuye con cada generación. Este desgaste constante puede dar cuenta, en parte, de algunas alergias a alimentos. La incidencia de las alergias alimentarias lleva décadas al alza. Esto puede haber sido consecuencia del microbioma cambiante que ha ido pasando de generación en generación. En el caso de las alergias a los cacahuates, como vimos, el problema se agravó de forma significativa por la sensibilización inmunitaria derivada de la evitación de este fruto seco.

Hoy en día, unos doscientos millones de personas en el mundo tienen una alergia alimentaria. El doctor Talal Chatila, de la Universidad Harvard, descubrió que el microbioma de los niños con alergias de este tipo es distinto del de los niños sin alergias a un alimento. Platiqué con el doctor Chatila para aprender más sobre la materia. Él y su equipo identificaron una bacteria en particular, llamada *Subdoligranulum variabile*, que los niños con alergias alimentarias no tienen o se les agotó. Esta bacteria tal vez protege contra las alergias alimentarias, cree el doctor. Ahora el equipo está experimentando la posibilidad de tratar alergias a alimentos en humanos con bacterioterapia oral. El doctor Chatila es optimista.

Otros equipos de investigación están llevando a cabo estudios clínicos para comprobar la eficacia de beber las bacterias que producen la GLP-1, el principio activo del Ozempic, el popular medicamento para perder peso.[12] Los resultados iniciales demostraron que beber las bacterias *Akkermansia*, entre otras, puede ayudar a las personas con diabetes a controlar mejor el azúcar en sangre hasta el punto de reducir la hemoglobina A1C en un 0.6 por ciento, lo que supone una disminución significativa.[13]

¿PUEDEN LOS ANTIBIÓTICOS PROVOCARNOS SOBREPESO Y HACER QUE ENFERMEMOS?

También hay indicios epidemiológicos de que tomar antibióticos en los primeros años de vida puede estar asociado con el desarrollo de enfermedades crónicas. Desde la época posterior a la Segunda Guerra Mundial, los índices de enfermedades crónicas en Estados Unidos incrementaron notablemente, por ejemplo los de obesidad, asma y diabetes.[14] Fue llamativo observar dos mapas de Estados Unidos que el doctor Blaser me enseñó de una de sus publicaciones. En su opinión, esos mapas apuntan a que hace falta seguir investigando. En uno aparecen los estados con los índices más altos de consumo de antibióticos, mientras que en el otro se ven los estados con los mayores índices de obesidad. «Son, en esencia, el mismo mapa», me dijo el doctor Blaser. El impresionante paralelismo requiere un estudio formal que tenga en cuenta otros factores que podrían influir en los índices de obesidad.

Blaser y sus compañeros publicaron esos mapas, pero en buena medida las publicaciones pasaron inadvertidas. La información se hizo pública en una revista médica llamada

Annals of the American Thoracic Society, la décima revista más leída del campo de la neumología.[15] Exacto: una de las hipótesis epidemiológicas más intrigantes sobre una de las cuestiones de salud más importantes de Estados Unidos se publicó en una revista muy especializada leída por un pequeño subgrupo de neumólogos.

Cuantos más estudios leía, más fascinante se volvía el caso.[16] Podría decirse que la obesidad es el problema número uno de la atención sanitaria en Estados Unidos. La diabetes podría ser el número dos a poca distancia. En un estudio hecho en Dinamarca que siguió a más de un millón de personas, se halló que los individuos que tomaron antibióticos tenían una probabilidad un 21 por ciento mayor de desarrollar diabetes que los que no tomaron. Pero ahí viene una sorpresa: las personas que tomaron cinco tandas o más de antibióticos tenían una probabilidad un 53 por ciento más alta de desarrollar diabetes.[17] Una vez más, se trata de una relación con dependencia de la dosis que apunta a un vínculo estrecho.

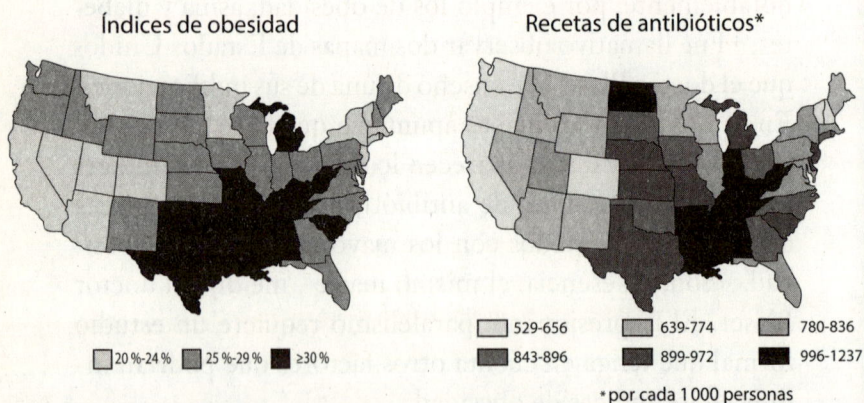

Índices de obesidad

Recetas de antibióticos*

20 %-24 %	529-656	639-774	780-836
25 %-29 %	843-896	899-972	996-1237
≥30 %			

*por cada 1000 personas

Fuente: L. Segal y M. J. Blaser, *Annals of the American Thoracic Society*, 2014; Centros para el Control y la Prevención de Enfermedades, 2010.

El tío Nabil

Los estudios sobre el hecho de que el uso de antibióticos está asociado con el asma, los problemas de aprendizaje, la diabetes y la celiaquía me dejaron desconcertado. Pero eso no es todo. El uso de antibióticos en la infancia presenta una correlación con la colitis ulcerosa y la enfermedad de Crohn, que se engloban conjuntamente bajo el término *enfermedad inflamatoria intestinal* (EII).

Recuerdo que, cuando estudiaba Salud Pública en Harvard, una vez visité a mi tío Nabil, un atareado médico de Egipto. Él me dijo que en ese país no tenían ni enfermedad de Crohn ni colitis ulcerosa, una observación que en esa época también hacían médicos de toda África y de otros muchos países. Y mi tío también conjeturaba lo siguiente: «En Estados Unidos, no creo que estas enfermedades existieran antes de la llegada de los antibióticos». Desde luego, el tío Nabil tenía razón.

Esas simples observaciones siguieron acompañándome durante mi periodo de residencia, en que operé a decenas de personas que sufrían colitis ulcerosa y enfermedad de Crohn. Por increíble que parezca, aunque estudié esas afecciones habituales en la Facultad de Medicina y durante la residencia, nadie nos contó nunca que no existían antes de la Segunda Guerra Mundial, cuando entraron en escena los antibióticos, o que durante varias décadas esas enfermedades se limitaron a los países occidentales ricos.

Luego, un día en la Johns Hopkins, asistí a una conferencia de un profesor visitante del Hospital Monte Sinaí, en Nueva York, un centro famoso por su tratamiento de la colitis ulcerosa y la enfermedad de Crohn. Ese experto dio una charla sobre la impresionante gama de complejas operaciones que su centro hacía a esos pacientes. Era una hazaña por los varios procedimientos de alta sofisticación técnica, algunos llevados a cabo en múltiples fases durante un periodo de varios meses.

Después de la conferencia, le pregunté cuál era la causa de la enfermedad de Crohn y la colitis ulcerosa.

Ese experto dijo que no lo sabíamos. Luego le pregunté si era cierto que en los países pobres esas enfermedades eran virtualmente inexistentes y que, en general, eran desconocidas antes de los años cuarenta. Él respondió que sí y se le vio intrigado por esa idea, pero no hizo ningún comentario. Yo no tenía la intención de invalidar su impresionante conferencia con una pregunta incisiva, pero al mismo tiempo me parecía extraño que la causa de esas enfermedades incapacitantes no formara parte del campo académico de quienes se especializan en ellas.

Algunos años después de esa charla, varios estudios empezaron a vincular el uso de antibióticos y la EII. Los niños que habían tomado antibióticos tenían una probabilidad entre dos y tres veces superior de desarrollar una EII que los niños que no habían tomado.[18] Como se vio en los otros estudios, cuanto más antibiótico tomaba el niño, mayor era el riesgo de desarrollar una EII. Entonces, en un estudio hecho en Suecia se descubrió que tomar antibióticos en la infancia estaba asociado con un riesgo 3.5 veces superior de sufrir enfermedad de Crohn y que el riesgo aumentaba cuanto más antibiótico había tomado el niño.[19] Otro estudio que analizaba la triplicación de la enfermedad de Crohn y la colitis ulcerosa en Hong Kong durante la década anterior reportaba también un marcado incremento en esas afecciones entre los niños que habían tomado múltiples tandas de antibióticos.[20]

Aunque esos estudios no son muy conocidos, arrojan luz sobre el dogma de que «los antibióticos no tienen aspectos negativos».

Una epidemia mundial de dogmatismo

Estados Unidos es un caso aparte en el uso excesivo de antibióticos, pero los países más pobres están siguiéndole los pasos y, en muchos casos, lo están superando por mucho. En algunos países, la gente toma antibióticos para el dolor de cabeza. Exacto: no tiene ningún sentido, pero a veces los antibióticos se ven como una cura mágica para cualquier cosa. En la mayoría de los países pueden conseguirse sin receta: se pueden comprar sin problemas en las farmacias y a vendedores ambulantes. En algunos países, los padres dan antibióticos a sus hijos al primer indicio de *cualquier* problema de salud. Esta es una tendencia relativamente nueva y anticipa una crisis de salud mundial. En un estudio que hizo en 2017 la Organización Mundial de la Salud (OMS) se descubrió que en Bangladés y Pakistán, ¡un niño de dos años recibe en promedio diez tandas de antibióticos![21] Si las investigaciones actuales sobre los daños al microbioma son ciertas, pronto podremos ser testigos de una explosión de las enfermedades crónicas a escala internacional y los sistemas de salud mundiales tendrán que lidiar con una enorme carga.

De hecho, esto ya empezó.

La obesidad se está disparando en India, China y otros países, y ya empieza en la infancia. De hecho, en zonas urbanas de China, los índices de obesidad entre los chicos adolescentes ya son equiparables a los índices de Estados Unidos. Hoy en día, Egipto y otros países africanos hacen frente a un incremento de afecciones crónicas, como la enfermedad de Crohn y la colitis ulcerosa, que no se habían visto nunca antes del uso generalizado de los antibióticos. ¿Por qué? Hay quien especula con que se debe al aumento del consumo de alimentos procesados y de la dieta occidental, pero ese quizás sea solo uno de los muchos «golpes» que recibe el microbioma. Una cosa está clara: no se puede culpar solo a los genes. También se sabe con certeza que las comunidades amish y menonitas de la antigua orden, en las que hay un bajo uso de los antibióticos, tienen unos índices extremadamente bajos de asma, alergias alimentarias y enfermedad de Crohn y colitis ulcerosa.

Un hilo común

Mientras leía los varios estudios sobre el microbioma, se me ocurrió que la alteración del microbioma podría ser el origen de muchas enfermedades que he visto a lo largo de mi carrera.

Fijémonos, por ejemplo, en el cáncer de colon. A mí me enseñaron que los pólipos en el colon —que se cree que son el precursor del cáncer de colon— sencillamente surgen. «No sabemos qué ocasiona los pólipos», dije a cientos de pacientes que me lo preguntaron. Pero ahora quizás estemos encontrando una pista. En un estudio que se hizo en la Universidad Harvard en 2017 con más de 16 000 enfermeros, se llegó a la conclusión de que los enfermeros que tomaron antibióticos antes de los sesenta años tenían mayor probabilidad de tener un pólipo en el colon después de los sesenta.[22] También se vio que los enfermeros que tomaron antibióticos durante un largo periodo tenían una probabilidad entre un 36 y un 70 por ciento mayor de que les apareciera un pólipo.

En otro estudio se descubrió que los índices de cáncer de colon presentaban una correlación con el año de nacimiento de una persona.[23] Observa el gráfico en el que se ven los índices de cáncer colorrectal en Estados Unidos según el año de nacimiento del individuo. Los índices de cáncer de colon iban disminuyendo de forma ininterrumpida antes de la Segunda Guerra Mundial, antes del uso generalizado de los antibióticos. Pero las personas nacidas después de 1950 tuvieron un incremento constante de los índices de cáncer de colon. También vimos un aumento reciente del cáncer de colon entre personas jóvenes (nacidas en los últimos cincuenta años).

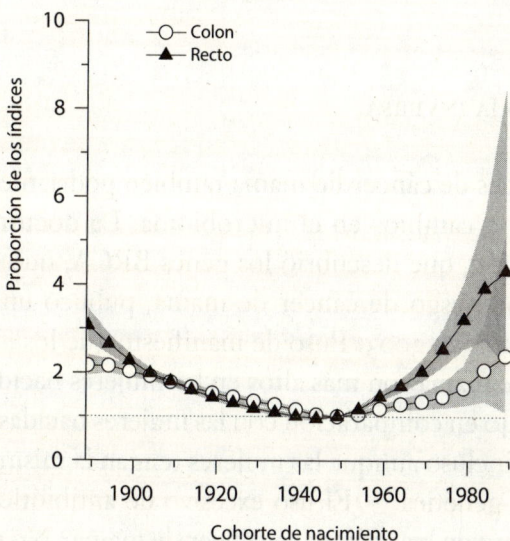

Índices de cáncer de colon según el año de nacimiento del individuo. (*Fuente: Journal of the Nacional Cancer Institute*, 2017).

Más recientemente, en 2024, unos científicos publicaron un estudio en la revista *Nature* en que mostraba que el *Fusobacterium nucleatum* —una bacteria que suele encontrarse en la boca y con muy poca frecuencia en el tubo digestivo— estaba presente en un 50 por ciento de los cánceres de colon.[24] Ese estudio también apunta a que el microbioma puede tener relevancia en el cáncer de colon.

He escuchado cientos de horas de clases sobre el cáncer de colon y he leído miles de páginas sobre la materia: desde el gen del cáncer de colon hasta la quimioterapia para tratarlo. Pero ni una sola vez encontré a algún profesor, tutor, compañero, manual o artículo que mencionara el microbioma. Es como si no se considerara algo lo bastante «académico» para hablar de ello. Mi esperanza es que este libro contribuya a cambiar esta idea centrando la atención en los mejores estudios que existen sobre la cuestión.

Ingeniería inversa

Los índices de cáncer de mama también podrían estar asociados con cambios en el microbioma. La doctora Mary-Claire King, que descubrió los genes BRCA, que expresan un mayor riesgo de cáncer de mama, publicó una trágica observación en 2003. Puso de manifiesto que los índices de cáncer de mama son más altos en las mujeres nacidas a partir de 1940 en comparación con las mujeres nacidas antes de ese año, incluso aunque las mujeres tengan la misma predisposición genética.[25] ¿El uso excesivo de antibióticos afecta al aumento de los índices de cáncer de mama? No podemos sacar conclusiones solo de datos epidemiológicos. Pero el hecho de que los incrementos parezcan producirse también en el periodo posterior a la Segunda Guerra Mundial como ocurre con otras enfermedades nos obliga a investigarlo con mayor detenimiento. Valoro que se financien estudios sobre cómo tratar el cáncer de mama con quimioterapia, pero también necesitamos recursos para estudiar lo que *causa* este cáncer.

El doctor Blaser está intentando analizar con «ingeniería inversa» problemas médicos comunes para identificar sus causas y posibles tratamientos. Se pregunta qué enfermedades empezaron a aumentar en los años cuarenta y cincuenta cuando se inició el uso generalizado de los antibióticos. En un experimento que hizo en su laboratorio, la introducción de los antibióticos en las primeras etapas de la vida de los ratones aceleró la aparición de diabetes de tipo 1.[26] Este experimento se realizó con ratones con predisposición genética a desarrollar esa enfermedad. En otro experimento, su equipo analizó si los ratones a los que se les da antibióticos tienen una probabilidad mayor o menor de desarrollar alzhéimer.[27]

Resulta que muchas afecciones médicas empezaron a aumentar en los años cuarenta y cincuenta del siglo pasado. Si estudiamos a fondo el microbioma, quizás seamos capaces de desentrañar el funcionamiento de enfermedades para las que los tratamientos hace décadas que no avanzan. El doctor Blaser me contó que el autismo encaja en este mismo patrón. Los índices de autismo incrementaron paulatinamente desde los años cuarenta. En el estudio de la Clínica Mayo, en el que colaboró el doctor Blaser, ya se encontró un vínculo entre el uso de una clase de antibióticos, las cefalosporinas, y el autismo.[28]

En el capítulo 2 hablamos sobre el importante papel que desempeña el estrógeno en el cuerpo. Durante mi visita en el laboratorio del doctor Blaser en la Universidad Rutgers, aprendí que el microbioma también puede afectar los niveles de estrógeno.[29] La doctora Abigail Armstrong está estudiando esta asociación con detalle y me enseñó unos datos impresionantes que confirman tal interacción. Eso demuestra que ciertas bacterias del microbioma ayudan a descomponer el estrógeno en su forma activa, lo que hace aumentar los niveles de la sustancia. Esa es una de las muchas nuevas áreas de investigación que hacen pensar que lo que ocurre en nuestra boca y que configura nuestro microbioma tiene grandes repercusiones para nuestra salud.

¿QUÉ ALTERA EL MICROBIOMA?

Un bebé nace estéril, es decir, sin bacterias en los intestinos. Su microbioma se forma a partir de las bacterias vaginales que el bebé recoge durante el parto,[30, 31] junto con las bacterias de la piel de la madre y la leche materna, además de los besos de papá y mamá. Por el contrario, los bebés nacidos por cesárea, como mi paciente Chris, se extraen de un útero estéril y llegan a una sala de operaciones esterilizada, con lo cual no pasan por el canal vaginal, que por tanto no es su primer lugar de exposición bacteriana natural.[32] En consecuencia, su microbioma puede originarse a partir de las bacterias que suelen vivir en el hospital. Y, como a las mujeres que se someten a una cesárea se les administra de forma rutinaria un antibiótico justo antes de la intervención, esos bebés nacen con antibióticos en su sistema. Eso es muy desafortunado: en un estudio con más de 55 000 pacientes se descubrió que no hay diferencias en los índices de infección quirúrgica cuando a una madre se le dan los antibióticos una vez que nació el bebé.[33]

En un estudio se halló que los niños nacidos por cesárea tenían una probabilidad tres veces superior de desarrollar asma que los nacidos por parto vaginal.[34] Y en un estudio publicado en *JAMA* en 2023 se llegó a la conclusión de que los niños nacidos por cesárea tenían mayor probabilidad de sufrir cáncer de colon, otra posible explicación de por qué este cáncer va en aumento en personas jóvenes.[35]

Además, no dar el pecho está asociado con la enfermedad inflamatoria intestinal (EII).

Así pues, suceden muchas cosas que alteran el microbioma. El incremento general del uso de antibióticos se corresponde con el aumento de los partos por cesárea, la disminución de la lactancia materna y la generalización del consumo de alimentos ultraprocesados y con un alto contenido de azúcar. Esa podría ser una cuádruple amenaza para el microbioma.[36] Ahora, cuando oigo que una persona de cuarenta años tiene cáncer de colon o una EII, a pesar de no contar con factores de riesgo tradicionales, me pregunto si esa persona tomó antibióticos con frecuencia, si nació por cesárea, si le dieron leche materna o si comió muchos alimentos no saludables.

Estamos tan solo empezando a comprender el microbioma y debemos estudiar qué otros factores influyen en él. Por ejemplo: ¿provoca alguna afectación el fluoruro que contiene el agua para el consumo humano? El fluoruro mata bacterias, por eso justamente la gente piensa que evita la caries. ¿Los microplásticos influyen en el microbioma? Un estudio apunta a que en promedio una persona puede consumir hasta el valor de una tarjeta de crédito de microplásticos a la semana.[37] Y ¿qué decir del alcohol? ¿Y los pesticidas? De media, una fresa no orgánica contiene 7.8 pesticidas distintos, según un informe del Departamento de Agricultura de Estados Unidos.[38] Si esos pesticidas exterminan plagas, es posible que también maten bacterias del microbioma. Y lo mismo podría ocurrir con los herbicidas que se usan en la agricultura, como el glifosato. Si matan hierbas, ¿qué no harán con algunas bacterias intestinales? Hablé con la doctora Suchitra Hourigan, una de las pocas investigadoras sobre el microbioma en los NIH. En la actualidad, la doctora Hourigan está estudiando cómo medicamentos habituales que se obtienen sin receta como el Pepto Bismol (subsalicilato de bismuto) pueden dañar el microbioma.[39]

Llegó la hora de que la comunidad médica aplique el mismo rigor y financiación a la investigación sobre el microbioma que aplica al estudio de las cardiopatías, el cáncer y otras enfermedades. Alimentos y sustancias químicas que no son tóxicos de forma aislada podrían cambiar el microbioma de maneras que aún no comprendemos por completo. Tal vez tengan un efecto drástico en nuestra salud.[40]

El factor del microbioma da una nueva óptica a muchas viejas cuestiones científicas. Por ejemplo, durante los últimos sesenta años ha sido objeto de debate si los edulcorantes artificiales provocaban cáncer. Ningún estudio ha logrado demostrar que exista una asociación directa. Pero quizás preguntarse si *causan* cáncer no es la pregunta adecuada. Quizás deberíamos investigar si *alteran el microbioma*. En un estudio que publicaron en 2022 investigadores de la Johns Hopkins, Alemania e Israel en la revista *Cell*,[41] se mostraba que los edulcorantes artificiales sí alteran el microbioma y se detallaba la alteración que produce cada tipo de edulcorante. La siguiente pregunta es: ¿esas alteraciones son significativas?

«Hay muchas cosas que ingerimos y que forman parte de nuestra normalidad que podrían afectar el microbioma. Tenemos que investigar más para entender mejor qué ocurre ahí», me dijo el doctor Chatila.

BACTERIOTERAPIA

La bacterioterapia es el nuevo procedimiento científico de dar a los pacientes bacterias u otras moléculas para ayudarlos a reparar el microbioma alterado. El ejemplo más extremo de este método es el de la colitis por *Clostridium difficile*, una enfermedad que hace años acabó con la vida de una de mis pacientes.

Algunos años después de su fallecimiento, en 2013, unos investigadores publicaron un artículo en el *New England Journal* sobre una serie de pacientes a quienes se había tratado con éxito de la colitis por *C. diff* introduciendo pequeñas dosis de heces líquidas de otra persona en sus intestinos.[42] La FDA lo bloqueó durante años, pero las asociaciones de pacientes ganaron la batalla y mandaron un mensaje contundente a los burócratas del Gobierno: dejen de regular la mierda. Hoy en día, recetar una pastilla con bacterias del colon (es decir, excrementos) de personas sanas es un tratamiento estándar para los pacientes con colitis por *C. diff* recurrente. Funciona en el 99 por ciento de los casos. Suena un poco asqueroso, pero, si deben escoger entre una operación quirúrgica importante y una pastilla con bacterias, la mayoría de los pacientes prefieren lo segundo.

Ahora se utilizan probióticos —bacterias intestinales consumibles en forma líquida o en pastilla— para tratar enfermedades psiquiátricas, y podrían llegar a desentrañar lo que provoca las enfermedades mentales. Un compañero mío de la Johns Hopkins, el doctor Robert Yolken, e investigadores del Hospital Sheppard Pratt dieron a conocer recientemente que los pacientes hospitalizados con manía a quienes se mandaba a casa con un tipo de probióticos tenían una menor probabilidad de recaer y volver a ser ingresados.[43]

En estudios aún en marcha, se está evaluando si es útil dar bacterias intestinales a personas con trastorno bipolar. Puesto que se sabe que algunas bacterias producen serotonina y otras moléculas que actúan sobre el cerebro, es plausible que estemos cerca de alcanzar algunos grandes avances. El mecanismo de actuación de la mayoría de los antidepresivos es aumentar los niveles de serotonina. Es perfectamente imaginable que algunas bacterias pudieran hacer eso o incluso que actuaran como sustituto.

Los probióticos son muy populares. Algunas personas se benefician de su consumo, pero la mayoría no funcionan. El mercado está lleno de productos que no se han evaluado científicamente. Los probióticos populares parece que van y vienen, basándose en cuál tiene el mejor *marketing* detrás o en lo que está de moda en Instagram. Debemos investigar más sobre cómo restablecer el equilibrio del microbioma. También tenemos que investigar más sobre el papel de la comida como medicamento, una parte a menudo olvidada de la farmacopea de la medicina contemporánea. A medida que salgan nuevas investigaciones que arrojen luz sobre qué probióticos y alimentos pueden contribuir a tratar enfermedades, los inversores van a abalanzarse sobre ese espacio cuando se den cuenta de que el gigantesco mercado potencial de los probióticos podría alterar el actual complejo del sector de los medicamentos.

CURIOSIDAD INTELECTUAL

Mientras repasaba los impresionantes datos que vinculan el uso de antibióticos en la infancia con enfermedades crónicas e incluso cánceres, me sorprendió lo simples que eran esos estudios. No tiene una gran complicación dar un antibiótico a unos ratones y observar cómo engordan. Podría hacerlo un alumno de secundaria para un proyecto de ciencias. Y no debería ser muy difícil para las decenas de miles de laboratorios universitarios del país. Incluso los estudios epidemiológicos son bastante sencillos. ¿Qué hacen, pues, el Instituto Nacional del Cáncer, la Fundación Susan G. Komen y las decenas de grandes centros que investigan el cáncer?

Las enfermedades crónicas representan el 75 por ciento del gasto sanitario en Estados Unidos. Nuestro sistema de salud, valorado en 4.5 billones de dólares, es el mayor sector del país, y aun así no logra satisfacer las necesidades.

Muchas de las afecciones que el doctor Blaser y los investigadores de la Clínica Mayo identificaron en su estudio que presentan una estrecha asociación con el uso de antibióticos en la infancia —como el asma, los problemas de aprendizaje y la celiaquía— son enfermedades en las que en las últimas décadas se han hecho pocos avances científicos reales. Llegó la hora de explorar nuevas ideas.

No obstante, en lugar de eso, estamos destinando miles de millones de dólares a hacer investigación sobre viejas ideas. Buena parte de nuestro trabajo ha llegado a un callejón sin salida y no se ha traducido en mejoras significativas. Es fantástico que podamos dedicar miles de millones a tratar afecciones sin obtener ningún beneficio mientras apenas dedicamos recursos a averiguar cuáles son las causas de esas afecciones. A veces me pregunto si la cultura de la medicina influye en ello. Nuestra cultura de la formación médica, basada en memorizar y vomitar grandes cantidades de información, parece anular nuestra curiosidad intelectual.

En las últimas décadas hemos sido testigos del aumento de los índices de la colitis ulcerosa, la enfermedad de Crohn, el síndrome del intestino irritable y el cáncer de colon en personas jóvenes. Llegó la hora de que los NIH sean proactivos y aumenten sus prioridades de financiación para respaldar más investigaciones sobre el microbioma. Los contundentes datos preliminares, que expusimos más arriba, exigen que se investigue más sobre la materia.

La investigación sobre el microbioma puede llevarse a cabo con un costo muy inferior al del desarrollo de medicamentos. Esto no es el Proyecto Manhattan o la llegada a la Luna; es solo investigación básica. De hecho, muchos de los estudios que llevó a cabo el doctor Blaser los hicieron estudiantes bajo su dirección. No son difíciles de ejecutar, pero tienen unas repercusiones de gran alcance para la salud mundial.

UNA ESPECIALIDAD EN TIERRA DE NADIE

Muchos de los convincentes estudios sobre el microbioma que leí a lo largo de ese viaje de aprendizaje los hicieron científicos de primera categoría que trabajan en centros médicos punteros. Sin embargo, esos estudios no son muy conocidos, ni siquiera entre la comunidad médica. Creo que eso se debe en parte a que tienen un problema de identidad. ¿En qué especialidad médica deberían clasificarse? ¿Qué congreso especializado es el adecuado para presentar esos resultados? La investigación sobre el microbioma es básica para los campos de la gastroenterología, la pediatría, la psicología, la obstetricia, la nutrición, la salud pública y las enfermedades infecciosas. Pero en buena medida pasa inadvertida en todos ellos. Los estudios que se publican se pierden en una especie de Triángulo de las Bermudas de la investigación.

Las especialidades médicas pueden convertirse en compartimentos estancos, y esa compartimentación puede frenar el progreso. Desde el día que entré en la Facultad de Medicina, todo el mundo me preguntaba sin cesar:

«¿A qué especialidad piensas dedicarte?». Sinceramente, terminó siendo molesto. Yo quería estudiar el cuerpo entero, los ámbitos quirúrgicos y no quirúrgicos, y todo nuestro sistema médico, pero no había una residencia que incluyera todo eso. Me dio la sensación de que, en lugar de eso, me enseñaron un diagrama con los nueve sistemas de órganos y me dijeron: «Elige tu órgano favorito». Y lo hice (cirugía gastrointestinal y oncología quirúrgica), pero enseguida regresé a mi primer amor: el sistema sanitario entero.

La investigación sobre el microbioma está en la intersección de varias especialidades. Tiene que ponerse en la primera línea de la medicina. Recaudar dinero para la investigación de las bacterias del colon es mucho más difícil que recaudar dinero para el cáncer de mama. Pero esos son algunos de los mayores problemas de la atención médica hoy en día. Avísame si ves una «carrera por el microbioma» o un maratón de baile en el instituto de tu barrio organizado con el objetivo de recaudar fondos para combatir el uso excesivo de los antibióticos.

LA PRÓXIMA PANDEMIA

Una noche, mientras dormía en el sofá de mi oficina porque estaba de guardia en el hospital, me llamaron para que examinara a una mujer de setenta y cuatro años en choque séptico. Los médicos de la uci sabían exactamente lo que la había dejado en un estado crítico: el colon se le había infectado con las bacterias que mencionamos más arriba, las *C. diff*, que provocan colitis. Durante la mayor parte de mi carrera, los médicos curábamos esa infección, en cuanto la diagnosticábamos, con un antibiótico. Pero esa paciente tenía un tipo de *C. diff* que eran resistentes a cualquier antibiótico. Por consiguiente, los médicos de la uci no sabían qué hacer. Lo único que podían hacer era animar el sistema inmunitario de la paciente mientras combatía la infección. Pero la paciente estaba perdiendo la batalla. Viéndose en apuros, los médicos me llamaron como último recurso: para que le extirpara el colon.

Vi a pacientes en esa situación deteriorarse con rapidez. La infección avanza deprisa, así que movilicé a mi equipo y fui a toda prisa al quirófano. Durante los siguientes cuarenta y cinco minutos, batallamos para sacarle la parte izquierda del intestino grueso. Su presión arterial fue de lo más inestable antes y durante la intervención. Pero, en cuanto sujetamos los dos extremos del área infectada y cortamos la irrigación sanguínea del colon infectado, de repente se estabilizó. Sacamos el colon infectado y lo tiramos en una bolsa de plástico. La paciente regresó a la uci y teníamos la esperanza de que saliera adelante, pero tristemente el estrés fisiológico había sido excesivo para su cuerpo. Le empezaron a fallar los órganos. No llegó a recuperar el conocimiento y falleció al día siguiente. Habíamos ido al quirófano lo más deprisa posible, pero había sido demasiado tarde.

Todo cirujano general tiene una anécdota parecida de los últimos diez o quince años, porque vivimos en una nueva era: la de la resistencia a los antibióticos. Más tarde me dijeron cómo esa mujer se había infectado de *C. diff*. Una semana antes, le habían administrado el antibiótico amoxicilina por un hematoma leve tras una caída: un hematoma que no requería el uso de un antibiótico. Esa chispa había provocado un incendio. Aunque las pastillas de amoxicilina parecen inocuas, habían matado las «buenas bacterias» de su colon, lo que había dado pie a que las bacterias *C. diff* se adueñaran de esa zona.

La colitis por *C. diff* es la enfermedad del microbioma más visible de la medicina. Durante los últimos quince años, operar a una persona para extirparle el colon debido a una infección resistente de *C. diff* ha pasado de ser una situación entre un millón a un caso frecuente. En los últimos años en Estados Unidos murieron más personas de *C. diff* que de gripe.[44] Además, la cantidad va en aumento años tras año y no se ve el final de esa tendencia.

Y el problema no se limita a las *C. diff*. Otras bacterias resistentes, llamadas enterobacterias resistentes a los carbapenémicos (ERC), antes se trataban con antibióticos carbapenémicos, considerados un «último recurso». Pero ahora ya no funcionan. Al igual que las *C. diff*, este tipo de bacterias son tristemente conocidas por infectar a personas dentro del hospital. La mortalidad derivada de esas bacterias aumentó de en torno a un cero por ciento cuando yo era médico residente a entre un 40 y un 50 por ciento hoy en día.[45] De forma parecida, los pediatras se encuentran cada vez más con infecciones de oído de la *Staphylococcus aureus* y otras bacterias habituales, para las que no existe ningún antibiótico eficaz. No les queda más remedio que dejar que el niño combata la infección mientras le dan algún tratamiento para el dolor y la fiebre. Y la situación se pondrá peor. Aun así, esta pandemia temprana ha recibido poca atención mediática.

Quizás te estarás preguntando: ¿y por qué no creamos un nuevo antibiótico? Pues sí, durante décadas hemos creado nuevos antibióticos, pero no podemos mantener el ritmo.

El desarrollo de nuevos antibióticos no puede seguir el ritmo de la resistencia bacteriana. Y hay otro elemento que agrava el problema: el número de nuevos antibióticos desarrollados cada año está disminuyendo porque el mercado de tales productos es pequeño en relación con el mercado de dolencias como las arrugas o la sequedad ocular.

Tiempo promedio en desarrollar resistencia

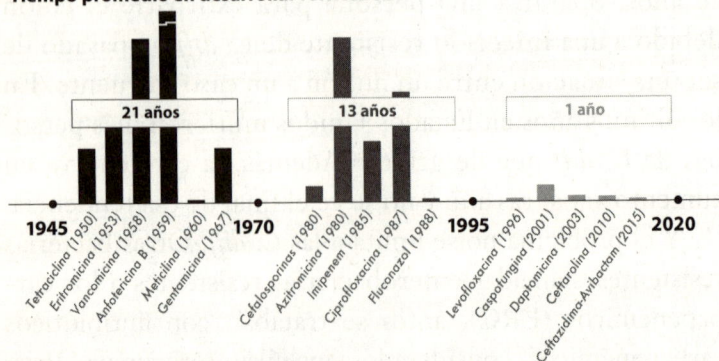

Fuente: Centros para el Control y la Prevención de Enfermedades, *Journal of Global Health Reports*.

Antes las bacterias tardaban un promedio de veintiún años en desarrollar resistencia a un nuevo antibiótico. Ahora el promedio es de un año. Hoy en día, los CDC listan distintos tipos de bacterias resistentes a los antibióticos que están circulando por Estados Unidos. A cinco de ellos los clasifican como «amenazas urgentes» para la salud humana.[46] Estamos ante una crisis incipiente. La paciente a la que operé solo fue una víctima más.

Ahora todo el mundo es consciente de la carnicería que supuso la pandemia de COVID. Al intentar pronosticar la probabilidad de una futura pandemia, la realidad es que la próxima pandemia ya empezó. Y no es una pandemia que vaya a cruzar fronteras en cuestión de meses. Es una pandemia de crecimiento lento, pero aun así se prevé que mate a diez millones de personas al año en 2050.[47]

Lo que puedes hacer

El consumo excesivo de antibióticos no se da solo en humanos. En Estados Unidos, alrededor de la mitad de los antibióticos se venden a explotaciones ganaderas para criar animales en condiciones de hacinamiento. Y, una vez que el medicamento contra las bacterias deja de ser eficaz con los animales, esas bacterias pueden saltar a los humanos.

En respuesta al problema de la resistencia a los antibióticos, algunas cadenas de comida rápida, como Chipotle, han abogado por productos animales libres de antibióticos. La creciente demanda social de alimentos libres de antibióticos puede hacer que los mercados ofrezcan unos productos más saludables y encarar la próxima pandemia debida a la resistencia antimicrobiana. Todos tenemos un papel crucial para evitar la resistencia antimicrobiana, también los profesionales sanitarios. De la misma forma que los médicos, como profesión, abordamos el consumo de tabaco con un esfuerzo educativo concertado, ahora también podemos hacer entender a la sociedad el consumo excesivo de antibióticos.

No podemos decir que no estábamos avisados

Un día, al entrar en su laboratorio después de las vacaciones, el doctor Alexander Fleming se percató de que la ventana de su laboratorio se había quedado abierta sin él darse cuenta. Un hongo había entrado volando y había aterrizado en sus placas de Petri, donde tenía cultivos de bacterias. Pronto detectó que las bacterias estaban muertas en los puntos en los que había caído el hongo. Eso ocurrió en el año 1928, y ese hongo pronto se daría a conocer al mundo como penicilina. Revolucionaría todos los campos de la medicina. Algunas décadas después, las mujeres ya no morirían de forma habitual al dar a luz, los niños no perderían la audición tras sufrir infecciones de oído y por primera vez la cirugía sería una opción segura.

Muchas personas saben que la penicilina dio paso a la medicina contemporánea, pero lo que quizás no saben es que en 1945, cuando el consumo de antibióticos empezaba a generalizarse, el doctor Fleming hizo una inquietante advertencia. La «sociedad va a exigir» el nuevo medicamento milagroso, dijo, y esa demanda será el inicio de «una época [...] de excesos». En una entrevista que dio ese mismo año, lanzó un aviso severo: «La persona que juegue de forma irreflexiva con los tratamientos con penicilina será moralmente responsable de la muerte del hombre que fallezca tras infectarse de un organismo resistente a la penicilina. Tengo la esperanza de que este mal pueda evitarse».[48] Su descubrimiento fue un accidente, pero su advertencia fue deliberada.

El aviso de Fleming también fue profético. El consumo excesivo de antibióticos está haciendo aumentar la resistencia y crea superbacterias que están matando personas. En el origen del problema de la receta excesiva de antibióticos está una actitud despreocupada que se refleja en comentarios como que «los antibióticos probablemente no servirán, pero daño no te van a hacer». Tal vez este sea uno de los mitos más perjudiciales de la medicina contemporánea.

Es impresionante la cantidad de tiempo que pasamos en la Facultad de Medicina memorizando y vomitando información que nunca tendremos que recordar al instante. Lo que se pierde en ese estilo educativo basado en la memorización es el conocimiento para saber lo que es adecuado en la atención médica.

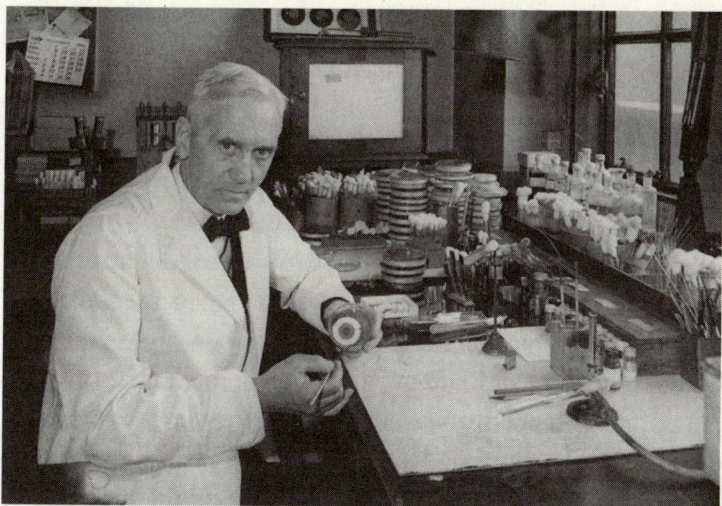

Alexander Fleming, el descubridor de la penicilina. (*Fuente*: Fotografía de Bettmann / Getty Images).

El problema de la prescripción excesiva de antibióticos está empeorando tanto que, en muchos hospitales de Estados Unidos, a los médicos no se les permite recetar ciertos antibióticos sin que un especialista en enfermedades infecciosas apruebe la petición.

Los antibióticos deberían recetarse justamente para salvar una vida o evitar una discapacidad. Hablamos del uso excesivo, pero el uso insuficiente también puede ser problemático. Trágicamente, a algunos niños *no* se les dan los antibióticos que necesitan para tratar infecciones de oído graves y, en consecuencia, pueden perder audición y quizás no seguir el ritmo académico porque no se identifica el problema. Los antibióticos pueden rescatar a un paciente que está muriendo de neumonía y pueden devolver la vista a una persona que padecía una infección ocular. Pero las personas deberían dejar de exigir a su médico que les recete antibióticos para afecciones en las que ni siquiera sirven. Además, los médicos no deberían recetarlos solo para conseguir cinco estrellas de valoración en una reseña de internet. La cultura consumista actual agrava esta pandemia. El propósito de este capítulo no es demonizar los antibióticos, sino que dejen de recetarse cuando no están indicados según los criterios médicos.

Debido a la alarmante trayectoria actual de la resistencia bacteriana, los antibióticos serán cada vez menos eficaces. Quizás dejen de funcionar del todo, lo que amenaza con deshacer un siglo de progresos en la medicina. La cirugía podría volver a ser un procedimiento peligroso como lo era en el siglo XIX y podría dispararse la mortalidad de las madres en el parto. Recuperar el rumbo en materia de antibióticos es responsabilidad de todos.

«No tienen aspectos negativos»

Pienso mucho en los antibióticos en mi vida cotidiana, desde al comprar alimentos hasta al atender a mis pacientes. Recuerdo el consumo excesivo de antibióticos cada vez que veo un protocolo hospitalario que me indica que recete uno a un paciente sometido a una intervención leve que no lo necesita, solo para cumplir una medida de calidad nacional. Pienso en ellos cada vez que veo en el noticiero que alguien murió por un brote de bacterias *E. coli* contenido en algún alimento. Pienso en ellos cada vez que veo a alguien en Urgencias por culpa del síndrome del intestino irritable.

Los médicos e investigadores que están abordando el problema me dan esperanza. La doctora Sara Cosgrove forma parte de un grupo de médicos que trabajan sin descanso para concienciar sobre el problema del consumo excesivo de antibióticos. De forma parecida, un grupo de veinte biólogos y antropólogos crearon una organización que está trabajando en ese asunto.[49] El doctor Blaser y la doctora Dominguez-Bello dirigen activamente más investigaciones sobre el microbioma y viajan por todo el planeta para que las personas tomen conciencia de ello.

Los antibióticos pueden salvar vidas. Pero van a dejar de hacerlo si seguimos usándolos en exceso al ritmo actual. Así que la próxima vez que oigas el comentario de que «los antibióticos no tienen aspectos negativos», dile a esa persona que hay un montón de pruebas que dicen lo contrario.

4

A mi tío Sam le encantan los huevos

La verdad sobre el colesterol

> A medida que más inversores «de rebaño» se unen a una fiesta, crean su propia verdad. Pero solo por un tiempo.
>
> Warren Buffett

Cuando estoy en el sur de Florida, me siento de maravilla. Al irme, siempre me da la sensación de que tengo más fuerza y más salud. No me sorprende que todas las personas con las que hablo al estar allí parezcan creer que van a vivir para siempre.

Cuando en una conversación informal alguien se entera de que soy médico, a menudo empieza a acribillarme a preguntas, lo cual forma parte del oficio y estamos todos acostumbrados. Ese fue el caso cuando conocí a Betty, una señora mayor que me pidió que le explicara cuál era la causa del cáncer.

Le di una respuesta genérica. Pero ella siguió insistiendo y añadió que hacía poco tiempo una amiga suya había fallecido de cáncer de páncreas.

—Es muy trágico, murió mientras dormía —dijo perpleja—. Le vino inesperadamente. Había estado comiendo con ella unos meses antes, y entonces pum. Así, sin más, ¡ya no está! Doctor, ¿cómo pueden pasar esas cosas?

Decidí mostrarme más cercano y le pregunté con delicadeza:

—Y ¿qué edad tenía su amiga?

—Ciento tres —respondió ella.

¿Cómo? Eh..., está bien. Sí, es trágico, estoy de acuerdo, pero llegar a ciento tres años es una victoria. *¿Cuántos años pretenden vivir esas personas de Florida?*, me pregunté.

Otro hombre que conocí en un campo de golf me contó que acababa de cumplir cien años. Le pregunté qué reflexión hacía sobre la vida.

—Los primeros cincuenta fueron los más duros —bromeó.

Cuando le pregunté cuál era su secreto para esa longevidad, me respondió:

—Mantenerse activo y sentirse joven.

Luego tuve una revelación. En Florida, la alta densidad de peluqueros, esteticistas, aceite de coco, fruta fresca, dermatólogos, clases de yoga y horas de sol hace que sus habitantes se sientan jóvenes, como si fueran a vivir eternamente.

Pero mi tío Sam tiene otro secreto para ser feliz en el sur de Florida...

EL HOMBRE MÁS FELIZ DEL PLANETA

El tío Sam es uno de los mayores beneficiados del sol de Florida. A sus noventa y tres años, nada, cocina y abraza a su familia todos los días. Para darte una referencia visual, mi tío Sam es un hombre egipcio alto con la piel morena, la fuerza de un buey y una actitud afable. La naturaleza le obsequió un hoyuelo en cada mejilla y tiene una sonrisa tan poderosa que consigue comida gratis en Chick-fil-A. En la familia todos especulamos con que probablemente conserva esa enorme sonrisa incluso cuando duerme.

En pocas palabras: es el hombre más feliz del planeta.

Y una de las rutinas diarias que hacen tan feliz al tío Sam es comer huevos.

Todos los días, después de ir a nadar, sube a su piso y se prepara unos huevos de la forma en que lo hacían sus padres cuando vivía en Egipto de pequeño. Los revuelve en la sartén con leche entera para dejarlos más esponjosos y los condimenta con comino, sal y pimienta; y le gusta comérselos con jitomate, queso y pan del día. Se ha comido dos huevos de esta forma casi todas las mañanas desde que era pequeño. Ese siempre ha sido uno de sus placeres.

No obstante, la rutina huevera del tío Sam se frenó en seco cuando emigró a Estados Unidos en los años setenta. Llegó a este país con su esposa e hijos huyendo de una oleada comunista y en busca de una nueva vida. Una vez instalado, fue a ver a su primer médico estadounidense para hacerse una revisión.

El doctor le hizo una exploración física rutinaria y le mandó hacerse algunos análisis. Basándose en el nivel —rozando el límite— de colesterol del tío Sam (algo que no es infrecuente en personas de ascendencia mediterránea) y el inventario que había recogido de su dieta, el facultativo le hizo una dura advertencia.

«Se acabaron los huevos. Los huevos tienen mucho colesterol».

El tío Sam se quedó destrozado, pero le habían dicho que los médicos estadounidenses eran los mejores del mundo, así que a regañadientes redujo el consumo de huevos. Y fue duro. En algunos momentos sopesó qué era peor: ¿su nueva vida sin huevos o el comunismo? Con cada visita al médico, la conversación empezaba con un «¿Qué tal le va con los huevos?», como si fuera un adicto a la heroína. Cada vez, mi tío, una persona demasiado sincera, admitía avergonzado que se comía algunos huevos a escondidas, ante lo cual el médico lo instruía sobre cómo aquello provocaba que se le acumulara colesterol en las arterias que podía atascarlas. «Cada plato de huevos va a acortarle un poquito la vida», le decía el médico para regañarlo.

Después de varios años combatiendo los huevos, la obsesión del médico con ese producto terminó con una tregua. Si el tío Sam aceptaba limitar el consumo de huevos a una vez por semana, el médico le permitiría comer solo claras (daba igual que la yema fuera la parte favorita del tío Sam). Pero, tras algunos meses tentándolo a regañadientes con el delicioso sabor de los huevos, el tío Sam sucumbió. «Mis hijos se iban haciendo mayores y yo quería tener una vida larga, así que decidí dejar los huevos del todo», recordaría más tarde. Creía que ese sacrificio le permitiría pasar más días en este mundo.

Siguiendo las órdenes de su médico, el tío Sam también empezó a comer alimentos bajos en grasas. Cambió la mantequilla por la margarina. (Para los lectores más jóvenes, la margarina es un alimento que los humanos comían en el siglo pasado porque les parecía saludable a pesar de estar compuesto de aceites vegetales procesados —entre otros, de maíz, semilla de algodón, canola, cártamo, soya y girasol—, con trazas de pesticidas y mezclado con grasas hidrogenadas y otras moléculas variadas que no se encuentran en la naturaleza). El tío Sam se quejaba de que la leche estadounidense (desnatada) sabía a agua. Él echaba de menos el sabor de las grasas naturales de los alimentos que le encantaba cocinar. Le dijeron que leyera las etiquetas de los alimentos cuando hiciera la compra para buscar si contenían colesterol y evitarlo. Dejó de comer langosta porque su médico le dijo que tenía un alto contenido de colesterol. En definitiva, su médico y él se pasaron una cantidad ingente de tiempo hablando sobre esta cuestión. Durante esos difíciles años, el tío Sam seguía sonriendo, pero estaba melancólico. Todos podíamos ver que ansiaba sus huevos diarios.

Ver a su padre evitar sus alimentos favoritos década tras década afectó sobre todo a su hijo, mi primo Morris. Se hizo gastroenterólogo y terminó investigando esta cuestión con detalle. Morris se enteró de la historia real que había detrás de la demonización del colesterol y las grasas saturadas: la «prueba» de que provocaban enfermedades cardiovasculares era, siendo generosos, engañosa. Entonces animó a su padre a comer mantequilla, leche entera y los huevos que tanto apreciaba. Tras años de conversaciones, al final Morris lo convenció.

«Tardé treinta años en desbancar el dogma que el médico le había inculcado —me contó Morris—. ¡Los médicos lo habían asustado de lo lindo!».

Afortunadamente, Morris fue capaz de acabar con los lamentables treinta años de abstinencia huevera de su padre. A día de hoy, en su décima década de vida, el tío Sam vuelve a comer huevos. Y es, de nuevo, el hombre más feliz del planeta.

EL MITO DEL COLESTEROL ALIMENTARIO

Una de las recomendaciones más habituales de la medicina contemporánea es evitar el colesterol. Este consejo ha sido uno de los cimientos de la salud pública y ha contribuido a configurar el sector alimentario actual. El concepto parece lógico y lo ha defendido un amplio abanico de expertos, por ejemplo grandes asociaciones de médicos. Esos expertos creyeron que habían dado con el antídoto para combatir las enfermedades cardiovasculares —la primera causa de muerte en Estados Unidos— y se pusieron a salvar vidas con su mensaje de que evitar el colesterol salvaba vidas.

Solo había un problema: eso nunca ha sido cierto.

Por más estudios que se han hecho, ninguno ha logrado demostrar la conexión entre el colesterol alimentario y las enfermedades del corazón, o entre el colesterol de nuestra dieta y los niveles de colesterol que tenemos en la sangre. Por el contrario, sólidas investigaciones científicas revelaron una cruda realidad: en general, el cuerpo no absorbe el colesterol que comemos. Esto se debe a que la enorme mayoría del colesterol contenido en los alimentos tiene una voluminosa molécula de cadena lateral conectada a él que no le permite ser absorbido. (En términos científicos, el colesterol de los alimentos está esterificado).

El colesterol alimentario representa una pequeña parte del colesterol del cuerpo humano. La inmensa mayoría del colesterol de nuestro organismo lo fabrica el propio cuerpo. De hecho, todas las células de nuestro cuerpo fabrican colesterol. Además, el colesterol no es malo. En realidad, todas las células de nuestro cuerpo cuentan con una pared hecha de colesterol. El colesterol es también una sustancia fundamental para la fabricación del estrógeno, la progesterona, la testosterona y los corticosteroides: hormonas capitales para un funcionamiento fisiológico normal y para que estemos sanos.

En un estudio que llevó a cabo en 2018 la doctora Ghada Soliman, de la Universidad City de Nueva York, se revisaron decenas de estudios sobre la materia y se llegó a la siguiente conclusión: «Tras investigaciones exhaustivas no se encontraron pruebas que confirmen el papel del colesterol alimentario en el desarrollo de enfermedades cardiovasculares».[1] Justo por este motivo las directrices del Gobierno sobre alimentación eliminaron no hace mucho los límites de colesterol alimentario.[2]

No pude evitar fijarme en que el estudio de la doctora Soliman incorporaba un comentario específico sobre los huevos. «Teniendo en cuenta que los huevos son un alimento asequible y nutritivo, que contiene proteína de alta calidad [...], merecería la pena incluir este alimento, con un consumo moderado, en un patrón alimentario saludable». Impresionante. ¡Era como si el estudio lo hubieran hecho para el tío Sam!

En un estudio hecho en 2020 en que también se evaluaba el consumo de huevos, un equipo internacional de investigadores analizó a 177000 personas y encontró que una ingesta mayor de huevos (siete o más por semana en comparación con menos de un huevo por semana) no estaba asociado con un incremento de los niveles de colesterol en sangre, de las enfermedades cardiovasculares o de la mortalidad.[3] Otra victoria para el tío Sam.

Finalmente, aunque hacer ejercicio aporta muchos beneficios para la salud, el ejercicio no hace disminuir el colesterol. No obstante, esa ha sido la lógica que el *establishment* médico ha presentado a la sociedad durante décadas.

En realidad, el hecho de que el colesterol alimentario casi no tiene afectación en el colesterol en sangre se conoce desde los años cincuenta. Y, más recientemente, en una infrecuente muestra de humildad, la Asociación Estadounidense del Corazón (AHA) reconoció esta realidad en 2015, aunque fuera con la boca pequeña. Pero, durante los cincuenta años anteriores, la AHA y el *establishment* médico más en general cerraron filas y siguieron difundiendo sus ideas a la brava. Algunos críticos afirmaron que eso quizás se debió al dinero recibido por la asociación y determinados investigadores procedente de compañías farmacéuticas que fabrican medicamentos para bajar el colesterol. Con independencia de si el sector farmacéutico tuvo algo que ver o no, esa mentalidad de rebaño denostó tanto el colesterol y las grasas saturadas que a cualquiera que cuestionara el dogma se le consideraba un hereje.

Algunos médicos tuvieron el coraje de hacer preguntas.

Pensamiento de grupo sobre el colesterol

Esta historia puede cambiar su forma de ver las comidas, de comprar en la tienda de comestibles y de cocinar. Es la historia real de cómo el *establishment* médico se unió para difundir la principal recomendación médica que se presentó a la sociedad durante la mayor parte de los últimos setenta años, una recomendación que ha marcado todo encuentro con una persona con sobrepeso y hoy en día sigue teniendo una gran importancia.

Antes del siglo xx, los ataques al corazón eran infrecuentes y apenas aparecían descritos en los tratados sobre medicina. Pero, a principios del siglo pasado, la prevalencia de los ataques al corazón fue incrementándose de forma paulatina y en 1921 ya eran la primera causa de muerte en Estados Unidos, después de superar a las infecciones.[4] Luego, el 24 de septiembre de 1955, el presidente Dwight D. Eisenhower tuvo un ataque al corazón. Temerosa de que los ataques al corazón pudieran afectar a cualquier persona como la caída de un rayo, la sociedad, en pánico, exigió saber cuál era la causa de esa afección.

El doctor Ancel Keys, un fisiólogo —no médico— de la Universidad de Minesota, dio una respuesta. Se debía al consumo de grasa, afirmó. Al doctor Keys se le ocurrió la idea durante una visita a Nápoles, Italia, donde le contaron que el índice de ataques al corazón era más bajo que en Estados Unidos. Él atribuyó esa incidencia menor al hecho de que los italianos comían menos grasas animales que los estadounidenses. Su hipótesis proponía que comer grasas saturadas hacía aumentar el colesterol, lo que a su vez hacía incrementar el riesgo de sufrir un ataque al corazón.

Sin embargo, la grasa y el colesterol no son lo mismo. Son moléculas diferentes y cada una tiene un funcionamiento fisiológico completamente distinto en el organismo. Keys sospechaba que comer alimentos con un alto contenido de colesterol no tenía ningún efecto en las enfermedades cardiovasculares. Hizo la prueba de dar a los participantes de un estudio alimentos con mucho colesterol y encontró que eso no afectaba sus niveles de colesterol en sangre. De hecho, ya en 1954, admitió que «los resultados —obtenidos tanto en experimentos como en trabajos de campo— indican que el contenido de colesterol, por sí mismo, de todas las dietas naturales no tiene un efecto significativo ni en el nivel de colesterol ni en el desarrollo de arterioesclerosis en el hombre».[5] Así que se centró en denostar las grasas saturadas.

En cuanto a lo que había causado el ataque al corazón de Eisenhower, en esa época había expertos que proponían otras teorías, pero el doctor Keys era un hombre apuesto y convincente que, además, tenía conexiones políticas. El doctor Dudley White, médico personal de Eisenhower, le prestaba atención. Así pues, el doctor White atribuyó el ataque al corazón del presidente al hecho de comer grasa, con lo cual modificó la dieta del presidente para que fuera estrictamente baja en colesterol y en grasas.[6]

En los tres años posteriores al ataque al corazón de Eisenhower, Keys aprovechó el impulso para llevar su teoría a la palestra. Publicó en poco tiempo veinte artículos sobre la materia e intentó cimentar su teoría llevando a cabo un estudio de varios países. Los resultados de su estudio se reflejaron en este famoso gráfico, que muestra una asociación directa entre grasa y enfermedades cardiovasculares.[7]

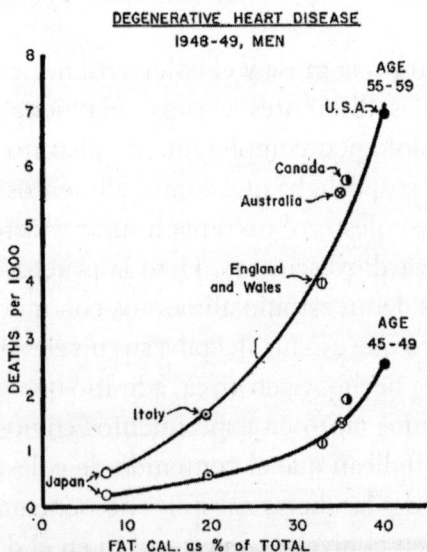

Fuente: Ancel Keys, «Atherosclerosis: A Problem in Newer Public Health», julio de 1953. Reproducido con la autorización de The Arthur A. Aufses Jr., MD, Archives, Facultad de Medicina Icahn en Mount Sinai, Nueva York.

«Debe colegirse que, en cierto modo, la grasa alimentaria está asociada con la mortalidad por enfermedades cardíacas, al menos en las personas de mediana edad», declaró con atrevimiento el doctor Keys.

El doctor Keys, que tenía contactos en Europa, presentó sus datos preliminares a la OMS en 1955.[8] Pero allí se los tumbaron. Los médicos que había entre el público señalaron que los países del estudio parecían elegidos por conveniencia, que muchos eran países costeros y que el método de muestreo de Keys era gravemente insuficiente.

No obstante, la comunidad médica estadounidense lo aplaudió y los medios de comunicación pregonaron sus resultados. La revista *Time* le dedicó una portada.[9]

De entrada, la AHA no apoyó su teoría. Los expertos de la asociación se habían mostrado reticentes a dar consejos médicos sobre este asunto alegando la falta de pruebas científicas. Pero el doctor Keys era un político astuto y agresivo. Aprovechó su amistad con el doctor White, que también era uno de los fundadores de la AHA, y logró que lo nombraran miembro de una comisión clave en el seno de la organización. En esa comisión, convenció a los demás miembros y a los dirigentes de la organización de que apoyaran su hipótesis.

Durante los siguientes quince años, se hicieron muchos ensayos clínicos de gran envergadura para demostrar las ideas del doctor Keys. Ninguno las corroboró. Algunos no mostraban ninguna reducción de las muertes por enfermedades del corazón cuando la gente comía menos grasas o menos grasas saturadas y en algunos se concluía que la dieta baja en grasas daba como resultado un menor número de fallecimientos por enfermedades cardíacas. Sin embargo, ninguno demostró que las personas realmente tuvieran una vida más larga al aplicar la teoría del doctor Keys. Pero esa falta de confirmación no pareció importarles a los expertos de la AHA, que estaban cautivados por el doctor. En esa misma época, el sector del azúcar sobornó discretamente a los científicos que demonizaban las grasas.[10] Financiaron investigaciones que minimizaban los riesgos del azúcar y destacaban los peligros de las grasas.[11]

En 1961, cuando Keys ya estaba al mando de una comisión clave de la AHA, la organización adoptó la posición del doctor y empezó a recomendar a los hombres que evitaran las grasas para prevenir los ataques al corazón y los ictus. Más adelante, la recomendación también se extendería a las mujeres. En diez años, ampliaron la recomendación a cualquier ser humano de dos años o más. Vale la pena señalar que la AHA recibió un pago de 1.7 millones de dólares de Procter & Gamble, el fabricante de Crisco, que se anunciaba como un producto con menor grasa que la mantequilla. En los años noventa, la recomendación de hacer una dieta baja en grasas se cimentó en la tristemente famosa pirámide alimentaria del Gobierno. Pronto se organizaron campañas de salud pública para evitar las grasas, mientras que en los manuales, en una serie de informes del Gobierno e incluso en los cursos de reanimación cardiopulmonar, se enseñaba que la grasa provocaba enfermedades cardiovasculares.

Pero espera un segundo...

No todos los médicos se subieron al tren de que la grasa causaba ataques al corazón. Algunos notables expertos sostuvieron que el estudio de Keys era insuficiente y que no tenía en cuenta muchos otros factores. Su «Estudio de los seis países» (se añadió un séptimo país más adelante y el estudio se rebautizó como «Estudio de los siete países») extrañamente dejaba fuera países que no confirmaban su teoría: sobre todo, Alemania, Francia y Suiza, todos ellos países conocidos por su consumo de alimentos con alto contenido en grasas, pero que al mismo tiempo tenían una baja prevalencia de enfermedades del corazón. Además, Keys solo entrevistó a unas treinta personas de cada uno de los países del estudio y llevó a cabo su sondeo dietético durante la Cuaresma, cuando las personas evitaban las grasas de forma estricta.[12] Algunos investigadores que habían puesto objeciones a la presentación de Keys ante la OMS pusieron al descubierto los defectos de su estudio publicando un análisis más exhaustivo de los datos de Europa.[13]

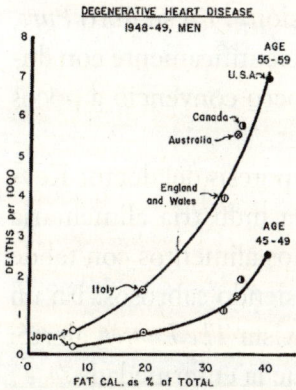

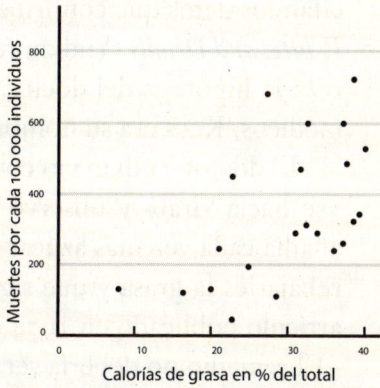

Lo que Keys publicó (seis países en la publicación inicial, luego se añadió otro, con lo que se convirtió en el «Estudio de los siete países»).

Lo que Keys no publicó.

Datos que presentó Keys inicialmente (*izquierda*) comparados con un conjunto de datos mayor publicado por sus críticos (*derecha*). (*Fuente*: Keys, «Atherosclerosis». Reproducido con la autorización de The Arthur A. Aufses Jr., MD, Archives, Facultad de Medicina Icahn en Mount Sinai, Nueva York; conjunto de datos recreado por el autor).

Reprimir la discrepancia

El doctor británico John Yudkin, un prestigioso experto en nutrición, cuestionó las ideas del doctor Keys durante los años sesenta y setenta del siglo xx. Yudkin sostenía que el azúcar era el principal motor de la inflamación que causaba las enfermedades cardíacas, no las grasas saturadas. Ya en 1957, escribió que «tanto los defensores como los detractores de una hipótesis [de la grasa] alimentaria solo citan los datos que confirman su visión». En su libro *Pure, White, and Deadly*, Yudkin rechazó científicamente con dureza la hipótesis del doctor Keys, pero convenció a pocos médicos. Keys era su hombre.

El doctor Yudkin vio cómo la hipótesis del doctor Keys «se hacía viral» y observó cómo la industria alimentaria añadía cada vez más azúcar y sal a los alimentos con tal de rebajarles la grasa y que siguieran siendo sabrosos. En un artículo publicado en 1974 en la revista *The Lancet*, alertó: «El remedio no debería ser peor que la enfermedad».[14]

Sin embargo, el doctor Yudkin no fue rival para el doctor Keys y sus acólitos. El doctor estadounidense estaba creando un ejército de seguidores, muchos de los cuales eran voces clave que controlaban los resortes de la medicina.[15] En algunos casos, el doctor Keys ridiculizó al doctor Yudkin en artículos y charlas. Además, algunos médicos con pompa académica y los actores con poder vinculados con la industria alimentaria destrozaron la reputación de Yudkin.[16] Gary Taubes, periodista independiente y meticuloso historiador de esa época (y amigo mío), me contó que «la idea de que el azúcar podía causar enfermedades cardíacas se veía como una charlatanería, y Yudkin fue incapaz de nadar a contracorriente». El doctor Yudkin fue objeto de burla por parte de otros médicos hasta tal punto que su carrera profesional nunca se recuperaría, y eso antes incluso de la era de las redes sociales y las difamaciones sin freno que circulan por internet. El doctor Yudkin tenía una prestigiosa carrera en el Queen Elizabeth College, donde fue catedrático de Fisiología y luego profesor de Nutrición. Pero al final su laboratorio fue clausurado cuando llegó a su departamento un nuevo director al que no le gustaba lo que decía Yudkin.[17] Su nuevo superior era un devoto de la hipótesis del doctor Keys sobre la grasa.

A la industria del azúcar tampoco le gustaba el punto de vista del doctor Yudkin. Preocupados por el potencial impacto de sus escritos sobre la opinión pública, aportaron financiación a la Facultad de Salud Pública de Harvard para que allí escribieran un artículo para el *New England Journal*. Ese texto identificaba la grasa y el colesterol como causantes de enfermedades cardíacas y minimizaba los resultados del doctor Yudkin según los cuales el consumo de sacarosa era un importante factor de riesgo.[18, 19]

El doctor Keys y sus aliados vencieron a su enemigo británico, pero había otros expertos médicos, por ejemplo sus propios compañeros de la Universidad de Minesota, que pensaban que el doctor Keys podía estar peligrosamente equivocado. En 1975, en un editorial publicado en el *New England Journal*, el doctor Henry Blackburn, que trabajaba en estrecha colaboración con Keys en la Universidad de Minesota, presentó su visión sobre el debate. «En esta cuestión, persisten dos actitudes diametralmente opuestas, y ambas hablan mucho pero se escuchan poco», escribió el doctor Blackburn.[20]

En 1980, el presidente de la Academia Nacional de las Ciencias, el doctor Philip Handler, criticó que la recomendación de seguir una dieta baja en grasas se hubiera incorporado en las directrices federales sobre nutrición y testificó ante el Congreso: «¿Qué derecho tiene el Gobierno federal a proponer que el pueblo estadounidense lleve a cabo un enorme experimento nutricional, con los propios ciudadanos como participantes, sobre la base de unos resultados tan poco convincentes?».[21]

Sin embargo, los resultados demostrados no parecían importar. Los ciudadanos eligieron la terrorífica historia sobre la grasa —la historia que llevaban tiempo oyendo— y al tipo que la estaba contando.

En 1980, el tren de los que creían que la grasa causaba enfermedades cardiovasculares recibió un fuerte impulso. Se subió a él el Colegio Estadounidense de Cardiología. Poco después, las recomendaciones dietéticas del Gobierno se volvieron más estrictas todavía en cuanto a la cantidad de grasa que debía consumir una persona. La OMS adoptó las directrices de Estados Unidos. En esa época, toda la discrepancia pública ya había sido silenciada. De la noche a la mañana, los ganaderos que antes vivían de sus animales fueron vistos como unos degenerados contrarios a la ciencia que se rebelaban contra el progreso y amenazaban la salud pública. El doctor Keys y su esposa escribieron un libro de cocina, que fue un éxito de ventas. La AHA les siguió los pasos vendiendo un popular libro de recetas propio que llevaba el sello oficial de la Asociación Estadounidense del Corazón. Ese fue el primero de una serie, que empezó en 1973. (En el momento de escribir este libro, veo que la versión más reciente, de 2024, de la biblioteca de libros de cocina de la AHA incluye otro volumen que se anuncia como un libro de «recetas bajas en colesterol»). En Estados Unidos, ninguna gran asociación médica destacada mostró su discrepancia con respecto al parecer predominante.

La guerra internacional contra las grasas parecía irles de maravilla al doctor Keys y a sus amigos.

Pero entonces los epidemiólogos empezaron a analizar las tendencias de la obesidad y la diabetes. Se dieron cuenta de que tras cada gran avance de la recomendación contra las grasas, en Estados Unidos aumentaban la obesidad y la diabetes. El primer punto de inflexión se inició en 1961 con la primera gran recomendación contra las grasas. En lugar de poner en cuestión el fundamento de la recomendación, los médicos se abonaron a esa idea. Al ver que subían los índices de obesidad, los médicos descartaron la posibilidad de que pudiera ser consecuencia de comer alimentos bajos en grasas que resultaban estar cargados con más azúcar. Para el *establishment* médico, el motivo del aumento era evidente: los estadounidenses hacían trampas o no cumplían las instrucciones de sus médicos. En sus mentes paternalistas, lo único que hacía falta era que los médicos insistieran más.

LA PRIMERA DE TRES VERDADES INCÓMODAS

Poco después de que el doctor Keys expusiera su hipótesis al mundo, ayudó a organizar un estudio diseñado para acabar con todos los estudios. El ensayo se inició en los años sesenta. Dirigido por uno de sus compañeros de la Universidad de Minesota, el doctor Ivan Frantz, el estudio contaba con la friolera de 9000 participantes, distribuidos de forma aleatoria en dos mitades: unos con una dieta baja en grasas y los otros con una dieta estándar con un mayor contenido en grasas.[22]

Pero los resultados que obtuvieron *no* fueron los que esperaban. Hubo *más* muertes por problemas cardiacos en el grupo con la dieta baja en grasas. Más concretamente, hubo 269 fallecidos en el grupo que había comido poca grasa y 248 en el grupo que se había alimentado con una dieta habitual, con más grasa.

Los resultados salieron al revés de lo previsto.

Aquello fue un bochorno considerable para el doctor Keys, y probablemente por ese motivo se borró del estudio y los resultados obtenidos fueron requisados. El estudio, conocido como el «Estudio de Minesota sobre el corazón», lo publicaría dieciséis años después, en 1989, el doctor Frantz. Antes de la muerte del doctor Frantz, Gary Taubes le preguntó por qué había tardado tantos años en publicar los resultados. Frantz respondió: «Porque estábamos muy desilusionados por lo que había salido».[23]

Esta no es la forma en que se supone que funciona la ciencia.

Los críticos con el doctor Keys explicarían más adelante los resultados sugiriendo que los alimentos bajos en grasas tenían cantidades más elevadas de carbohidratos refinados, de los que se sabe que hacen aumentar la inflamación de las arterias coronarias. Es esta inflamación la que hace posible la deposición de ciertos tipos de lipoproteínas, lo cual causa placas y ataques al corazón.

Cuando se publicó el Estudio de Minesota sobre el corazón en 1989, ya era demasiado tarde. El *establishment* médico y las agencias sanitarias del Gobierno estaban intoxicadas con la tesis de que las grasas eran el origen de las enfermedades cardiovasculares. Modificar la beligerancia del *establishment* médico sería como hacer dar media vuelta a un portaviones atascado en el lodo.

He aquí un motivo de ello: el año antes de la publicación del Estudio de Minesota sobre el corazón, la AHA había anunciado que concedería su sello «corazón saludable» a restaurantes y empresas alimentarias por productos que cumplieran sus normas sobre el contenido de sal, colesterol y grasa.[24] El presidente de la AHA dijo que el programa, aprobado por miembros delegados, era una «ampliación lógica» de sus iniciativas para reducir la muerte y la discapacidad prematuras causada por los ataques al corazón y los ictus. En su cobertura del anuncio, *The New York Times* repitió acríticamente la afirmación de la AHA según la cual «el control dietético era una de las formas más eficaces de reducir el riesgo de padecer una enfermedad cardiovascular» y recordó a los lectores que la AHA había hecho esa recomendación de forma sistemática desde 1961. Tendrían que llegar Gary Taubes, con su libro *Rethinking Diabetes*, y otra periodista independiente, Nina Teicholz, autora de *The Big Fat Surprise*, para poner al descubierto el dogma, décadas después.

EL SEGUNDO REVÉS

Si el Estudio de Minesota sobre el corazón, a pesar de ser confiscado, fue el primer gran revés que sufrió el doctor Keys, el Estudio de Framingham sobre el corazón, de los NIH, liderado por investigadores de la Facultad de Salud Pública de Harvard, fue el segundo. El estudio, que es el mayor ensayo a largo plazo que se haya hecho nunca sobre las enfermedades cardiovasculares, empezó recabando datos sobre la dieta y el estado de salud en 1948. El doctor George Mann, bioquímico nutricional y profesor muy respetado de la Universidad Vanderbilt, codirigió el estudio. Cuando él y su equipo presentaron los resultados en tablas en 1960, se hizo evidente que la ingesta de grasas saturadas no causaba enfermedades cardiovasculares. En un documento interno, los investigadores escribieron esto sobre la posible asociación entre la ingesta de grasa y las enfermedades cardíacas: «No se encontró ninguna relación».[25]

Aun así, esta conclusión se enterró bajo un montón de informes (volumen 24 de 26) que no se publicaron en una revista médica; en cambio, sí se pusieron a disposición de algunas bibliotecas de facultades de Medicina unos diez años después. Los resultados no llegaron al gran público hasta pasadas algunas décadas, en 1992, cuando otro director del estudio, el doctor William P. Castelli, los divulgó: «Cuanta más grasa saturada comía un participante [...], *menor* era el colesterol en suero del individuo [...] y [esas personas] eran las que *menos* pesaban».[26] ¡Eso son treinta y dos años con la sociedad desinformada! La comunidad científica había ido a ciegas todo ese tiempo sin conocer ni el estudio de Minesota ni el de Framingham. Durante esos años se siguió mucho lo de subirse al tren sin hacer preguntas.

Más adelante, el doctor George Mann anunció que le habían prohibido la publicación de los primeros resultados del estudio de Framingham en los años sesenta.[27] Lo amenazaron con que, si persistía en su conducta contestataria, nunca obtendría otra subvención. Y eso es justo lo que ocurrió. En 1985 escribió con valentía que «ya creció una generación de ciudadanos desde que se divulgó la hipótesis dieta/corazón como un dogma oficial. Los confundieron con el mayor engaño científico de nuestra época: la idea de que el consumo de grasas animales provoca enfermedades cardiovasculares».

Madre mía. A pesar de sus muchos logros y su gran prestigio como director adjunto del Estudio de Framingham sobre el corazón de los NIH, los oligarcas médicos se volvieron en su contra por el delito de querer publicar los resultados. Arruinaron su carrera profesional, pues no lo invitaron a hablar en reuniones y congresos y le cortaron la financiación: el sustento que todos necesitamos en la investigación académica.

Alrededor de esa época, entró en escena una nueva tecnología. Los cardiólogos empezaron a examinar de forma rutinaria las arterias coronarias con catéteres. Se dieron cuenta de algo peculiar: algunos pacientes con el colesterol alto no tenían obstrucciones y, por el contrario, algunos pacientes con el colesterol bajo tenían obstrucciones graves. Entonces empezaron a cuestionar el conocimiento que se daba por sentado.

El tercer revés

Luego tuvo lugar el tercer gran revés contra la hipótesis de la grasa. ¿Te acuerdas del estudio de la Women's Health Initiative de los NIH que se tergiversó para afirmar que la terapia hormonal sustitutiva causaba cáncer de mama? Pues bien, cuatro años después de esa publicación del año 2002, otro grupo de investigadores analizó la misma base de datos de 48 000 mujeres para hacerse una pregunta distinta: las mujeres que se alimentaban con una dieta baja en grasas ¿vivían más años? Y ¿qué encontraron? Pues que no.[28]

«Una intervención dietética que reducía la ingesta total de grasas [...] no reducía significativamente el riesgo de sufrir cardiopatías coronarias o ictus», concluyeron los investigadores. El estudio, publicado en *JAMA*, supuso un balde de agua fría para la hipótesis de la grasa, pero, por extraño que parezca, se omitió del resumen de pruebas científicas que compiló en 2015 la comisión encargada de elaborar las directrices dietéticas del Gobierno estadounidense.

Nina Teicholz hizo notar esa omisión en un artículo que escribió para la revista médica *BMJ*. También escribió una columna en *The New York Times* criticando a los miembros de la comisión que elaboró las directrices dietéticas del Gobierno en 2015 por no hacer público el dinero que habían recibido de la industria alimentaria. Por señalar esos simples hechos, fue víctima de los reproches del *establishment* médico. Muchos científicos firmaron una petición exigiendo que el *BMJ* retirarse el artículo, lo que la revista se negó a hacer. Yo formaba parte de la comisión asesora editorial del *BMJ* en esa época. No estuve involucrado en la decisión, pero estuve orgulloso de la valiente posición que mantuvo el jefe de redacción. Hoy en día hay demasiados responsables que ceden ante esa clase de presiones y otros esconden la cabeza bajo el ala.

Teicholz no había cometido un fraude de investigación ni había asesinado a nadie. Había cometido un crimen mucho peor: dejó en ridículo a los patriarcas de la medicina.

La doctora Marion Nestle, prestigiosa profesora de nutrición de la Universidad de Nueva York, condenó a Teicholz por su artículo en el *BMJ* y declaró a *Politico*: «Lo que me parece muy desolador es que eso confunde todavía más a la sociedad».[29] Me puse en contacto con la doctora Nestle, que no tiene relación alguna con la corporación Nestlé pero es una figura colosal del campo de la nutrición, para preguntarle si Teicholz había dicho algo incorrecto. Ella me dijo que no, y enseguida agregó que no era la única que criticaba a Teicholz. La doctora Nestle me insinuó que se había retirado el artículo de Teicholz, pero yo le hice saber que no era así.

Luego le pregunté por el informe del director general de Salud Pública de Estados Unidos publicado en 1988, famoso porque en él se recomendaba una dieta baja en grasas (ella había editado ese informe). Cuando le pedí que me indicara el mejor estudio que validara la recomendación de mantener una dieta baja en grasas, ella respondió: «No creo que pueda citarse un solo estudio [...]. Los estudios son difíciles de hacer [...]. Es lo que la gente creía en ese momento, y lo que se pensaba de forma generalizada en esa época». Hay que destacar que me dijo que aún creía en la recomendación de una dieta baja en grasas. Exploraremos la psicología de esa mentalidad en el próximo capítulo. Le pedí a la doctora Nestle que conciliara su punto de vista con los tres grandes estudios mencionados, en ninguno de los cuales se había encontrado una conexión entre la ingesta de grasa y las enfermedades cardiovasculares. Esto es lo que me contestó:

«Si piensas que todo el mundo está equivocado [...], entonces estás ante un montón de gente que estaba delirando, todas esas personas de la Asociación Estadounidense del Corazón, todas esas personas de la Academia Nacional, todas esas personas del informe de la Dirección General de Salud Pública. ¿En serio? ¿Todo el mundo estaba loco? No lo creo».

Dicho de otro modo: como lo cree todo el mundo tiene que ser verdad.

La doctora Nestle añadió que el doctor Keys había sido un gigante y me indicó que las directrices dietéticas del Gobierno «no han variado desde los años ochenta y no difieren de las directrices que dio Keys en los años cincuenta, y el motivo por el que se han mantenido es que los resultados siguen fundamentándolas».

Me quedé pasmado al ver que pensaba que la recomendación de llevar una dieta baja en grasas aún existía en las actuales directrices dietéticas del Gobierno. Porque no es el caso. En 2015, la comisión de dietética del Gobierno estadounidense admitió que la recomendación de hacer una dieta baja en grasas había impulsado a los ciudadanos a consumir alimentos con un alto contenido de carbohidratos refinados, lo cual podía haber contribuido al aumento de los índices de enfermedades cardiovasculares.

Me fascina el legado de Ancel Keys, a pesar de las feroces críticas a sus trabajos y de que ningún estudio posterior haya confirmado su teoría. El Estudio de Minesota sobre el corazón, el Estudio de Framingham sobre el corazón y el estudio de la Women's Health Initiative fueron tres grandes reveses, pero esas revelaciones llegaron demasiado tarde. El tren ya había salido de la estación y no había forma de frenarlo. La AHA estaba ganando millones de dólares otorgando su sello del corazón saludable por bajo contenido en grasas a empresas alimentarias y restaurantes de todo Estados Unidos.

HONRAR A NUESTROS SUMOS SACERDOTES

Cuando murió el doctor Keys, en 2004, la tercera revista médica más leída del mundo, *The Lancet*, publicó un apasionado artículo detallando sus muchos logros. El homenaje no mencionaba ninguna polémica o que hubiera empleado malos procedimientos científicos para difundir uno de los mayores mitos científicos de la época contemporánea.[30] *The New York Times* también publicó un artículo encomiástico en el que lo elogiaba por «poner las grasas saturadas en el mapa como una de las principales causas de las enfermedades cardiovasculares».[31]

Uno de sus principales detractores, el doctor Yudkin, que al final resultó tener razón, murió en 1995 «decepcionado y en buena medida olvidado»; no obtuvo reconocimiento hasta veintiún años después en *The Guardian* y en libros de Gary Taubes.[32] Pero los trabajos del doctor Yudkin serían resucitados años después de su fallecimiento por el endocrinólogo pediátrico de la Universidad de California en San Francisco Robert Lustig, quien llevó a cabo estudios que validaron que los carbohidratos refinados causaban enfermedades cardíacas. Los carbohidratos refinados no son las clases de azúcar que se encuentran en la fruta, que son unas sustancias complejas y ligadas a fibra, lo que hace que su absorción sea lenta en el tubo digestivo. Los carbohidratos refinados son azúcares y granos refinados a los que se les quitó el salvado, la fibra y los nutrientes, por ejemplo el pan blanco. Durante los últimos quince años, destacados médicos han vuelto al punto de partida: ahora reconocen el papel de los carbohidratos refinados y dejaron de insistir una y otra vez a sus pacientes en que consuman alimentos bajos en grasas. La mayoría de los profesionales sanitarios más jóvenes están en sintonía con esta nueva visión científica. Mi primo Morris, hijo del tío Sam, fue uno de esos médicos.

El doctor Dudley White fue encumbrado como el padre de la cardiología en Estados Unidos. Sigue siendo considerado un héroe en el Hospital General de Massachusetts, donde se conceden unos premios anuales en su nombre, y cuenta con un destacado retrato en la galería principal. El doctor White sí pareció alejarse discretamente de las ideas del doctor Keys. Al leer sus escritos de la última etapa de su vida, parece que sentía que lo habían engañado.

El doctor Walter Willett, el experto en nutrición más influyente después del doctor Keys, es un defensor entusiasta de la dieta de Keys. Coincidí con él en la Facultad de Salud Pública de Harvard, donde era un docente muy célebre (y amistoso con los estudiantes). Formado como epidemiólogo, presidió el Departamento de Nutrición durante veintiséis años, hasta 2017. Yo nunca vi en la pared de su oficina la foto en la que estrechaba la mano del doctor Keys, pero Nina Teicholz me dijo que ella sí la había visto.

A los setenta y nueve años, aún forma parte del claustro de Harvard.

Recuerdo una conferencia que dio cuando yo estudiaba allí. Yo no tenía ni idea de cuál era la verdad, así que creí a ciegas todo lo que él explicó con elocuencia. En los últimos años, varias personas se mostraron muy críticas con el hecho de que Willett recibiera millones de la industria alimentaria mientras minimizaba la importancia de los carbohidratos. Escribió, literalmente, un manual sobre nutrición que se utiliza en facultades de todo el planeta. El doctor Willett es el investigador más citado del campo de la medicina, según la lista de Research.com de los «Mejores Científicos Médicos», que se elabora calculando una puntuación basada en el impacto de la investigación de un individuo a partir de la frecuencia con que otros científicos citan sus trabajos. (La doctora JoAnn Manson, del estudio sobre la terapia hormonal de la Women's Health Initiative, es la número cinco de la lista). En la lista del top cien, los cinco primeros lugares los ocupan investigadores de Harvard.

Al igual que el doctor Keys, el doctor Willett no se ha limitado al atacar a las personas que discrepaban de él. Denunció a la doctora Katherine Flegal, epidemióloga del Centro Nacional de Estadísticas Sanitarias de los CDC, por publicar un estudio en que mostraba que las personas que tenían un ligero sobrepeso vivían más años.[33] Algunas personas han especulado con que ese resultado podría ser consecuencia de que las personas con un ligero sobrepeso tienen un menor riesgo de caída o más masa muscular.

No obstante, el doctor Willett no quiso saber nada de eso. «Ese estudio no son más que tonterías, y nadie debería perder ni un segundo leyéndolo», dijo en declaraciones a la NPR.[34] Afirmó que el interés de los medios por informar de las conclusiones de la doctora Flegal suponía un peligro para la salud pública y agregó que le preocupaba que el estudio confundiera a la sociedad y a los médicos. Dicho de otro modo, quería la cancelación de Flegal. Ella escribió más adelante en la revista médica que el doctor Willett había llevado a cabo «una campaña agresiva con insultos, errores, desinformación, publicaciones en las redes sociales, chismes y maniobras entre bambalinas y quejas a su empleador».[35] Si tal acusación es cierta, hace pensar que este ámbito de la ciencia no es precisamente un foro abierto para el intercambio de ideas, sino más bien un reino gobernado por oligarcas.

La historia del doctor Keys y sus aliados pone de manifiesto un aspecto importante del *establishment* médico. Hace patente que a veces un consenso puede ser fruto de fuertes presiones internas ejercidas por algunas figuras con gran influencia.

METER LA PATA HASTA EL FONDO

La AHA difundió la hipótesis del doctor Keys durante sesenta años. Eligiéndolo a él en lugar de al doctor Yudkin (las grasas por delante del azúcar), erraron en su apuesta. Sin embargo, es más preocupante que, en lugar de hacer una clara disculpa pública una vez que los datos fueron evidentes, la organización solo se calló y modificó discretamente sus directrices muchos años después.

La directriz radical de la AHA de evitar el colesterol y las grasas, a pesar de basarse en un error científico, ha permanecido en la mente de los ciudadanos. Aún hoy, cuando las personas con sobrepeso van al médico, a menudo les dicen que coman alimentos bajos en grasa. Además, a la mayoría de las personas en cuyos análisis de sangre se detecta un total elevado de colesterol o la presencia de colesterol malo (lipoproteínas de baja densidad) se les dice que reduzcan la ingesta de colesterol. Estas recomendaciones no son sino un vestigio de una época pasada de ciencia mal hecha y pensamiento de grupo.

El dogma ha pasado de generación en generación. Dada toda la información contradictoria sobre los alimentos, las personas tienden a creer lo que sus padres les enseñaron. En mi caso, yo estaba cien por ciento seguro de que el desayuno era la comida más importante del día porque eso es lo que me había dicho mi madre. Me tomaba un desayuno completo con huevos todas las mañanas antes de ir al colegio, pero más adelante, cuando me enamoré de los cereales azucarados, tenía que batallar para no caer en el llamado coma alimentario mientras estaba en clase. Seguí creyendo con obstinación que el desayuno era la comida más importante del día incluso durante mis años en la Facultad de Medicina.

No obstante, luego un amigo me enseñó de dónde procedía ese dogma. El concepto lo había inventado el doctor John Harvey Kellogg —el creador de los Corn Flakes y otros cereales para el desayuno— como una de las campañas de *marketing* de la empresa.

Los hombres y las mujeres de las cavernas no despertaban y tenían un bufé para desayunar ya preparado. Salían a cazar y recolectar durante la jornada y comían a lo largo del día y por la noche. Entrar en un modo de digestión activo y prolongado por la mañana tras un desayuno copioso no es lo ideal. Deberíamos estar activos durante la mañana para optimizar la salud. Esas comidas abundantes, como es el caso de las enormes comidas escolares llenas de carbohidratos que hacen que a los niños les cueste estar despiertos en las primeras horas de la tarde, son una invención de la época actual. Personalmente, para desayunar, en lugar de la gran comida que el doctor Kellogg me quería hacer comer, ahora como algo pequeño y me tomo una bebida.

Mi tío Sam parecía ser más listo que el doctor Kellogg. En vez de llenarse de comida al salir de la cama, él todas las mañanas se toma una bebida rápida y luego se va a caminar, nadar y socializar. A última hora de la mañana se sienta a disfrutar de unos huevos cocinados como a él le gustan.

RESTABLECER LA OBJETIVIDAD

Que exista un estudio que corrobora una idea no significa que dicho estudio haya estado bien diseñado, se haya llevado a cabo con ética o que se haya informado de forma fiel de sus resultados. Cuando oigo a alguien hacer afirmaciones médicas, a menudo analizo con detenimiento el estudio subyacente que utiliza para justificar lo que dice. A veces los resultados son convincentes o por lo menos fascinantes. Pero, en otras ocasiones, el estudio no ofrece ningún fundamento para justificar esas afirmaciones.

Una de mis mayores preocupaciones es que los expertos actuales en medicina y salud pública —y desde luego los medios de comunicación— hayan perdido la capacidad de evaluar de forma crítica la calidad de la investigación. Si un estudio mal hecho corrobora lo que la gente ya creía antes, se considera una conclusión científica definitiva, pero si un estudio bien hecho entra en conflicto con una conclusión anterior, se ignora o se le buscan tres pies al gato.

¿A qué me refiero con que se le buscan tres pies al gato?

Cuando estudiaba en la Facultad de Salud Pública de Harvard, teníamos un ejercicio de deberes habitual. Elegíamos seis estudios que hubieran publicado recientemente *JAMA* y el *New England Journal* y les buscábamos tres pies al gato hasta la saciedad. Lo hacíamos como ejercicio para aprender: para analizar los métodos y las limitaciones de los estudios y reflexionar sobre cómo haríamos un estudio parecido. Siempre lo lográbamos. *Uno no proporcionaba la altura y el peso de los pacientes*; *otro no analizaba la orina de los pacientes para ver si cumplían el plan de medicación*; y así sucesivamente. Siempre encontrábamos algo para criticar los estudios. ¡Nuestras calificaciones dependían de ello! Sin lugar a dudas, muchos de esos estudios contenían resultados interesantes. Pero, si queríamos invalidar el estudio, podíamos arrasarlo con un sinfín de críticas de poca importancia. De hecho, empezábamos con una lista de quince estándares sofisticados y seguíamos esa lista hasta que un estudio no cumplía alguno de esos puntos. Obviamente, ningún estudio publicado podía cumplir nunca aquellos quince estándares. Con ese ejercicio aprendí a diseñar estudios de investigación de manera óptima, pero al mismo tiempo es aterrador pensar que aprendí a destrozar cualquier estudio que no me gustara.

Esa es también la forma en que los NIH puntúan las propuestas parar conceder becas y determinar a qué investigadores del país van a asignarles financiación de los contribuyentes. Si a los viejos profesores chapados a la antigua no les gusta una nueva propuesta de investigación porque podría poner en cuestión sus trabajos, a los que dedicaron décadas, le buscan tres pies al gato. Si corrobora sus investigaciones, se enamoran de ese estudio al instante y pasan por alto posibles problemas de la propuesta.

Y las revistas médicas también actúan así. He publicado muchos artículos en la bibliografía médica —entre otros lugares, en todas las grandes revistas sobre medicina— y he formado parte de consejos editoriales. Conozco bien los estándares científicos para publicar estudios de investigación. Pero, en los últimos años, me he quedado perplejo al ver estudios con tantos defectos que, por tanto, los resultados no podían considerarse válidos, y aun así se publicaron en revistas médicas de prestigio y se presentaron como pruebas científicas cuando solo perpetuaban un relato basado en el pensamiento de grupo. También he visto estudios bien hechos con unos métodos excelentes a los que se buscaban tres pies al gato cuando no apoyaban el relato popular. A algunas revistas ni siquiera les da vergüenza hacer tal cosa. La revista médica *Nature* afirma sin tapujos en su página web que su política es eliminar artículos que «pudieran contradecir consejos de salud pública con una aceptación generalizada».

Si esta política hubiera estado en vigor durante el debate sobre la grasa, los artículos del doctor Yudkin podrían haberse eliminado por cuestionar las ideas que se daban por buenas hasta entonces. Y lo mismo podría decirse de los investigadores que desmintieron el «Estudio de los siete países» de Keys.

La antigua directora del consejo editorial del *New England Journal*, la doctora Marcia Angell, una vez le contó a un amigo mío que les estaba costando encontrar artículos decentes para publicar todas las semanas. «¡Imagínate lo que les estará llegando a las otras revistas!», dijo. Vas a conocer con mayor profundidad a la doctora Angell dentro de algunos capítulos.

Cuando hablo con investigadores sobre estos problemas bien conocidos, a menudo me cuentan el miedo que les da decir algo en público, por el temor a que los condene al ostracismo el pequeño grupo de personas que maneja el asunto de la medicina académica. Todos los investigadores necesitan que los NIH financien sus propuestas, y necesitan que las revistas médicas publiquen sus artículos; por tanto, los oligarcas médicos que tienen un poder enorme casi nunca son cuestionados.

Para resucitar el método científico, debemos ser objetivos en la forma en que evaluamos las investigaciones, lo que incluye aquellos estudios que no nos gusten o que estén hechos por personas que no nos caigan bien.

Una gran ironía

Casi todos los días puedo ver en el hospital el legado del doctor Keys. Ya sea cuando el personal médico está hablando con pacientes sobre alimentos saludables, cuando les aconsejan bajar de peso antes de una intervención o cuando alguien se come un *snack* o una barrita nutritiva baja en grasa en la cafetería, Ancel Keys está por todas partes.

Hace algunos años, me di una vuelta por una feria de prestaciones de salud que se hizo en mi hospital. Había estands con expositores que daban a conocer sus ofertas de seguros médicos, como la cobertura dental o las prestaciones de jubilación. Me acerqué a un estand que tenía el cartel «Nutrición», donde conocí a dos dietistas. Les pregunté qué ofrecían, y ellos me explicaron con gran amabilidad que sus servicios de asesoramiento en nutrición estaban disponibles para los empleados del hospital. Luego les pregunté qué recomendaban, en teoría, para una persona con sobrepeso que intentara bajar de peso. Me dijeron que en general recomendarían a esa persona comer alimentos bajos en colesterol y grasa.

Increíble.

Les sonreí y les di las gracias. Nuestro hospital obtuvo el puesto número uno en el *U.S. News and World Report* durante veintidós años. Como decía mi mentor el doctor John Cameron cuando ocurría algo bochornoso en nuestro hospital: «Me pregunto qué estará pasando en el número dos».

¿Qué se puede hacer?

La intención de este capítulo no es decirte lo que tienes que comer. El objetivo es mostrarte cómo el pensamiento de rebaño puede dominar la comunidad médica. Ingerir raciones excesivas de alimentos con alto contenido en grasas puede alterar los niveles de colesterol malo (lipoproteínas de baja densidad) en un análisis de sangre estándar. Puede haber situaciones especiales en las que un médico desaconseje, de forma justificada, una dieta con alto contenido en grasas y, en concreto, las raciones excesivas. Pero, para la población general, en varios grandes estudios *no* se ha demostrado que evitar el colesterol de los alimentos y las grasas saturadas aumente la longevidad.

Ahora se sabe que las enfermedades coronarias son consecuencia de la inflamación general del cuerpo, que, al nivel de las arterias coronarias, permite que se depositen ciertos tipos de lipoproteínas. La lipoproteína A (LPa) y la apolipoproteína B (ApoB) son ejemplos de los principales culpables. La ApoB se sigue más de cerca en Europa que en Estados Unidos, pero, en mi opinión, todo adulto en Estados Unidos debería controlar ambas. Puedes preguntar por esas sustancias la próxima vez que tu médico te mande hacer un análisis de sangre, pero asegúrate de que saben cómo interpretarlo. La ApoB y la LPa son probablemente los mejores test de cribado para evaluar el perfil de lipo-proteínas: mejor que el colesterol bueno (lipoproteína de alta densidad) y el malo (lipoproteína de baja densidad).

En varios estudios se descubrió que las estatinas pue-den reducir la mortalidad de un individuo. Pero ¿por qué? La suposición es que se debe a que hacen disminuir los ni-veles de lípidos. Esto quizás sea cierto, pero en realidad no sabemos si es porque reducen los lípidos o por su efecto antinflamatorio. Es probable que se deba a lo segundo por-que se identificó que las estatinas mejoran la supervivencia en personas con niveles normales de lipoproteínas.[36] Lo que causa la inflamación son los carbohidratos refinados, motivo por el cual ahora muchos médicos aconsejan a sus pacientes que limiten la ingesta de carbohidratos refinados en su dieta con tal de mejorar su salud cardíaca.

Las estatinas y otros medicamentos pueden ser una for-ma eficaz para que las personas con un nivel elevado de ApoB vivan más tiempo. Si quieres ampliar la información sobre esta materia, te recomiendo el libro *Sin límites. La ciencia y el arte de la longevidad*, del doctor Peter Attia.

En este capítulo, nos centramos en la mentalidad gre-garia que propaga algunas recomendaciones médicas. El campo de la medicina necesita, desde luego, más médicos con valentía como Attia, Yudkin y Mann que empleen el método científico para poner en cuestión supuestos muy arraigados.

UN ERROR QUE DURÓ SESENTA AÑOS

Durante unos sesenta años, la AHA no cuestionó el dogma de que el hecho de reducir el colesterol de los alimentos y las grasas saturadas hacía disminuir las enfermedades cardiovasculares. Hoy en día, la AHA empieza a cambiar de opinión. Ahora en su página web se dice: «La grasa tiene mala fama, aunque es un nutriente indispensable en nuestra dieta».[37] Es como decir: ¿un pez sabe que está mojado?

No obstante, muchas personas siguen promoviendo los alimentos bajos en grasas y en colesterol, en lugar de fomentar el control de las raciones y la ingesta de alimentos integrales, a la vez que se limitan los carbohidratos refinados.

Pero hagamos una breve pausa y tomemos perspectiva.

El *establishment* médico estuvo equivocado sobre la causa principal de las enfermedades cardiovasculares durante sesenta años.

Estuvo equivocado sobre la terapia hormonal sustitutiva durante veintidós años.

Estuvo equivocado sobre la idoneidad de los antibióticos durante sesenta años.

Estuvo equivocado sobre la forma de evitar la alergia a los cacahuates durante quince años.

Estuvo equivocado sobre las propiedades adictivas de los opiáceos durante veinte años.

Esta es una lista incompleta de grandes errores del *establishment* médico sobre aspectos de salud de primer orden. Esos errores no son descuidos de una época remota; son equivocaciones evitables de la medicina contemporánea. Esos problemas se podrían haber resuelto con investigaciones serias realizadas *antes* de que se hicieran recomendaciones de una forma tan categórica. Merece la pena hablar de esos casos porque las correcciones basadas en resultados de esos errores aún no son muy conocidas. En los próximos capítulos exploraremos la *cultura* de la medicina que catalizó el pensamiento de grupo y el paternalismo que lo machacó. También nos preguntaremos qué cosas hacemos hoy que podrían ser equivocaciones.

No siento resentimiento por esos errores que cometió el *establishment* médico arrastrado por el pensamiento de grupo. Mi fe me enseña a perdonar. El objetivo de detallar esos casos es 1) ampliar la perspectiva de los ciudadanos sobre el alcance de los estudios científicos sobre esas cuestiones, 2) fomentar el debate público y 3) promover la amplitud de miras en el diálogo científico para que el método científico pueda guiar nuestro oficio de forma más universal.

En el fondo, soy optimista con respecto al futuro de la medicina. Y ¿qué es lo que más me anima a ser optimista? Pues ver que mi tío Sam vuelve a comer huevos.

5

Creyentes convencidos

Por qué nos cuesta aceptar las nuevas ideas

> No infravalores nunca la dificultad
> de transformar creencias falsas mediante
> hechos.
>
> HENRY ROSOVSKY

Durante décadas, a los cirujanos nos formaron para reconocer un apéndice inflamado en una tomografía computarizada y ponernos manos a la obra. Yo, como si estuviera en una rápida operación militar, activé a mi equipo de cirugía cientos de veces para llevar a un paciente al quirófano y extirparle el apéndice. Tras hacer tantas intervenciones iguales, empiezan a mezclarse en la memoria. Una noche terminé en un cóctel vespertino tras una larga jornada haciendo varias apendectomías de emergencia. Cuando le daba las gracias a alguien por su generosidad, añadí distraído: «Si algún día puedo devolverte el favor, con gusto voy a extirparte el apéndice gratis».

Más adelante, un día se publicó un estudio que cuestionaba el tratamiento habitual de esta antigua enfermedad. En el estudio se descubrió que solo con una breve tanda de antibióticos se podía curar la apendicitis, es decir, que podía prescindirse de la cirugía. El estudio parecía estar bien

hecho y los resultados eran impresionantes. Fue descon-
certante toparse con una investigación que cuestionaba directamente lo que yo y todos los cirujanos llevábamos décadas haciendo.

Algunas semanas después, estaba de guardia en Urgencias cuando apareció el candidato perfecto para ese nuevo
tratamiento: un hombre joven con apendicitis en fase inicial.

«Mi hermana se casa mañana en Boston —me dijo el
chico—. Me encantaría poder estar».

Aquello me generó un dilema. Se le veía cómodo y apenas sentía dolor. Si lo operaba de inmediato, tendría que
mantenerse en recuperación durante los próximos días y se
perdería la boda de su hermana. Decidí hablarle del nuevo
estudio y darle la opción: tomar un antibiótico o someterse
a una intervención quirúrgica. Le expliqué los riesgos de
los antibióticos (también el daño al microbioma), pero, dado
que sería una tanda breve de antibióticos que podría evitar
la cirugía y que la cirugía también obligaría a tomar antibióticos, ese era uno de los usos apropiados que yo consideraría oportuno.

Como no era un masoquista, eligió que no lo operara.
(¿Quién elegiría eso?). Así que eso es lo que hicimos. Le
receté antibióticos y esperamos a ver si funcionaba o no.

Muerto de preocupación, comprobaba cómo se encontraba cada pocas horas. En un momento dado, oí a los enfermeros de Urgencias preguntar: «¿Por qué el doctor
Makary no para de interesarse por el estado de ese paciente que ni siquiera parece que tenga que estar aquí?».

Pasadas doce horas, recibí una llamada de su enfermero. «El paciente no siente dolor y quiere irse». Le di el
alta para se fuera a Boston, donde, me contó horas después, bailó como un loco en la boda de su hermana. Nunca

requirió cirugía ni volvió a tener apendicitis. El nuevo protocolo había funcionado.

El investigador en políticas públicas que llevo dentro se detuvo un momento a pensar en las enormes repercusiones de esta nueva investigación para la atención sanitaria: todo el dinero que se ahorraría al tener que hacer menos operaciones, cómo ayudaría a mitigar la falta de personal de enfermería y cómo reduciría nuestra huella de carbono (los hospitales son unos de los mayores productores de residuos). También podría acortar la lista de espera diaria de pacientes hospitalizados pendientes de ser operados. Alrededor de 300 000 personas acuden a un hospital con apendicitis cada año. Es una de las operaciones más habituales de la medicina. La amplia adopción de ese tratamiento no quirúrgico podría tener unas repercusiones descomunales para la salud y para los costos sanitarios.

Compartí mi experiencia con un compañero cirujano, que es amigo mío, y le pregunté qué le parecía ese nuevo estudio.

«A mí no me convence. Necesito ver un ensayo controlado aleatorizado», me dijo.

Meses después, su deseo se hizo realidad. Se publicó un ensayo controlado aleatorizado en la mejor revista sobre cirugía que mostraba lo mismo: alrededor de un 75 por ciento de las personas con apendicitis no necesitan cirugía.[1] Le mandé a mi amigo el estudio por correo electrónico y le pregunté qué opinaba.

«Necesito ver dos ensayos controlados aleatorizados», me respondió.

Su respuesta parecía más gremialista que objetiva. El estudio publicado estaba bien diseñado e incluía datos de seguimiento a un año del tratamiento con unos resultados excelentes. Pero luego, unos seis meses después, salió un segundo ensayo controlado aleatorizado. Se publicó en *JAMA* y presentaba unos resultados tan impresionantes como el anterior.[2] De nuevo mandé el estudio a mi amigo y le pregunté por la cuestión en persona cuando nos cruzamos.

«Necesito ver un tercer ensayo controlado aleatorizado», insistió.

¿Cómo? En ese momento percibí que no era una cuestión científica. Le conté mi experiencia tratando a varios pacientes con la nueva estrategia, con la que en la mayoría de los casos se les había ahorrado la cirugía. También le expliqué que ese protocolo llevaba tiempo aplicándose en Europa. Pero a él parecía no interesarle. Se le veía más bien molesto e incómodo con lo que le decía.

Cuando le pregunté qué problemas tenía con la metodología del estudio, me pareció que no lo había leído. Yo tenía curiosidad por saber si su resistencia era porque le encantaba ser un cirujano atareado o porque a casi todos los cirujanos les pagan una prima que se basa en la cantidad de operaciones que hacen. (Yo me niego a entrar en esa rueda y no participo en esa prima anual). Pero mi compañero nunca me había parecido el tipo de persona con ansias crematísticas. Era un hombre fiable y honesto.

Luego, dos años después, se publicó un tercer ensayo controlado aleatorizado en otra revista de prestigio[3] y, por otro lado, *JAMA* publicó unos impresionantes resultados de seguimiento a cinco años de pacientes que no habían sido operados.[4] Otros estudios ofrecieron los mismos resultados en niños.[5, 6] En ese punto, no sería ético hacer otro ensayo similar y someter aleatoriamente a más individuos a una intervención quirúrgica. En un gran número de estudios reproducibles, los datos habían emitido su veredicto. Ya no se trataba de una cuestión opinable.

Amablemente, volví a preguntar a mi compañero si había visto todos los nuevos estudios. Le pregunté qué le parecían. Se los mencioné todos y le resumí los resultados que presentaban.

«Marty, es que yo creo que la gente está mejor si le quitamos el apéndice», me respondió. Asombroso. Ni con todos los estudios del mundo bastaría. Para él no era una cuestión científica, era un sistema de creencias. Mi compañero (ahora jubilado) no quería cambiar de forma de pensar.

Y no era el único. Hoy en día, más o menos diez años después del primer estudio definitivo que demostraba cómo funcionaba el tratamiento no quirúrgico, solo la mitad aproximadamente de los cirujanos lo han incorporado en su práctica. La otra mitad sigue operando a todas las personas con un caso claro de apendicitis. Eso significa que hoy por hoy el hecho de pasar por el quirófano en Estados Unidos depende del médico que esté de guardia cuando entras en Urgencias.

DISONANCIA COGNITIVA

Las personas son reacias a cambiar sus creencias. Incluso personas con mucha formación que por lo general son amables y razonables pueden ser hostiles ante las nuevas ideas. El psicólogo más conocido por explicar este misterio es el doctor Leon Festinger, ya fallecido.

El doctor Festinger teorizó que las personas sienten malestar si sus creencias no guardan coherencia con la información nueva. Postuló que, cuando a una persona se le pide que considere una nueva creencia o algo que va en contra de sus creencias, entra en un estado de conflicto mental. Él llamó al malestar que eso genera «disonancia cognitiva».

Pero ¿cómo lidiamos con la disonancia cognitiva? El doctor Festinger observó que las personas pueden intentar resolver la disonancia modificando ligeramente sus creencias para que encajen con la información nueva. O resuelven la disonancia negando la nueva información. Descubrió que a menudo las personas se convencían a sí mismas de que en realidad la nueva información no era distinta de sus creencias previas. Algunas hacían piruetas mentales para mantener con vida sus creencias anteriores. En resumen, la disonancia cognitiva es incómoda. Aun así, pocas personas están dispuestas a hacer el difícil esfuerzo de reevaluar sus creencias para tener en cuenta la nueva información.

En un experimento social, el doctor Festinger y un compañero suyo, el doctor James Carlsmith, contrataron a varias personas para que llevaran a cabo una tarea aburrida durante una hora.[7] A un grupo le pagaron veinte dólares y al otro grupo un dólar. Resultó que a los participantes a quienes se les pagó un dólar la experiencia les pareció más divertida. ¿Por qué? Porque necesitaban una forma de resolver su disonancia cognitiva. No es razonable que te paguen un dólar a la hora para hacer una tarea aburrida. Crea una situación incongruente. Así que los participantes se contaron a sí mismos que era divertido. Quizás pensarían: *no es tan descabellado hacer una tarea divertida por un dólar la hora*.

El principio del doctor Festinger me ayudó a entender por qué mi compañero cirujano rechazaba investigaciones serias sobre un nuevo tratamiento. Pensemos, por ejemplo, en un hombre que siempre ha creído que su hábito de fumar en realidad no es tan malo para su salud. Luego ve un nuevo estudio que demuestra que sí es malo. El hombre podría desacreditar el estudio, con independencia de sus méritos, o insinuar que a él no se le aplica porque él no fuma exactamente la misma cantidad que los participantes en el estudio. Incluso podría intentar argumentar que él está a punto de dejarlo, así que el estudio sobre el consumo a largo plazo no vale en su caso. Viendo los datos desde otra óptica, puede dar veracidad a ambas ideas: fumar es malo *y* no es malo para él. Según el doctor Festinger, este tipo de acrobacia mental es la forma natural en que subconscientemente los seres humanos nos esforzamos por mantener la coherencia de nuestras ideas.

La teoría del doctor Festinger puso nombre a una importante verdad de la psicología humana. No nos gustan las creencias incoherentes, por eso nos esforzamos por resolverlas encontrando una explicación a las diferencias.

Justificación del esfuerzo

La teoría se vio reforzada por un experimento que hicieron los psicólogos Elliot Aronson y Judson Mills.[8] Los investigadores invitaron a varias mujeres a participar en un grupo de debate sobre sexo. Para participar, primero tenían que aprobar un test de iniciación. Se dividió a las mujeres en tres grupos sin que ellas supieran que había tres grupos. El primer grupo tenía un test difícil, el segundo tenía uno fácil y el tercero no tenía ningún test. Tras dividirlas, los investigadores dieron a las participantes una charla aburridísima sobre cómo se reproducen las abejas. La charla estaba diseñada para ser una decepción.

Luego los investigadores pidieron a las participantes que evaluaran lo divertida que había sido la charla. Sorprendentemente, las participantes que hicieron el examen más difícil fueron las que creyeron que la charla había sido más entretenida. Esto se conoce en psicología como el principio de «la justificación del esfuerzo». Las mujeres que hicieron un examen difícil para entrar en el debate se habían convencido de que su esfuerzo había servido para algo: para ganarse la admisión a una charla entretenida.

La justificación del esfuerzo explica por qué conseguir algo en la vida puede causar un dolor innecesario. El principio de la justificación del esfuerzo para lidiar con la disonancia cognitiva también explica otros ritos de iniciación excesivamente difíciles: novatadas universitarias, exámenes incesantes en la escuela y turnos de treinta y seis horas durante la residencia médica. *Nosotros* hicimos esto cuando éramos jóvenes, por tanto *ellos* deben hacerlo: precisamente para reducir la disonancia cognitiva de los que ahora están al mando.

Cuando era residente y hacía turnos de treinta y seis horas como habían hecho generaciones de médicos antes que yo, recuerdo oír hablar de nuevas investigaciones según las cuales estar despierto durante treinta y seis horas seguidas te hacía tener unas malas habilidades motoras y un juicio deficiente. ¡La investigación demostraba que el agotamiento equivalía a estar borracho! ¿No hubieran querido que bebiéramos en el hospital pero, de alguna forma, no pasaba nada con que todos trabajáramos estando agotados?

Algunos amigos me preguntaban por qué los hospitales seguían insistiendo en que los residentes hicieran turnos de treinta y seis horas. A mí me habían adoctrinado en una cultura médica que decía que se nos tenía que maltratar para convertirnos en personas fuertes. Yo creí realmente lo que me contaron; el sopor de la privación extrema del sueño era una prueba de esfuerzo, como el casi ahogamiento al que se somete a los Navy SEALs durante el entrenamiento. Nos hacía más fuertes. Esto recuerda un poco una mentalidad de secta, pero es también la única vía creada por los sumos sacerdotes de la medicina para llegar a ser cirujano. Vi a compañeros residentes llegar al límite de sus fuerzas, abusar de sustancias, dejar relaciones e incluso algunos cometer suicidio. Pero, aun así, de alguna forma creíamos que trabajar ciento veinte horas a la semana con un par de turnos de treinta y seis horas o más cada semana era algo necesario. Los cirujanos veteranos que pasaron por el mismo rito de iniciación antes que nosotros racionalizaban que la privación del sueño era la única forma de seguir a un paciente durante toda su estancia hospitalaria.

Afortunadamente, entraron en vigor algunas restricciones del horario laboral una vez que yo terminé la residencia. Operar «sin haber dormido» se consideraba una medalla de honor. Ahora se considera, y con razón, una temeridad. Hasta hoy, muchos que pasaron por la semana de ciento veinte horas siguen insistiendo en que aquellos eran los «buenos tiempos» y que los estudiantes y residentes de hoy deben trabajar más duro.

La disonancia cognitiva y la justificación del esfuerzo explican buena parte del comportamiento humano. También explican la perpetuación del dogma médico. Estos conceptos no son solo abstractos; afectan la forma en que nos comportamos en la actualidad. En mi trabajo, evaluamos constantemente nuevas intervenciones médicas, medicaciones, aparatos y técnicas quirúrgicas. La disonancia cognitiva es palpable cada vez que leemos nuevos estudios y los debatimos como comunidad médica. Los resultados de las investigaciones del doctor Festinger son un recordatorio constante para que identifiquemos nuestra tendencia natural a descartar o alterar información nueva a fin de que encaje en lo que ya creíamos antes. Debemos gestionar activamente y corregir esa tendencia.

La situación se vuelve de lo más disparatada cuando vemos lo lejos que llevan las personas esos erráticos patrones de pensamiento.

INTRODUCIRSE EN UNA SECTA

Cuando el doctor Festinger desarrolló la teoría de la disonancia cognitiva, solo la aplicó a acontecimientos pasados. No tenía forma de probarla en el mundo real. Pero, un día que estaba en su casa, leyó en el periódico un artículo sobre una secta que pronosticaba que ese año tendría lugar un apocalipsis.

Los miembros de la secta creían que unos alienígenas del planeta Clarion estaban sobrevolando la Tierra y podían ver unas fallas tectónicas que provocarían una gran inundación. Los mensajes se transmitían mediante «escritura automática» de los aliens a la líder de la secta, una mujer de Chicago conocida como señora Martin. Esa señora afirmaba que había recibido un mensaje en que se le informaba de que la inundación tendría lugar el 21 de diciembre de 1954, el día del solsticio de invierno.[9] La buena noticia, decía Martin, era que los aliens le habían comunicado que vendrían a rescatarla a ella y a sus seguidores, a quienes recogerían en la casa de ella. Los miembros de la secta, entre los que había un médico, se prepararon para irse.

El doctor Festinger se introdujo enseguida en la secta para comprobar su hipótesis. Junto con los psicólogos Henry

Riecken y Stanley Schachter, se hizo pasar por una persona normal con un interés sincero en los platillos voladores y las creencias de la secta. Si su teoría era cierta, una vez que hubiera pasado la fecha, los fieles miembros de la secta no admitirían que su profecía era falsa. Todo lo contrario: redoblarían su compromiso.

Desde dentro de la secta, él y los otros investigadores detectaron que muchos seguidores del grupo tenían un alto nivel de creencia. Habían dejado su trabajo, habían abandonado los estudios o habían terminado relaciones. La mayoría creían de verdad que una nave espacial los recogería a medianoche ese día de diciembre.

No obstante, cuando pasó el plazo de esa medianoche, los fieles miembros de la secta no se sintieron humillados ni admitieron su error, sino que se reafirmaron en sus creencias. El doctor Festinger tenía razón. A continuación presento una descripción paso a paso de aquella noche, adaptada a partir de los textos del doctor Festinger y sus compañeros en su libro *When Prophecy Fails*:[10]

- 20 de diciembre. Mientras se preparan para la llegada de la nave espacial a medianoche, los miembros de la secta se quitan todos los elementos metálicos, como cremalleras y tiras de los sujetadores, para que no se les derritan dentro de la nave espacial.
- A medianoche no ocurrió nada. A la casa no llegó ningún alien.
- 00:05. Sigue sin llegar ninguna nave espacial. El grupo espera en la casa con paciencia. Un miembro de la secta se da cuenta de que hay otro reloj en la sala que marca las 23:55. Ese reloj lo habían retrasado diez minutos, pero el grupo está de acuerdo en que aún no es medianoche.[11]

- 00:10. El segundo reloj ya indica que es medianoche. Sigue sin llegar ninguna delegación alienígena a recogerlos. La inundación que tenía que destruir la Tierra está previsto que tenga lugar por la mañana.
- 00:30. Alguien llama a la puerta. El grupo piensa que podrían ser los aliens. Resultan ser unos niños.
- 04:00. El grupo estuvo a la expectativa. El grupo permanece inmóvil y perplejo. Luego la señora Martin, la líder de la secta, se pone a llorar.
- 04:45. La señora Martin recibe directamente un mensaje por «escritura automática». Se le informa que el Dios de la Tierra decidió no destruir el planeta. El motivo, según la señora Martin, es el siguiente: «Lo que evitó la inundación fue el hecho de que ese pequeño grupo propagó la luz en el mundo».
- Por la tarde de ese día, los medios llaman a la secta. El grupo atiende a sus preguntas y empieza una campaña de publicidad para difundir su mensaje al mundo.

Las conversaciones que registraron el doctor Festinger y sus compañeros nos dan más información sobre el razonamiento humano que cualquier resonancia magnética. Los miembros de la secta que creían con más determinación antes de la fecha del apocalipsis se reafirmaron en su convicción. También aumentaron sus esfuerzos de reclutamiento para atraer a más personas a la secta.

Algunos miembros tibios en sus creencias abandonaron la secta esa noche, pero los investigadores observaron algo interesante. El miembro que era médico les contó que estaba demasiado metido en la secta como para no seguir adelante. Una vez que la profecía no se hizo realidad, el médico dijo esa noche: «Le di la espalda al mundo, no me puedo permitir dudar, tengo que creer [...], recibí muchas ofensas en los últimos meses [...], no me puedo permitir dudar». El doctor Festinger predijo que los creyentes fieles reforzarían sus creencias una vez que la profecía se demostrara errónea. Y eso fue justo lo que sucedió.

En este libro examinamos cómo se recibe la información nueva en la medicina. Al doctor Festinger no le sorprendería ver al *establishment* médico actual aferrándose a sus afianzadísimos dogmas. Cuando compartí las cuestiones que salen en este libro con compañeros médicos, observé en primera persona los principios de Festinger. No digo que mis compañeros de trabajo sean como los miembros de una secta a quienes les lavaron el cerebro y que esperen que un alien baje del cielo. Pero sí parece que las mismas tendencias psicológicas afectan a todo el mundo.

Por ejemplo, cuando le conté a un amigo médico que no hay pruebas de que la THS cause cáncer de mama, él respondió diciendo: «¿Cómo es posible si el cáncer de mama contiene receptores hormonales?». Tras explicarle los estudios, él siguió encontrando razones para objetar: «¿Por qué correr el riesgo si no hay beneficios?». Yo podía ver los engranajes de su cerebro intentando resolver el conflicto. Luego le hablé de la gran cantidad de estudios que mostraban que la THS evita ataques al corazón, fracturas óseas y el deterioro cognitivo. Tras la conversación, él dijo que podría haber casos infrecuentes en los que la THS pudiera tener sentido. Aquello era disonancia cognitiva de manual: habría sido un festín intelectual para Festinger, si hubiera estado vivo para verlo. De un modo parecido, a muchas personas inteligentes les cuesta aceptar las nuevas informaciones científicas sobre cómo los antibióticos pueden dañar el microbioma y contribuir a provocar enfermedades crónicas. «Eso se debe a la comida chatarra», me dijo un médico. Después de enseñarle el gran estudio sobre esa materia, dijo: «De acuerdo, pues se debe a la comida chatarra y al microbioma». Quizás tenga razón, pero fue impresionante observar su disonancia cognitiva.

En el caso de la saga sobre la alergia a los cacahuates, la disonancia cognitiva explica por qué el doctor Gideon Lack fue acusado de ser contrario a la lactancia materna solo por proponer la introducción temprana de productos a base de cacahuate, los huevos y la leche entre los tres y los seis meses de edad. Él, sin embargo, no estaba en absoluto en contra de dar pecho, era más bien un defensor acérrimo de la lactancia materna. No creía que ambas cosas fueran incompatibles, como pensaban algunos.

La disonancia cognitiva también explica por qué la gente rechazó a los científicos que cuestionaron al doctor Ancel Keys y por qué la gente tiende a obsesionarse con ciertas dietas a pesar de tener poco conocimiento sobre cómo funcionan. En los próximos capítulos verás casos aún más sorprendentes de disonancia cognitiva vinculados con grandes debates nacionales sobre salud. Este libro no trata sobre la pandemia de COVID (el tribalismo impera en exceso en este asunto), pero quizás viste cómo la disonancia cognitiva asomaba la cabeza también en este tema.

La teoría de Festinger es un recordatorio para todos nosotros. Debemos renovar constantemente la voluntad de tener amplitud de miras, aunque estemos muy comprometidos con una creencia o postura concreta. Y eso requiere esfuerzo.

Ya sea al evaluar información nueva, al aprender algo nuevo en nuestra vida cotidiana o al buscar la verdad científica, deberíamos recordar que el progreso no se alcanza con la comodidad de hacer encajar las nuevas ideas en nuestras creencias previas, sino que se logra cuando uno está incómodo por tener unas creencias lo bastante flexibles para poder adaptarlas a la información nueva cuando sea necesario.

Cómo tener menos prejuicios

Yo también puedo dejarme llevar por los prejuicios. A mis compañeros investigadores les gusta burlarse de mí por ello. Cuando hacemos una lluvia de ideas para encontrar nuevas vías de investigación, a veces —según me cuentan— echo por tierra propuestas sin darles opción. Puede que un compañero comparta una idea y yo diga: «Eso no es interesante, no vamos a hacerlo». Mis compañeros dicen que uso esta expresión con frecuencia. Aunque yo no recuerdo decirla tan a menudo, otras expresiones que aseguran que salen de mi boca son: «Pues ya que estamos en ello, podríamos salir a medir el tamaño de las piedras que hay por la calle» o «Antes preferiría estudiar cuántas personas mueren cada año porque un coco les cayó en la cabeza». Tienen razón. Me gusta pensar que mis estudiantes y compañeros de investigación aprecian que sea directo al expresarme, pero esa actitud puede parecer arrogante. La codirectora de mi equipo de investigación, la doctora Caitlin Hicks, y yo podemos oír decenas de nuevas propuestas en nuestra reunión semanal, cuya orden del día siempre está llena. Podría ser más amable al señalar las limitaciones de cada idea que no queremos desarrollar. Los comentarios de mi equipo me recordaron que todos tenemos prejuicios y, en mi caso, lo supe en nuestra reunión para debatir propuestas de investigación.

Las personas que trabajan activamente para mantener una actitud abierta y objetiva son impresionantes. También son fáciles de detectar. Sorprenden a los demás con sus posiciones sobre distintas cuestiones. No se suben al tren sin ver antes pruebas convincentes. Y tienen la valentía de cuestionar suposiciones y nadar a contracorriente. El abogado (y futuro presidente de Estados Unidos) John Adams, por ejemplo, era favorable a la Revolución estadounidense y, aun así, defendió a soldados británicos ante los tribunales por actuar en defensa propia en la masacre de Boston en 1770. Esas personas están comprometidas con la honestidad y la objetividad, aunque eso requiera conjugar campos ideológicos opuestos.

Uno de mis mentores, que siempre ha demostrado un nivel impresionante de imparcialidad, es el doctor John Cameron, nuestro antiguo jefe de departamento. Y no era así solo cuando tenía que tomar decisiones clínicas. Cuando oía el rumor de que un atleta profesional tenía problemas con la ley, por ejemplo, él siempre decía: «No juzguemos sin tener antes todos los hechos». Eso es impresionante.

No dejarnos arrastrar por nuestra tendencia natural a rechazar o reformular la información para que encaje en nuestras ideas previas es importante. Y también demuestra un buen carácter. Todos deberíamos reconocer esas tendencias implícitas y trabajar activamente para conservar la objetividad. De hecho, es un rasgo distintivo de muchos innovadores y grandes líderes. En el ámbito científico, hace posible el descubrimiento de la verdad.

6

Mala sangre

El verdadero funcionamiento del establishment *médico*

> A alguien que tiene una idea nueva se
> le considera un loco hasta que esa nueva
> idea tiene éxito.
>
> MARK TWAIN

Nada más salir de la Facultad de Medicina, Don Rucker entró en el hospital decidido a hacer el bien. Las marcas de los pliegues de su bata blanca y los bolígrafos que le sobresalían en el bolsillo lo delataban como un médico recién graduado. El doctor Rucker, que estaba trabajando en la Universidad de California en San Diego, era un joven atlético y de ojos brillantes. Como la mayoría de los nuevos médicos, quería marcar la diferencia.

Esa no era una clínica cualquiera de una ciudad cualquiera. Era la clínica de las «enfermedades de los gais» (sí, aunque parezca mentira, así es como los médicos las llamaban) en San Diego, una ciudad con una comunidad gay considerable.

Eso ocurría en 1981, año en que estaba propagándose rápidamente una epidemia. Ese verano se registraron 139 casos de hombres gais inmunodeprimidos que habían contraído neumonía por *Pneumocystis*, una infección

167

infrecuente.[1] Otros hombres gais tenían «cripto». No, no eran corredores de divisas; tenían una infección denominada criptosporidiosis, provocada por un parásito microscópico que causa diarrea acuosa y tos persistente. Esas infecciones eran oportunistas, es decir, sucedían en personas con un sistema inmunitario muy deprimido: una constelación de resultados que pronto se llamaría sida. La sociedad reclamó que se investigara con rapidez para entender por qué estaba propagándose tan deprisa.

Un día, mientras estaba corriendo por el parque Balboa de San Diego tras una jornada de trabajo en el hospital, el doctor Rucker vio una larga cola de personas que esperaban en la calle para donar sangre en el centro de donaciones de enfrente. Al acercarse, reconoció a algunos de ellos. Eran pacientes suyos: consumidores de drogas por vía intravenosa y hombres gais que acababa de visitar o atender en urgencias. Algunos tenían la nueva constelación de síntomas. También sabía que algunos padecían endocarditis (una infección de las válvulas del corazón), hepatitis o verrugas anales.

El doctor Rucker me contó la escena cuando nos reunimos en una cafetería en Arlington, en Virginia: «Oh, no», dije para mis adentros. «Sea lo que sea lo que causa esta enfermedad, es casi seguro que está en la sangre, con lo cual es probable que ahora se propague a otras personas. —Y añadió—: A menos que no tengas ningún conocimiento de biología básica, era muy obvio».

El doctor Rucker no era un experto en enfermedades infecciosas, pero tenía sentido común. Al examinar a esos pacientes en el consultorio, el doctor Rucker a veces identificaba heridas anales asociadas con el sexo homosexual, una posible vía de transmisión del nuevo brote. Otra pista enorme era la observación de que los consumidores de drogas por vía intravenosa que compartían agujas (y no eran gais) también contraían la enfermedad. A partir de esos pocos datos, el doctor Rucker dedujo que esa enfermedad mortal —que pronto se conocería como VIH— se transmitía por la sangre y otros fluidos.

El doctor Rucker descubrió otro hecho estremecedor sobre sus pacientes infectados que donaban sangre. No donaban sangre *gratis*, sino que les pagaban por hacerlo.

«Marty, en ese momento, la Cruz Roja pagaba a quienes donaban sangre, concretamente plasma, así que muchas personas pobres lo hacían de forma regular, entre ellas consumidores de drogas por vía intravenosa que lo hacían con tal de obtener dinero para comer y, en algunos casos, para financiar su adicción», me contó el doctor Rucker. Algunos de los pacientes con VIH del doctor Rucker iban introduciendo el virus a las reservas de sangre cada pocos meses una vez que su volumen de sangre recuperaba la normalidad.

Como un metrónomo, sus pacientes ambulatorios acudían regularmente a donar sangre y cada vez recibían su paga. De hecho, el doctor Rucker enseguida descubrió que, para algunos de ellos, donar sangre era la única fuente de ingresos.

La intuición del doctor Rucker era correcta: el VIH estaba propagándose a toda velocidad mediante las donaciones de sangre. Pero el *establishment* médico negó el problema: minimizó los riesgos en repetidas ocasiones y se opuso a cribar de forma eficaz a los donantes. Tendrían que pasar *siete años más* para que la FDA exigiera a los bancos de sangre de Estados Unidos que analizaran la sangre donada, a pesar de que científicos de Stanford habían desarrollado una prueba sencilla para cribar la sangre solo meses después del momento de revelación que había tenido el doctor Rucker en 1981.

Médicos destacados de todo el país estaban de acuerdo con la hipótesis del doctor Rucker de que el sida se transmitía a través de la sangre. En una reunión que organizó el 27 de julio de 1982 el Servicio de Salud Pública de Estados Unidos para los responsables de los bancos de sangre, algunos médicos alertaron de que pacientes de hemofilia, a quienes se les hacen transfusiones a menudo, estaban contagiándose de sida tras recibir sangre infectada.

En muchos otros foros también hubo médicos denunciando que era un asesinato no cribar a los donantes basándose en su estado de salud y en factores de riesgo. Trágicamente, a esas voces se las ignoró. En la amplia mayoría de los bancos de sangre estadounidenses, nada cambió: no se implantaron políticas de sentido común más allá de algunas precauciones genéricas que se introdujeron muy lentamente y de forma esporádica.

Desde el momento en que el doctor Rucker identificó esa conexión, pasaron nueve años hasta que en todos los centros de donación de sangre de Estados Unidos se introdujo un cuestionario detallado a los donantes para cribarlos según sus factores de riesgo. Durante ese periodo se convenció reiteradamente a la sociedad de que no había que preocuparse. Se decía que recibir una transfusión de sangre era «seguro».

Un dilema moral

Un día, en el hospital, el doctor Rucker se vio ante un dilema. Se encontró con un paciente que había sufrido una hemorragia gastrointestinal y tenía un nivel bajo de glóbulos rojos. Poner al paciente dos unidades de sangre sin presentarle ninguna opción alternativa era un protocolo estándar en esa época.

No obstante, el doctor Rucker sabía que probablemente las reservas de sangre estaban infectadas con algún patógeno que causaba el sida, por eso no quería hacerlo. Como alternativa a la transfusión, dio al paciente comprimidos de hierro y le dijo que le llamara si su situación empeoraba. Como se encontraba bien y estaba impaciente por irse del hospital, el paciente se lo agradeció.

A la mañana siguiente, el doctor Rucker presentó el caso a sus superiores. Esos médicos le gritaron. Le dijeron que cualquier paciente con unos niveles de sangre tan bajos tenía que recibir una transfusión. El doctor Rucker les explicó sus preocupaciones por los riesgos de contagio vinculados a las reservas de sangre, pero sus superiores le hicieron caso omiso. Lo interrumpieron y lo regañaron, además de exigirle que ordenara de inmediato una transfusión urgente de dos unidades de sangre a su paciente, a pesar de que el paciente no tenía queja alguna. Cuando el doctor Rucker fue a decirle a su paciente lo que le habían ordenado hacer, la habitación estaba vacía. El paciente se había ido del hospital pese a las recomendaciones médicas. Nunca necesitó la transfusión.

Cuando el doctor Rucker me contó esta historia, nos reímos por el hecho de que siempre tuvieran que ser «dos unidades» de sangre. ¡La cultura médica insistía en eso! A casi todos los médicos, yo incluido, nos habían enseñado este dogma ilógico. A los médicos que hacían transfusiones de una sola unidad se les veía como a unos «flojos». Además de ese dogma, a todos nos enseñaron —incorrectamente— a hacer transfusiones a todos los pacientes con una prueba de hematocritos (el porcentaje de glóbulos rojos) por debajo del 30 por ciento. Resulta que ese 30 por ciento sagrado procedía de dos médicos: los doctores Adams y Lundy habían propuesto «la regla del 30 por ciento» en 1942.[2] Y aquello se quedó. La regla se volvió más legendaria que el Yeti. (Todo el mundo creía en ello, aunque nadie tuviera pruebas que demostraran su eficacia).

El umbral del 30 por ciento terminó siendo el desencadenante incuestionado para ordenar una transfusión de sangre durante buena parte de un siglo e incluso apareció en directrices de transfusión de consenso en una fecha tan reciente como 2012.[3, 4] A mí me lo repitieron obstinadamente durante la residencia. Una vez vi cómo un médico veterano se burlaba de un residente por no hacer una transfusión a un paciente estable con un hematocrito de un 29 por ciento, justo por debajo de ese 30 por ciento mágico. Tachó al residente de astuto asesino y lo llamó «Cero-Cero-Siete».

Es impresionante. Muchos pacientes que recibían sangre con VIH ni siquiera necesitaban la transfusión. Y, cuando los médicos daban a los pacientes dos unidades (solo para honrar la tradición) aunque ellos solo necesitaban una, les doblábamos el riesgo de contraer el VIH. En un metaanálisis de estudios publicados entre 1995 y 2005 se halló que hasta un 40 por ciento de las transfusiones en Estados Unidos eran innecesarias.[5] Cuando escucho anuncios del servicio público diciendo que hay una «grave escasez de sangre en su zona», a menudo pienso que quizás sería más preciso decir que hay una «grave crisis por un uso excesivo de sangre en su zona».

Meses después de que el doctor Rucker se negara de forma justificada a ordenar una transfusión de sangre a un paciente estable que no la necesitaba, médicos de todo el país leyeron informes de los CDC sobre pacientes que habían contraído sida por culpa de una transfusión de sangre.

El caso más desgarrador fue el de un bebé de veinte meses. Pero, increíblemente, durante la mayor parte de los diez años posteriores a que el doctor Rucker se expresara públicamente sobre la seguridad de las reservas de sangre en 1981, vio cómo un dirigente médico tras otro tranquilizaban a la sociedad diciéndole que no había que preocuparse por contraer el sida con una transfusión de sangre.

El coro

Durante la mayor parte de esa década, el *establishment* médico cerró filas e insistió en que contagiarse del VIH a partir de una transfusión de sangre era o bien imposible o bien extremadamente infrecuente.

Un grupo de médicos de varios lugares del país recomendaron restringir las donaciones de sangre de personas con alto riesgo en un debate organizado por los CDC en enero de 1983. Pero el *establishment* médico descartó la idea. En un comunicado conjunto, la Cruz Roja Estadounidense, la Asociación Estadounidense de Bancos de Sangre y el Consejo de Centros de Sangre Comunitarios rechazaron la propuesta de esos médicos. Insistieron en que «aún no se había comprobado», «no era concluyente» y que «no había pruebas absolutas de que el sida se transmitiera a través de la sangre o de productos hemoderivados».

Cierto, quizás no eran «absolutas», pero había casos documentados de personas que se habían contagiado de sida después de una transfusión de sangre sin haber estado expuestas al virus en ninguna otra circunstancia. Se habrían salvado muchas vidas si el *establishment* médico hubiera empleado un poco el sentido común.

Las organizaciones insistieron en que «las preguntas directas o indirectas sobre la preferencia sexual del donante son inapropiadas».[6]

Ese año, los tres mismos organismos vinculados con la donación de sangre publicaron otro comunicado conjunto admitiendo que, aunque era posible contraer sida con una transfusión de sangre, el riesgo era minúsculo. «Los hechos no justifican estas preocupaciones —decía el comunicado—. Los datos acumulados a lo largo de los últimos tres años indican que la posible ocurrencia de sida en los receptores de una transfusión está en un orden de un caso por millón de pacientes que se sometieron a una transfusión».[7]

También en 1983, el subdirector clínico de investigación interna del Instituto Nacional de Alergias y Enfermedades Infecciosas (NIAID) de los NIH, el doctor Anthony Fauci, intervino en el debate. Publicó un comunicado, firmado junto con otros funcionarios públicos, en el que afirmaba que «el sida se transmite sexualmente; con menor frecuencia a través de la sangre y de productos hemoderivados», y concluía que «el riesgo de contagiarse de sida mediante una transfusión de sangre es extremadamente bajo».[8]

En una sesión celebrada en el Congreso en agosto de 1983, el doctor Joseph Bove, profesor de Yale y director del banco de sangre el Hospital Yale-New Haven, también utilizó la estimación del «uno entre un millón» en su declaración. «Si bien el sida puede propagarse mediante transfusiones, lo que sabemos hoy por hoy hace pensar que el riesgo es mínimo —dijo—. La incidencia será de menos de uno entre un millón».

Para subrayar su argumento, el doctor Bove incluyó una tabla a su declaración para comparar el riesgo de una transfusión de sangre con otros riesgos «aceptables» de morir por acontecimientos infrecuentes.[9] La tabla mostraba lo siguiente:

Sida transmitido por transfusión	1:1 000 000 (quizás)
Índice de muertes por apendicectomía	1:5 000
Muertes en carreras de automovilismo por persona y año	1:10 000
Muertes en terremotos por persona y año (California)	1:588 000

Fíjate en lo absurdo que es preocuparse por contraer sida con una transfusión de sangre, parecía decir la tabla. ¡Es más probable morir por un terremoto!

Para contribuir a calmar el revuelo, el más alto funcionario de salud pública de Nueva York, el doctor David Axelrod, dijo en un comunicado publicado el 21 de junio de 1983: «Creemos que las transfusiones de sangre no representan un riesgo».

El doctor Axelrod, que era el comisionado de salud de Nueva York y presidente del Grupo de Trabajo sobre el sida del estado de Nueva York, afirmó lo siguiente: «No hay pruebas fiables de que lo que popularmente llamamos sida sea en efecto una enfermedad contagiosa. Y aun así con frecuencia se define como una enfermedad infecciosa o transmisible, lo que provoca un miedo creciente a la propagación del sida [...] mediante transfusiones de sangre».[10]

El comisionado declaró que «la ignorancia, el miedo y la desinformación amenazan con conquistar la ciencia», e insistió en que «el sida solo puede transmitirse por medio de la actividad homosexual y el consumo de drogas por vía intravenosa [...]. Los otros riesgos no son significativos».

Las organizaciones de defensa de las personas con hemofilia eran quienes expresaban de un modo más enérgico la preocupación por la seguridad de las transfusiones de sangre. La hemofilia es un trastorno hemorrágico, con lo cual los pacientes graves a menudo necesitan transfusiones frecuentes para lidiar con la enfermedad. Las personas con hemofilia grave pueden requerir una transfusión cada pocos meses y, por tanto, eran vistos como el canario de las minas de carbón por lo que respecta a la evaluación del riesgo de contraer el VIH a partir de las reservas de sangre. El doctor Axelrod señaló que solo 14 de los cerca de 15 000 afectados por hemofilia en Estados Unidos habían desarrollado sida. No solo su estimación se quedaba corta, sino que, increíblemente, parecía culpar a los pacientes con hemofilia por tener sida. «Pueden caracterizarse como un grupo cuyo sistema inmunitario está comprometido por un defecto inherente», postuló.[11] Es impresionante que el máximo responsable sanitario de Nueva York dijera esto un año después de que los CDC notificaran el fallecimiento de un bebé en San Francisco tras recibir la transfusión de un donante que más adelante murió de sida. Una mente objetiva y científica (no influenciada por el partidismo político en la medicina) probablemente habría llegado a la conclusión de que tal asociación directa era causal hasta que se demostrara lo contrario.

Todavía en junio de 1983, muchas organizaciones médicas publicaban comunicados minimizando los riesgos de contraer sida con una transfusión de sangre. Ese mes, el Consejo del Estado de Nueva York sobre la Sangre Humana y los Servicios de Transfusión aprobó *por unanimidad* una resolución en que se afirmaba que: «El análisis de todos los datos recabados hasta la fecha no ha demostrado que los receptores de sangre o productos hemoderivados tengan un riesgo significativo de contraer el síndrome de inmunodeficiencia adquirida (SIDA)».

Más o menos por esas fechas, la Cruz Roja Estadounidense desincentivó las «donaciones directas», el hecho de que una persona done sangre para un ser querido con tal de que el paciente no tenga que recibir sangre de las reservas generales. Aun así, en esa época, las donaciones directas hubieran sido una buena idea, pues el *establishment* médico no estaba contando la verdad sobre los riesgos de las transfusiones.

«No hay pruebas que justifiquen que esas "donaciones directas" son más seguras que las que están disponibles mediante el banco de sangre comunitario», declaró en un comunicado la Cruz Roja Estadounidense.

Un año después, el doctor Fauci dio un discurso en los NIH reconociendo que contraer sida mediante una transfusión de sangre era posible pero infrecuente. Dijo que el riesgo era menor que el de morir al recibir sangre del grupo equivocado por un error administrativo. «La probabilidad de contraer sida por una transfusión es menor que la probabilidad de que alguien se confunda con los botes y te ponga la sangre equivocada, con lo cual acabe dándote una reacción y mueras. Así pues, el hecho es que, desde un punto de vista epidemiológico, debemos ser conscientes de ello, pero el riesgo no es muy alto. Por tanto, el miedo a recibir una transfusión de sangre es injustificado».[12]

Los medios de comunicación repetían como loros lo que dijeran las autoridades sanitarias y casi nunca las cuestionaban o publicaban declaraciones de expertos discrepantes. La revista *Time* informó en abril de 1985 de que solo 142 estadounidenses habían contraído sida a partir de una transfusión de sangre, lo que representaba un porcentaje minúsculo con respecto a las 9 600 personas que tenían sida en Estados Unidos.[13] Dicho de otro modo, era un porcentaje tan pequeño que la sociedad no tenía por qué preocuparse.

Sin embargo, ese mismo año empezó a estar disponible un test del VIH. Cuantos más estadounidenses se hacían la prueba, más trágicamente erróneas resultaban esas estimaciones. El 63 por ciento de las personas con hemofilia se habían infectado de VIH. Prácticamente todas murieron al cabo de poco.[14] Además, otras 4619 personas que no tenían hemofilia se contagiaron del virus mediante transfusiones de sangre. Otro informe situó la cifra en 29000.[15] Se cree que ambas estimaciones se quedan cortísimas. Muchos receptores de transfusiones nunca se hicieron un test porque eran pobres, tenían un acceso limitado a la atención médica, sufrían adicciones o no cumplían las recomendaciones de los profesionales. Aproximadamente la mitad de quienes contrajeron VIH por una transfusión de sangre murieron en los seis meses siguientes, lo que hace pensar que fallecieron aún más personas antes de que se les diagnosticara la enfermedad.

Dos años antes, en 1983, la Cruz Roja Estadounidense dijo a los ciudadanos que el riesgo de contraer sida por una transfusión de sangre era de «uno entre un millón».[16] El acceso generalizado a test de VIH puso al descubierto que el riesgo auténtico en ese momento era 380 veces superior.

Casi una generación entera de personas con hemofilia grave murió: una segunda epidemia. Un redactor de *Los Angeles Times* se refirió a ello como el «holocausto de la hemofilia».[17]

La devastación entre la población hemofílica fue tal que la enfermedad pareció ser menos común durante un tiempo. El doctor Rucker recuerda cómo a finales de los años ochenta y en los noventa apenas veía personas con esa enfermedad. La profesión médica casi había exterminado a una generación de pacientes con casos graves de hemofilia.

PATERNALISMO MÉDICO

¿Por qué el *establishment* médico se negó a cribar de forma eficaz los suministros de sangre durante años después de las observaciones iniciales del doctor Rucker?

Porque ya había tomado una decisión. A cualquiera que se opusiera al dogma se le excluía. La conclusión fácil sería decir que aquellas autoridades médicas eran arrogantes, lo cual quizás sea cierto. Pero también tenían un buen propósito: demostrar que apoyaban las donaciones de sangre, un invento que salva vidas.

Les preocupaba que, si no mostraban un apoyo sin fisuras, la población general podría optar por *no* someterse a una transfusión y podría morir. Cualquier polémica también podría desalentar las donaciones. En resumen, las donaciones y las transfusiones de sangre dependían de una amplia participación de la sociedad. Cualquier cosa que osara poner en cuestión sus beneficios se veía como una amenaza a la institución de los bancos de sangre. Su prioridad número uno era preservar la plena confianza en los bancos de sangre, lo que requería asegurar a los ciudadanos que nadie debía preocuparse por contraer el VIH.

HOY

Este pensamiento de grupo reflejaba un paternalismo que asola la medicina contemporánea. Es el mismo paternalismo que se opuso a que las mujeres pudieran hacerse su propio test de embarazo hasta 1976. Las mujeres no podían gestionar solas esa información, sostenían los médicos. Por tanto, decían, había que documentar el resultado del test en el historial médico. Era inaceptable dejarlas obtener los resultados sin un médico.

De forma parecida, una vez que se desarrolló una prueba de detección del VIH, el *establishment* médico bloqueó los intentos de que las personas se hicieran el test ellas mismas o incluso que obtuvieran los resultados sin un médico. Entre 1985 y 2012, a los estadounidenses no se les permitió obtener los resultados de un test de VIH si no se los comunicaba un médico. Algunos meses después del inicio de la pandemia de COVID, el doctor Shantanu Nundy y yo propusimos en un artículo en el *Washington Post* que las personas pudieran hacerse el test en casa. Algunos miembros del *establishment* médico respondieron al artículo diciendo que la mayoría de los ciudadanos eran incapaces de hacerse un test de forma fiable y que probablemente tampoco sabrían qué hacer con la información que obtuvieran, con lo cual solo debían hacerse test en centros designados para tal fin.

Esta batalla por los derechos de los pacientes se sigue librando hoy en día en Estados Unidos. Aún hoy, los pacientes en evaluación para recibir el trasplante de un órgano no pueden ver en qué posición están de la lista de espera. A veces hay personas que ni siquiera están en la lista y no lo saben. Si estás en la lista de espera para que te asignen una plaza mejor en un avión, ves dónde estás, pero, si estás esperando para recibir un órgano, en la comunidad de trasplantes no existe una lista como esa, en la que podrías ver cuánto te falta.

El paternalismo médico sigue siendo una actitud frecuente. En los últimos años, la Asociación Estadounidense de Médicos (AMA) ha ejercido presión contra el hecho de que los pacientes tengan pleno acceso a todos los resultados de sus pruebas en tiempo real, a pesar de que este es un derecho de todo ciudadano estadounidense en virtud de la ley *21st Century Cures Act*, aprobada por el Congreso en 2016. El 30 de septiembre de 2020, California aprobó una ley que bloqueaba el acceso de los pacientes en tiempo real a los resultados de sus pruebas hasta que un médico revisara los resultados. En concreto, en la nueva ley se afirma que «se informará al paciente [de los resultados de los test] dentro de un periodo razonable después de que el profesional sanitario haya recibido los resultados».[18] La Asociación de Médicos de California propuso la ley y presumió en su página web de que la nueva ley «daría tiempo a los médicos para interpretar resultados de test que podrían cambiar la vida de los pacientes antes de hacérselos llegar por vía electrónica».[19] Así que la próxima vez que te informen que tus resultados ya están disponibles pero no es posible acceder a ellos todavía, puedes darles las gracias a los poderosos lobistas del *establishment* médico.

Entiendo la motivación que hay detrás de esas propuestas legislativas. Los médicos no queremos que los pacientes nos molesten con llamadas preguntándonos por pruebas que aún no analizamos. Pero bloquear el acceso de los pacientes a su propia información de salud no es la respuesta.

LA APARICIÓN DE UN PATRIOTA

En octubre de 1983, casi dos años después de que el doctor Rucker y otros médicos identificaran que las reservas de sangre no eran seguras, apareció un héroe estadounidense.

EL MÉDICO NO SIEMPRE TIENE LA RAZÓN

El doctor Ed Engleman, un médico de veintinueve años, muy motivado, que trabajaba en el banco de sangre del Stanford Medical Center, hizo un descubrimiento que podía salvar vidas. Se dio cuenta de que las personas con sida tenían una proporción anómala de un tipo de glóbulos blancos en relación con otro. (En los pacientes de sida, la ratio normal de linfocitos T colaboradores respecto a los linfocitos T reguladores estaba invertida). Él y sus compañeros enseguida desarrollaron una prueba de cribado para detectar la enfermedad. Costaba solo unos diez dólares, los resultados se obtenían en unos quince minutos y, basándose en su experiencia en Stanford, era eficaz. Ilusionado por las repercusiones que aquello tendría, el doctor Engleman preparó con diligencia una presentación para los responsables de medicina de laboratorio de la Universidad de California en San Francisco.

No obstante, mientras el doctor Engleman explicaba su nuevo test para cribar la sangre, el público, formado por varios cientos de científicos y responsables de bancos de sangre, se volvió hostil. No les gustaba lo que proponía Engleman. Que existiera una prueba para detectar esa nueva enfermedad llamada sida suponía admitir que había un riesgo. Aquello podía alarmar a la sociedad, pensaban. Así que lo criticaron sin piedad.

«Di aquella conferencia pensando que me aplaudirían —dijo más adelante el doctor Engleman—. Pero sucedió todo lo contrario: mis palabras los horrorizaron y el test les pareció lo peor del mundo».

Un residente de patología de Stanford y estudiante posdoctoral en el laboratorio del doctor Engleman comparó la situación con estar delante de un pelotón de fusilamiento.

«El 98 por ciento de las personas que formaban parte del mundo de los bancos de sangre unieron sus fuerzas y sostuvieron que no había prueba alguna de que la enfermedad se propagara mediante transfusión y que ese cribado provocaría una escasez de sangre —le contó a la historiadora de Stanford Ruthann Richter—. No les gustaba la idea de que se asociara a los bancos de sangre con aquella enfermedad horrible, espantosa y mortal».[20]

El doctor Engleman envió un resumen sobre la prueba de Stanford para presentar el descubrimiento en el congreso de la Asociación Estadounidense de Bancos de Sangre. Aunque lo habitual es que los resúmenes se acepten para la reunión, el suyo no pasó el corte. El sector no quería reconocer el problema.

No me sorprende. Según mi experiencia, algunos congresos aceptan resúmenes basándose en su autor principal. Aún hoy, en congresos tan prestigiosos como el de la Southern Surgical Association, ni siquiera van a tener en cuenta su resumen para el programa del congreso a menos que uno de los autores haya superado un arduo proceso de solicitud y haya sido aceptado como miembro.

Al año siguiente se desarrollaría una prueba formal para detectar el VIH, pero el cribado eficaz del VIH en las donaciones de sangre no tendría lugar hasta años después del descubrimiento del doctor Engleman. Decenas de miles de estadounidenses contrajeron el VIH a raíz de una transfusión de sangre, pero en Stanford, el doctor Engleman y sus compañeros introdujeron su prueba de cribado. El de Stanford se convirtió en el primer banco de sangre de Estados Unidos que hacía pruebas de cribado del VIH, con el análisis de la sangre de aproximadamente 20 000 donantes cada año.

Y ¿cuál fue el resultado? Que Stanford evitó que muchos pacientes se infectaran del VIH.

Ten cuidado cuando te digan «No hay pruebas que lo demuestren»

Al mismo tiempo que los médicos de Stanford estaban intentando conseguir que los bancos de sangre adoptaran un test de diez dólares para detectar el VIH, los dirigentes médicos insistían: «No hay pruebas de que el VIH pueda propagarse mediante una transfusión de sangre». En consecuencia, muchos médicos repitieron esta afirmación errónea cuando los pacientes les preguntaban por el riesgo de recibir una transfusión.

Decir que «no hay pruebas» para silenciar opiniones contrarias se ha hecho toda la vida. La expresión puede confundir. A menudo se supone que «no hay pruebas» significa que los profesionales sanitarios encontraron *pruebas de que no existe una correlación*. He visto esta confusión miles de veces en el hospital. Los médicos a veces utilizan esta frase («No hay pruebas que demuestren...») para rechazar cualquier idea que no les gusta o que no entienden, como la importancia de los alimentos o las vitaminas en la salud.

En las correlaciones científicas, que no haya pruebas de que algo exista no significa que esté probado que eso no exista. Que no haya resultados de investigación sobre una cuestión no significa que eso no sea cierto. Significa que se desconoce. A los pacientes se les puede engatusar. Incluso vi utilizar esa expresión como arma en debates médicos para rechazar ideas nuevas. La falta de pruebas podría ser sencillamente consecuencia de que no se han destinado recursos para investigar esa materia.

Las revistas médicas

La ausencia de pruebas a menudo está relacionada con la regulación del acceso que ejercen las revistas médicas, cuyos perversos incentivos pueden socavar el bien público. El *New England Journal* se negó a publicar el primer informe en que se notificaba un caso de sida contraído por una transfusión de sangre.[21] Algunas personas insinuaron que actuaron así porque el caso ya se había notificado a los CDC y en el *New England Journal* les gusta ser siempre los primeros.

A veces, las revistas pueden incluso ocultar descubrimientos científicos cuando deberían informar sobre ellos. *The New York Times* informó de que en los inicios de la epidemia de sida unos científicos universitarios que habían «encontrado pistas que apuntaban a un virus que podría ser nuevo y parecido al sida [...] no habían compartido esa información con las autoridades sanitarias porque se la estaban guardando para publicarla en revistas científicas».[22]

No me sorprende ese comportamiento. Habiendo publicado más de doscientos cincuenta artículos revisados por pares en revistas médicas, a mí me han amenazado de forma sistemática jefes de redacción de varias publicaciones con que, si hacía público algún resultado antes de la fecha de publicación de la revista (a menudo varios meses después de enviarles el artículo), se me sometería al equivalente profesional de la silla eléctrica. Probablemente dirían eso aunque mi artículo presentara la cura del cáncer. Un castigo parecido se aplica con frecuencia si no utilizas la tipografía o los márgenes correctos o si superas ligeramente el límite de palabras (a pesar de que ahora las revistas se publican en línea con un espacio ilimitado).

Así pues, si descubres un avance médico que ayuda a los pacientes, debes esperar hasta el congreso médico anual de tu especialidad o los varios meses que se tarda hasta que una revista médica lo publica, un ritual que ha paralizado debates activos sobre políticas en el Capitolio.

Con demasiada frecuencia, un pequeño grupo de jefes de redacción con ideas afines dicta las normas y controla con mano de hierro qué información se presenta a los médicos y a la sociedad. El *New England Journal*, por ejemplo, ha estado controlado por un grupo no diverso durante la mayor parte de mi carrera profesional. Durante buena parte de su historia, la diversidad ha brillado por su ausencia en su consejo editorial. Luego, en el año 2020, de los 51 editores, uno era afroamericano y otro hispano, según un análisis del doctor Raymond Givens publicado en la página web Stat.[23]

Que te publiquen un estudio en *JAMA* o el *New England Journal* puede catapultar tu carrera académica. Un estudio en *JAMA* o el *New England Journal* podría reportarte una plaza fija en la universidad, podría impulsar un ascenso meteórico que te llevara a dirigir tu departamento o podría convertirte en decano. La mayoría de los médicos que investigan en la universidad no publicarán ni una sola vez en ninguna de esas dos grandes revistas en toda su carrera. Durante mi paso por Harvard y la Johns Hopkins, vi a médicos colgar en su oficina, dentro de un precioso marco, un ejemplar de su artículo en *JAMA* o el *New England Journal*. Los académicos lo consideran una medalla de honor.

Sin embargo, la elección de los miembros de los consejos editoriales a menudo se basa en el nepotismo, motivo por el cual tantos editores del *New England Journal* son amigos y excompañeros de clase o compañeros de trabajo en Harvard o sus hospitales afiliados. Vi esto de primera mano cuando estudiaba en Harvard, donde las oficinas del *New England Journal* están en la segunda planta de la biblioteca de la Facultad de Medicina.

Ser miembro de un consejo editorial es un cargo con poder. A pesar de ser un trabajo a media jornada, la mayoría de los editores nunca lo dejan y ocupan el cargo durante largos periodos junto con sus amigos. No pasa nada por que un grupo homogéneo de médicos tenga su consejo editorial privado, pero los lectores deberían saber que la selección de las investigaciones está influenciada por un efecto burbuja autoafirmativo.

Arthur Ashe

Arthur Ashe no habría muerto en caso de haberse seguido la estrategia de prudencia con respecto a las transfusiones de sangre que defendía el doctor Rucker. Ashe, uno de los mejores tenistas y activistas por los derechos civiles de su época, se sometió a una importante operación de corazón en 1983, casi tres años después de que el doctor Rucker y otros profesionales identificaran que las reservas de sangre no eran seguras.

Tras la intervención quirúrgica, los médicos contagiaron el VIH a Ashe, de treinta y nueve años, al hacerle una transfusión de sangre. La leyenda del tenis, que había tenido un papel capital para acabar con el *apartheid* en Sudáfrica al reclamar que se prohibiera al país participar en las competiciones deportivas internacionales, sobrevivió a dos operaciones de corazón y a la época de los derechos civiles, pero falleció en 1993 por culpa del VIH. La causa oficial de su muerte tal vez sea neumonía, pero en realidad fue un error médico evitable. En honor a esa gran figura del tenis, hoy el principal estadio del Abierto de Estados Unidos, en Flushing Meadows, en Nueva York, lleva su nombre.

La ignorancia científica sobre el hecho de que las reservas de sangre estaban propagando el VIH persistió durante años. Ahora las operaciones rutinarias en que se utilizaba sangre de donaciones eran mucho más peligrosas que el riesgo de mortalidad que se presentaba al paciente durante el proceso de consentimiento informado. Las personas no morían por la enfermedad que los había llevado al médico, sino como consecuencia del tratamiento.

EL MUNDO SIGUIÓ LOS PASOS DE ESTADOS UNIDOS

El *establishment* médico estadounidense tiene un gran poder de influencia en todo el mundo. Cuando otros países tienen dudas sobre alguna cuestión, a menudo se fijan en Estados Unidos.

Aunque al final Estados Unidos empezó a analizar las donaciones de sangre para detectar el VIH, otros países tardaron más en implementar esa nueva práctica, tras las garantías iniciales.

En un año tan reciente como 2007, en un informe sobre la seguridad de los bancos de sangre en China hecho por la organización independiente *Asia Catalyst*, se descubrió que «hoy, las reservas de sangre en China siguen siendo peligrosamente inseguras. En todo el país, los pacientes que entren en el hospital para una cirugía rutinaria pueden salir con VIH/SIDA como consecuencia de las transfusiones de sangre recibidas en el hospital».[24]

China también tenía otro problema representativo de lo que experimentan muchos países pobres. Algunos médicos reutilizan las agujas, y los proveedores de material médico a menudo las enjuagan y las revenden sin desinfectarlas. Se calcula que más de la mitad de la población china se infectó de hepatitis por este motivo.[25]

Cantar victoria demasiado pronto

La introducción general de los análisis para detectar el VIH —un test que localizaba anticuerpos del virus— empezó en julio de 1985. Y dos años y medio después (el 5 de enero de 1988), la FDA exigió que todos los bancos de sangre hicieran análisis para detectar anticuerpos contra el VIH.[26]

El riesgo de contraer sida mediante una transfusión era cosa del pasado, según el mensaje que proclamaban el *establishment* médico y los medios de comunicación. Las reservas de sangre eran totalmente seguras, como declaraba el *establishment* médico. Pero eso no era cierto. Solo eran menos peligrosas. Los test que se hacían no lograban detectar una de cada veinticinco unidades de sangre con VIH.[27] Ten en cuenta que los médicos hacían de forma habitual transfusiones en múltiplos de dos unidades porque el dogma era que dar una unidad era de flojos. (Yo una vez transfundí cuarenta y ocho unidades a un joven con un traumatismo).

Además, el test del VIH tenía un punto flaco. El cuerpo tarda varias semanas en generar anticuerpos. Por consiguiente, algunas bolsas de sangre donada con VIH pasaban el radar de los test. Según un informe, aproximadamente quinientos estadounidenses se infectaron del VIH por transfusiones de sangre en los años *posteriores* a que se introdujeran los análisis universales en los bancos de sangre.

El doctor Ross Eckert, profesor del Claremont McKenna College que formó parte de la Comisión Asesora sobre los Productos Hemoderivados de la FDA, fue muy crítico con la respuesta lenta y arrogante del *establishment* médico respecto a la detección del sida en las reservas de sangre. «Los resultados demuestran que los expertos gestionaron mal el riesgo y propagaron el sida de forma innecesaria», dijo Eckert. Señaló en muchas publicaciones que los riesgos de infección en la sangre de las transfusiones persistieron durante años. El doctor Eckert escribió que, *tras* la introducción de los test de detección, el riesgo no se eliminó. En lugar de eso, escribió, «se redujo el riesgo notablemente, a quizás 1 de cada 7 100 pacientes durante el periodo 1985-1989».[28] Dado que alrededor de la mitad de los pacientes hospitalizados en ucis recibieron una transfusión de sangre, y muchos, más de una, ese riesgo se multiplicó.[29]

En mi mundo, ese riesgo es alto. Cuando asesoro a pacientes antes de una intervención quirúrgica, suelo hablarles de un riesgo de en torno a un 1 entre 100 000 de morir por la anestesia general. Algunos pacientes me hacen más preguntas sobre ese riesgo, y mantenemos una conversación en que ponderamos esos riesgos con respecto a los potenciales beneficios de la operación. Eso es un consentimiento informado bien hecho. Pero a muchas personas a quienes se les hicieron transfusiones de sangre nunca les informaron de los riesgos. Miraban el soporte de la vía intravenosa y veían bajar sangre por el tubo. Hasta el año 2000 no se exigió un formulario de consentimiento firmado para las transfusiones de sangre.[30]

A los donantes de sangre nunca se les preguntó directamente por sus preferencias sexuales o su promiscuidad entre 1983 y 1990, dijo el doctor Eckert. La FDA recomendó la «autoexclusión voluntaria» de los donantes en marzo de 1983, pero eso solo incluía un folleto que se entregaba a los donantes y un formulario de consentimiento. Los individuos con alto riesgo donaban sangre a pesar de que se les diera el folleto, agregó Eckert. En 1988, el Servicio de Salud Pública de Estados Unidos encontró «deficiencias acreditadas» en el sistema para concienciar a los donantes sobre conductas de riesgo. En un estudio que hicieron los CDC en 1988-1989 se mostró que casi dos tercios de las personas donaban sangre a pesar de que sabían que habían participado en conductas de alto riesgo, escribió el doctor Eckert en un artículo sobre este asunto publicado en una revista jurídica.[31]

Las transfusiones de sangre salvan vidas. Lo he visto. Pero ahora también conocemos otros pequeños riesgos. Pueden debilitar el sistema inmunitario del receptor y tienen el riesgo potencial de transmitir priones, de los que no se hacen pruebas de detección pero que causaron un brote de la enfermedad de Creutzfeldt-Jakob en el Reino Unido.[32] La forma honesta de hablarles a los pacientes sobre las transfusiones es ponderar la necesidad potencial, comentar las alternativas seguras y explicarles que los riesgos conocidos son pequeños.

Admitir que «no lo sabemos» requiere humildad, pero ¿no es ese un rasgo esencial de los grandes médicos? Requiere humildad ser honesto con tus pacientes. Requiere humildad saber cuándo pedir ayuda a un compañero. Y requiere humildad aceptar que el dogma médico que te repiten obstinadamente podría ser un error. Pero ¿cómo aprende uno a ser humilde en un aula?

Un rayo de esperanza

Durante la mayor parte de la primera década de la epidemia del VIH, el doctor Rucker y otros médicos que estaban batallando en primera línea fueron testigos de la extraordinaria arrogancia de un *establishment* médico que ignoraba los datos y actuaba sin tener en cuenta la discrepancia. En esa época, mi padre era hematólogo y trataba a pacientes con hemofilia en Pensilvania. Él hizo una observación parecida a la del doctor Rucker: «Ten siempre en cuenta los riesgos conocidos y los desconocidos», me dijo hablándome del brote del VIH.

Una de las víctimas de la sangre contaminada con VIH y hepatitis en los años ochenta fue un muchacho llamado Eric Winer. Nacido con hemofilia, se infectó tanto del VIH como de hepatitis C por medio de una transfusión de sangre.[33] Cuando dio positivo, no se lo contó a mucha gente, dado el fuerte estigma social de infectarse del VIH. A Eric lo trataron tanto médicos buenos como malos. Lo asombró ver cómo a algunos de sus médicos se les daba de maravilla escuchar mientras que otros solo pensaban en irse del consultorio. Eric terminó estudiando Medicina y acabó siendo hematólogo-oncólogo. Inspirado por su propia historia, ha sido un defensor acérrimo de escuchar lo que quieren los pacientes en lugar de decirles lo que tienen que hacer sin más. También ha defendido que nos ciñamos a los principios de la ciencia y que los médicos no nos dejemos llevar, aunque sea sin querer, por los estigmas que asignamos a los pacientes.

El doctor Winer llegó a ser un investigador muy competente del Dana-Farber Cancer Institute en Boston y ahora dirige el Yale Cancer Center. Ha influido en decenas de miles de estudiantes de Medicina y profesionales. En 2020 fue galardonado con el premio William Silen Lifetime Achievement in Mentoring Award de la Facultad de Medicina de Harvard. En 2023, demostrando una inmensa humildad, compartió su contundente testimonio personal como paciente en su discurso como flamante presidente de la Sociedad Estadounidense de Oncología Clínica, la asociación oncológica más grande del mundo. Y sigue trabajando por el bien común cambiando la cultura de la medicina.

En cuanto al doctor Rucker, su buen instinto lo llevaría lejos en la vida. Además de ser médico experto en urgencias, estudió informática médica. Como director de la Oficina del Coordinador Nacional de Tecnología de la Información Sanitaria del Departamento de Salud y Servicios Sociales de Estados Unidos, encabezó la iniciativa para hacer posible que los pacientes pudieran acceder digitalmente a su historial médico electrónico *sin* tener que pedir permiso.

7

Una cálida bienvenida

Replantearnos cómo traemos a los bebés al mundo

> El auténtico valor de cualquier socie-
> dad se mide por cómo trata a sus indivi-
> duos más vulnerables.
>
> MAHATMA GANDHI

No había pegado ojo en toda la noche.

Como la mayoría de los estudiantes de Medicina en su primer día de la rotación de obstetricia, yo tampoco podía quitarme de la cabeza un pensamiento: *los bebés son resbala-dizos, ¡espero que no se me caiga ninguno!* Ser estudiante era extraño, me daba la sensación de que siempre estaba estorbando. Era difícil seguir la estela de mi obstetra residente, que no paraba de corretear entre la sala de dilatación y el paritorio. Intenté hacerle un marcaje al hombre, pegarme a él mientras andaba de aquí para allá. En un momento dado, me percaté de que lo había seguido hasta el baño. Qué vergüenza.

Esa primera mañana, los gemidos cada vez más insistentes de una parturienta me llevaron hasta el paritorio. «Que no se te caiga el bebé, que no se te caiga el bebé», me repetía a mí mismo en voz baja. Y de repente llegó la hora. El médico residente me puso las tijeras en la mano sin contemplaciones y me miró a los ojos: «En cuanto veas el cordón umbilical, ¡córtalo!».

Desperté de golpe de mi ensimismamiento. Ahora tenía unas órdenes que cumplir. Exhausto, temblando y con las tijeras en la mano, aparté de mi mente todo lo que había leído sobre el parto para poder concentrarme en mi única misión. Esperando allí de pie, me sobrevino un recuerdo de mi adolescencia, cuando fui bombero voluntario en Danville, Pensilvania; me vi a mí mismo sosteniendo una manguera vacía que empezó a vibrar cuando abrieron el grifo. «Ahí está, *¡córtalo!*», chilló el médico tan pronto como apareció el cordón y el equipo lo pinzó. Di un paso al frente y lo corté en 1.5 segundos. Lo hice a la perfección.

No obstante, antes de poder celebrarlo, me di cuenta de lo rápido que cesaron las pulsaciones del cordón. Había detenido el flujo sanguíneo de la madre al bebé. Por algún motivo, me dio la sensación de que había hecho algo malo. *Caramba*, pensé, *qué extraño... En fin, me imagino que tarde o temprano el bebé se tiene que desconectar*. Pero lo que pasó a continuación pareció aún más antinatural. La madre tendió los brazos para agarrar a su recién nacido, como si de un reflejo natural se tratara, pero el médico residente se lo alejó de sopetón. En la parte trasera de la sala, me hizo entrega del bebé para que lo sostuviera yo. Abracé a ese ser diminuto con casi todas mis extremidades para evitar que se me cayera.

—¿Y ahora qué? —le pregunté al médico residente.

—Tenemos que trabajar con el bebé —contestó él.

¿Trabajar con él? Sentí curiosidad por saber a lo que se refería.

Él echó un vistazo al precioso bebé y le dijo «Bienvenido al mundo» al colocarlo encima de una mesa.

La primera tarea era medir la «irritabilidad refleja» estimulando al niño; una parte del test de Apgar que se lleva realizando de forma rutinaria desde hace sesenta años.[1] Lo que más recuerdo es que el médico introdujo un termómetro metálico en el recto del bebé. Como me llevaba bien con él, me sentí lo bastante cómodo como para hablar sin tapujos:

—A mí no me parece una forma muy agradable de dar la bienvenida al mundo a un nuevo ser humano —le dije.

—Tenemos que conocer la temperatura del bebé... y asegurarnos de que el recto está abierto —contestó él.

—¿Para qué? —quise saber.

—Para registrar la temperatura en la hoja mientras recalentamos al bebé. Los recién nacidos se enfrían muy deprisa.

Contemplé a ese bebé chillón bajo la luz del calentador de papas fritas con un termómetro metido en el culito y pensé que algo andaba mal. (Por suerte, ahora la temperatura se mide con métodos no invasivos). También era surrealista. El bebé podría haber mantenido el calor quedándose en brazos de su madre, que sudaba de lo acalorada que estaba. También me planteé, como hacía a menudo cuando era estudiante, si yo había empeorado las cosas. Al cortar de un golpe el cordón umbilical, había cercenado una transfusión directa de sangre cálida al bebé.

LA ERA DE LAS BATAS BLANCAS

Durante la mayor parte de nuestra historia, las madres han sostenido a sus recién nacidos después de dar a luz. Como el cordón umbilical no se cortaba en el acto, los bebés recibían una inyección de sangre oxigenada para sus primeros minutos de vida, durante los cuales daban el paso a la respiración. También conservaban el calor en los brazos de la madre, donde eran más propensos a agarrarse bien al pecho y a mamar. Pero, tras la Primera Guerra Mundial, los médicos se convirtieron en un estamento insigne. Empezaron a llevar bata blanca y se agenciaron la potestad de prescribir antibióticos que podían curar a la gente al instante. La cirugía pasó de ser un acto atroz y doloroso a ser un procedimiento seguro y controlado. De pronto los hospitales eran santuarios venerados con una tecnología médica novedosa que dejaba a la gente anonadada. El bisturí y las vendas dieron paso a complejas incubadoras y pulmones de acero. La autoridad de los médicos se disparó. Surgió una nueva cultura terapéutica. Los médicos se tomaron la libertad de empezar a ingresar a los pacientes en el hospital durante largos periodos para observarlos y hacerles pruebas.

Esa nueva cultura cambió por entero la forma en que tratábamos a los bebés. En los años cincuenta, todos los bebés sanos se separaban de su madre al nacer y permanecían ingresados en el hospital durante siete días. Los médicos los confinaban a todos en una misma habitación para que les fuera más fácil hacer la ronda de visitas. De vez en cuando, a los padres se les dejaba observar a través del cristal para ver la cuna de su hijo entre un mar de bebés. Durante el periodo en que estaban retenidos, a muchos se les alimentaba con leche de fórmula y algunos no tenían forma de saber si era de día o de noche porque las luces fluorescentes estaban siempre encendidas. En los setenta, el ingreso hospitalario para un bebé sano nacido de un parto a término completo había caído hasta los tres días. Si los padres pedían que les permitieran sostener a su bebé en brazos en el hospital, les advertían de los riesgos para la

salud y los exhortaban a esperar a que el médico diera el
«visto bueno». Recuerdo que mi hermana nació sin ninguna complicación y «a término completo» en la década de
los ochenta. Cuando mamá vino a casa, le preguntamos
cuándo iba a llegar del hospital nuestra nueva hermanita.
Al día siguiente, los médicos le dieron «el alta».

Los bebés prematuros lo tenían mucho más crudo.[2]
A la mayoría se los ataba e intubaba; es decir, les introdu-
cían tubos de respiración por la garganta y los conectaban
a un respirador. Muchos recibían una concentración del
cien por ciento de oxígeno, algo que, como se acabó descu-
briendo, provocaba ceguera[3] e incluso leucemia.[4] Algunos
bebés prematuros no tenían problemas para respirar, pero
los intubaban de todos modos y les administraban altos niveles de oxígeno por protocolo.

A los pediatras y obstetras les enseñaban que los nervios de esos bebés prematuros no estaban lo bastante desarrollados para sufrir dolor.[5] Incluso se realizaban operaciones relevantes sin anestesia, una práctica que prosiguió
hasta los setenta. Durante la cirugía se inmovilizaba a los
bebés prematuros, pero no se les suministraba nada para
aliviarles el dolor; es decir, durante las intervenciones no se
podían mover, pero estaban despiertos y lo notaban todo.

Una práctica igual de extravagante y brutal era la de
someter a los bebés prematuros a un régimen sin comida,
agua ni glucosa. Quien popularizó este dogma fue el doctor Julius Hess, quien creó la primera unidad estadounidense para bebés prematuros en el Hospital Michael Reese
de Chicago. En un manual muy conocido que publicó en
1941, Hess señaló: «Detectamos que alimentar precozmen-
te a los sujetos suele causar neumonía por aspiración y, por
consiguiente, conviene evitarlo». En vez de eso, él recomendaba inyectarle «al bebé prematuro una solución salina

fisiológica subcutánea en los muslos, entre una y tres veces al día».[6]

Traducido: por la boca nada, pero le vamos a clavar una aguja a tu hijo en el muslo. Se siguió matando de hambre a los bebés prematuros hasta finales de los años sesenta. Un pediatra disidente cuestionó la praxis predominante presentando datos que indicaban que, con ese régimen, la mortalidad aumentaba un 70 por ciento.[7] Pero, en buena medida, su estudio fue ignorado. Es impactante, pero la práctica hospitalaria de matar de hambre a los recién nacidos en el nombre de la salud se alargó durante décadas.[8] (Como nota aparte, cabe decir que el dogma similar de no dejar comer ni beber a las parturientas sigue en vigor, a pesar de que en un estudio de 2013 no se halló «ninguna justificación para la restricción de fluidos y alimentos» a las embarazadas de bajo riesgo).[9] Al final se refutó la teoría de que alimentar a los bebés incrementara el riesgo de aspiración. En cualquier otro escenario actual, aislar a los bebés prematuros, privarlos de alimento e inyectarles agua salina se consideraría penable. Visto en perspectiva, era una agresión y una negligencia.

TOCADO POR UN ÁNGEL

Personalmente, los antiguos manuales y artículos de pediatría me dejaban un muy mal cuerpo. A veces tenía la sensación de estar viendo una película de terror y de no poder cerrar los ojos. Otras veces me fascinaban algunos de mis predecesores. Había buenos médicos que trataban a los bebés como unos humanos de gran valor y que descubrieron intervenciones positivas que salvaron vidas. Uno de esos médicos fue la doctora Marilee Allen, una neonatóloga ya jubilada de la Johns Hopkins que estaba en activo en aquella época. Yo me puse en contacto con ella para saber más acerca de la cultura de su tiempo.

«La gente pensaba que los bebés no sentían dolor —me contó—. Pero yo nunca me lo creí».

Le pregunté qué la había llevado a cuestionar la corriente general de su época. «Tuve una buena maestra que me enseñó a pensar», me respondió. La doctora Allen señaló que, aunque los recién nacidos no son capaces de decirte que están sufriendo, puede detectarse el dolor en sus constantes vitales. El ritmo cardiaco y la presión arterial se les disparaban durante las intervenciones y por lo general golpeaban los instrumentos con que los tocabas.

Recuerdo que yo corroboré eso durante las circuncisiones. Como estudiante de Medicina, fui testigo de cómo se ataba a niños recién nacidos a una tabla de plástico antes de cortarles el prepucio, sin darles nada para mitigar el dolor, mientras ellos se retorcían tratando de escapar. Un bebé se puso morado de tanto llorar. Me parecía sádico. Al terminar, los pequeños estaban nerviosos cuando les cambiaban los pañales. Después del traumático procedimiento, uno dejó de comer durante un día entero. El médico residente me dijo que eso era frecuente.

«No se acordará», me dijo.

«¿Y eso qué tiene que ver? —contesté—. ¿Nos preocupa que algún día vaya a contarle a un jurado cómo se sintió?». Mi residente no pareció muy contento con las preguntas, así que me mandó al bar a buscar comida para el equipo. Sorprendentemente, otro bebé a quien circuncidaron esa misma semana no mostró ninguna señal de dolor. Sufrí más yo al observarlo.

Le relaté estas observaciones a la doctora Allen y ella me contestó: «Tu instinto no te engañaba, Marty». Según ella, siempre habría que usar algún tipo de anestesia.

Durante su ajetreada trayectoria como neonatóloga, de vez en cuando la doctora Allen se tomaba un respiro del trajín de salvar vidas para sopesar qué estaba haciendo la cultura médica. Separar a los bebés de sus madres era lo normal. Clavarles una aguja en el talón para extraerles sangre —una, dos o hasta tres veces al día— era un procedimiento estándar. Hacer estas cosas día sí y día también forzó a la doctora Allen a analizar el panorama general: «Es durísimo. Así no se atiende a los bebés», me dijo. Evidentemente, a veces esas prácticas eran necesarias para salvar vidas. Pero, tal como ella misma reconocía, los médicos de su generación a menudo no sabían qué era lo mejor para los bebés.

La pasión de la doctora por los niños indefensos me impresionó. Cuando llevábamos horas charlando, supe que ella también había tenido a un hijo prematuro en los ochenta. La primera vez que lo vio en la uci para neonatos, unas veinticuatro horas después de que naciera, lloró y le pidió perdón. Era consciente de que sus lágrimas eran irracionales, porque ella no había hecho nada malo. Pero por primera vez sintió el intenso lazo entre madre e hijo y percibió su sufrimiento: «Las madres que dan a luz a un bebé prematuro se sienten culpables. Tenemos que acompañarlas en su proceso».

Nuestra conversación sobre su larga trayectoria en el Hospital Johns Hopkins y sobre el dogma médico de la obstetricia le resultó terapéutica. Luego me confesó algo terrible, algo que otros neonatólogos más mayores habían dejado entrever. En el pasado, cuando un feto nacía sin vida o se consideraba inviable, el personal médico se lo llevaba enseguida para que la madre no pudiera verle la cara.

«Intentaban impedir que la madre viera al bebé —me contó, ofreciendo esta pobre explicación—: la idea era proteger a la madre y al equipo del drama». Se creía que ver al bebé era malo para la afligida madre. «No entendíamos el duelo», añadió. Era una forma de paternalismo médico.

La doctora Allen había tenido la profunda sensación de que, en el mecánico intento de salvar a los bebés prematuros, el personal médico se había olvidado de cuidar de ellos. Eso la llevó a promover la creación de un equipo de personas dedicado específicamente a cuidar de cada bebé que nacía en el Hospital Johns Hopkins. Los achuchaban y les daban amor. A veces cargaban a los recién nacidos en brazos; otras, les acercaban un meñique para que esas manitas se cerraran sobre él. Ella lo bautizó como Equipo de Atención para un Entorno Afectuoso (cuyas siglas en inglés, NEST, significan «nido»), una iniciativa que todavía sigue vigente en el Johns Hopkins. También intentaba por todos los medios que las madres pudieran cargar a sus hijos en brazos, aunque estuvieran en respiración asistida. Era complicado, y no siempre posible, pero cuando se podían tomar las medidas de precaución oportunas, ese contacto aportaba una importante dosis curativa.

Bebés y armarios

Una manifestación extrema del paternalismo médico era la práctica de meter a un bebé prematuro prácticamente inviable en un armario para dejarlo morir. Y no me refiero a un caso aislado de algún retorcido misterio no resuelto, relatado en el programa de casos de asesinato *Dateline*. En algunos hospitales, eso ocurrió durante décadas. Así como te lo digo: era habitual que los médicos tomaran a los bebés prematuros (por lo general, con menos de veintisiete semanas de gestación) y los dejaran en alguna parte para que murieran. Algunos neonatólogos me confesaron que esa práctica se había prolongado hasta los noventa. Después de decirles a los padres que su bebé no podría sobrevivir, los médicos lo metían en un recipiente abierto y lo encerraban en un armario. Un neonatólogo me contó que, gracias a esos armarios, el personal no oía los gritos agónicos de los recién nacidos.

El doctor Dan Hermann es un médico de Bedminster, en Nueva Jersey. Nacido en 1968, fue un bebé prematuro de veintiocho semanas. Probablemente fue uno de esos bebés abandonados a su suerte. A su madre no le dieron todos los detalles, pero lo que Hermann sabe es que nació en el límite de la viabilidad y al principio no se le aplicaron todas las medidas de reanimación que cabría aplicar a cualquier feto al que quisieras salvar. Sin embargo, al cabo de un tiempo, y como mostraba indicios persistentes de vida, los médicos decidieron poner toda la carne en el asador para tratar de salvarlo.

Le introdujeron un tubo de respiración y le administraron altos niveles de oxígeno, ignorando las pruebas que apuntaban a que el oxígeno elevado provocaba ceguera en los bebés prematuros. Dan sobrevivió y creció hasta matricularse en la Universidad Johns Hopkins y acabar convirtiéndose en pediatra. En su residencia, los otros compañeros descubrieron que era uno de los médicos más inteligentes y compasivos que habían conocido. Sus lentes de cristal grueso son la única secuela de su peripecia neonatal. Las necesita porque sus ojos quedaron dañados por culpa del exceso de oxígeno. Hermann se operó de la vista cuatro veces, incluida una antes de su residencia, cuando lo intervinieron de cataratas. Ahora solo ve con un ojo, y en dos dimensiones.

«Mis padres me pusieron Daniel por el personaje bíblico que arrojan al foso de los leones», me contó con una sonrisa.

Durante años, el doctor Hermann ha compartido su historia personal para enseñar e inspirar a jóvenes médicos y alumnos acerca del valor de la vida humana. Una de las residentes a quienes inspiró fue una joven médica de la India, Arpi Chiruvolu, que ha dedicado su vida al cuidado de los recién nacidos gracias a la inspiración de Hermann. Luego acabó realizando revolucionarios estudios científicos que hilvanan la sofisticación de la medicina contemporánea con el arte antiguo del cuidado neonatal.

UN NUEVO PUNTO DE VISTA

La doctora Arpitha Chiruvolu creció en Hyderabad, India, donde también estudió Medicina. Durante sus prácticas en la uci neonatal, un día fue a visitar a los pacientes y se encontró con un bebé prematuro con un pronóstico extremadamente funesto. La mamá se puso el bebé en el pecho y le cantó durante días, alimentándolo con esporádicas dosis de leche. Para su sorpresa, el bebé se desarrolló de forma normal sin ningún problema neurológico. A la doctora Chiruvolu, aquel suceso le causó una gran impresión.

Cuando llegó a Estados Unidos poco después del año 2000, le impactó la medicalización del parto. La rapidez con que se cortaba el cordón umbilical, las lámparas calefactoras, la administración de leche de fórmula y la práctica de separar al bebé de la madre eran la norma. Los hospitales de la India no tenían suficientes cunas para los bebés. Así pues, enseñaban a los maridos a ayudar a las madres para que estas pudieran sujetar al bebé piel con piel sin ningún peligro durante al menos seis horas al día. Se animaba a empezar a dar el pecho enseguida y se metía a los bebés y las madres en una misma habitación para que ellas pudieran acceder con facilidad a la cuna y arropar a sus recién nacidos.

Inspirada por el doctor Hermann, Arpitha Chiruvolu entró en el Centro Médico de la Universidad Baylor como neonatóloga. Durante mis investigaciones para escribir este libro, me la recomendaron encarecidamente como una auténtica pionera de su campo. De hecho, profesionales de todo el país me instaron a ver los métodos de esta médica en Texas y a leer sus estudios. Me puse en contacto con ella y viajé hasta McKinney, en Texas, para aprender de ella a lo largo de una jornada. Lo que presencié me dejó asombrado.

La doctora Chiruvolu, una mujer refinada y modesta, me dio la bienvenida y me acompañó a su oficina. Tomamos una taza de café para conocernos y luego ella echó mano de una carpeta llena de artículos de investigación que había impreso para mí. «En los últimos años se han hecho muchos descubrimientos en el ámbito de la atención neonatal —me explicó—. El mayor es que tenemos que reducir el nivel de intervención médica. Hay que dejar que el bebé sea un bebé».

La pasión de la doctora dimanaba de la medicina que había visto impartir en la India y en Estados Unidos, así como de la lectura de estudios sobre obstetras estadounidenses de los sesenta y setenta que cuestionaron el *statu quo* de su época. Ella se interesó sobre todo por aquellas novedosas filosofías estadounidenses que imitaban la atención neonatal que se prestaba de forma habitual en la India. Entre esas «novedosas» filosofías estaban:

- El corte diferido del cordón umbilical
- La sujeción del bebé piel con piel por parte de la madre
- El amamantamiento durante la primera hora de vida
- El minuto de gracia a los bebés prematuros antes de intervenir
- El uso selectivo (y no rutinario) de antibióticos para tratar infecciones
- El uso limitado de la cesárea salvo necesidad médica

Sin embargo, el hecho de que una madre y su bebé recibieran estas buenas prácticas en un hospital de Texas dependía del médico que estuviera de servicio. La doctora Chiruvolu aplicó un protocolo en el hospital Baylor Scott and White Health para estandarizar la atención sanitaria y recabó datos sobre los resultados para medir sus efectos.

EL PLUS DE LA NATURALEZA

Yo le conté a la doctora Chiruvolu que, en mi época de estudiante, había cortado cordones umbilicales de inmediato. Ella negó con la cabeza y sonrió. Me dijo que la sangre que se bombeaba a un bebé en los primeros minutos fuera del útero no era una sangre cualquiera. Es un líquido rico en células madre, hemoglobina fetal (que potencia la transferencia de oxígeno), nutrientes y anticuerpos para reforzar la inmunidad. Ella llevaba años aplicando por norma el pinzamiento tardío del cordón en el hospital, y eso le había demostrado que los bebés acababan requiriendo menos líquidos intravenosos y contrayendo menos infecciones.

Los beneficios de la sangre adicional que el bebé obtiene del pinzamiento tardío del cordón se incrementan aún más en el caso de los bebés prematuros. Esos neonatos son mucho menos susceptibles de necesitar una transfusión de sangre,[10, 11] ventilación,[12] medicación para aumentar la presión sanguínea (vasopresores) y el ingreso en la uci neonatal,[13] además de reducirse su estancia en el hospital. La doctora Chiruvolu publicó muchos de esos resultados en libros y revistas médicas. Sus estudios también corroboraron el beneficio de atrasar el pinzamiento del cordón en los nacimientos por cesárea.[14] Para subrayar lo importante que puede ser el cordón, publicó un estudio que demostraba que atrasar el pinzamiento hasta los sesenta segundos después del nacimiento daba mejores resultados que hacerlo a los cuarenta y cinco segundos, con lo que cabe suponer que cada pequeña ayuda cuenta.[15] Después de mi visita se publicó un ensayo clínico que demuestra que esperar dos minutos es mejor que hacerlo treinta segundos.[16] En 2023, en otro estudio hecho en Australia se apuntó que esa demora podía reducir a la mitad el riesgo de muerte entre los bebés prematuros.[17, 18] Si hubiera una pastilla capaz de lograr lo mismo, diríamos que todas las madres deberían tomarla.

La doctora Chiruvolu no salía de su asombro ante la simplicidad de ese importante aspecto del parto: «Es una intervención muy fascinante ignorada durante décadas porque los médicos querían llevarse enseguida a los bebés para examinarlos. Los beneficios del pinzamiento tardío se conocen desde hace tiempo, pero se ignoraron porque queríamos ocuparnos de lo nuestro. También es alucinante que sea una intervención que no cuesta ni un centavo».

Además, podrían existir beneficios a largo plazo. La doctora Chiruvolu me habló de un estudio poco conocido publicado en 2022 en que se descubrió que demorar el pinzamiento podía ayudar al desarrollo cerebral del bebé. Los investigadores hicieron resonancias magnéticas a varios niños cuando estos llegaban al año de edad y consignaron que aquellos a quienes se había cortado más tarde el cordón «tenían más mielina en importantes áreas del cerebro encargadas de la función motora, la visual-espacial y la integración sensorial».[19] Extraordinario.

«¿Con qué frecuencia se demora el pinzamiento del cordón umbilical?», le pregunté a la doctora Chiruvolu.

«Hubo un cambio en la última década —contestó—. Ahora se hace en aproximadamente un 90 por ciento de los partos en Estados Unidos, aunque también es importante hacerlo bien». Me dijo que es positivo esperar al menos un minuto, o esperar hasta que deja de latir o se vuelve blanco. Muchas veces ella entrega el bebé a la madre para que lo sostenga sobre su pecho mientras el cordón sigue bombeando sangre. No es una regla absoluta, dice, porque algunos bebés requieren reanimación urgente y se tiene que cortar el cordón de inmediato.

Mi sobrino

Cuando vi nacer a mi sobrino hace unos diez años, los médicos le cortaron el cordón al momento y se lo llevaron a cuidados intensivos, donde estuvo dos días. Mi hermana no pudo verlo en todo ese tiempo. Yo pregunté por qué se lo llevaban a la uci neonatal y me contestaron que «su transición» estaba siendo difícil. Pregunté a qué se referían con aquello y me dijeron que consistía en varios factores: un ritmo cardiaco ligeramente elevado, respiración irregular y unos niveles de bilirrubina un poco altos.

Cuando vi los niveles reales de bilirrubina, señalé que apenas superaban el límite y que no se podían considerar altos; la mejor terapia para sus problemas de «transición» era ponerlo en los brazos de su madre. Para mí, la razón de ese problema de «transición» era que habían cebado a mi hermana con oxitocina para inducirle el parto. Es probable que la medicación aumentara el ritmo cardiaco de su pequeño órgano.

Mi sobrino tuvo problemas para mamar durante mucho tiempo, y creo que la sobremedicalización de su nacimiento agravó la situación. Compartí esas observaciones con la doctora Chiruvolu, quien me dijo que los bebés que estaban días apartados de la madre al nacer sí podían tener dificultades para acostumbrarse bien al pecho y mamar debido a la prolongada separación. También me contó que lo que le había pasado a mi sobrino era algo común en Estados Unidos: «Para la inmensa mayoría de los bebés, el mejor lugar para adaptarse a los cambios es el pecho de su madre, piel con piel». Añadió que esta idea se perdió en las últimas décadas por culpa de la dependencia de la tecnología médica.

LAS MAMÁS Y LOS BEBÉS TIENEN QUE ESTAR JUNTOS

Cuando la doctora Chiruvolu se puso al frente de la uci neonatal de su hospital, quiso acabar con la práctica rutinaria de separar a los recién nacidos de sus madres. En 2012 introdujo un nuevo protocolo. Hizo colocar una cuna para recién nacidos en cada habitación (para los médicos, visitar a los bebés se volvió más tedioso, pero para las madres resultaba más fácil cargar y amamantar a sus hijos). A algunos médicos no les gustó la nueva disposición. Hubo uno que incluso se quejó diciendo: «¿Estamos en África o qué?».

«África puede enseñarnos cosas buenas. Tenemos que aprender de África», le contestó ella.

Años más tarde, ese mismo médico le dijo que estaba encantado con el nuevo sistema.

Hay algo mágico en los lazos que forman un recién nacido y su madre. La doctora Chiruvolu y yo comentamos que no lo entendemos del todo, y no lo podemos medir por completo con parámetros médicos, pero es algo que existe.

El redescubrimiento de los beneficios del contacto piel con piel por parte de la medicina contemporánea empezó cuando una enfermera rural de Colombia sugirió esa idea a dos pediatras de Bogotá en los años setenta. A los pediatras, los doctores Edgar Rey y Héctor Martínez, les gustó la idea (sobre todo atendiendo a la escasez de incubadoras) y comenzaron a incorporarla en su atención a los bebés prematuros. Enseguida comprobaron que la técnica piel con piel reducía las muertes en un 70 por ciento.[20] Compararon la técnica con la de la hembra del canguro gris, que da a luz a pequeñas crías y las guarda en el marsupio, que hace las veces de incubadora natural. Esta simple técnica salvaba vidas, pero muchos médicos se sentían insultados por la idea. Comentarios mordaces e infundados trataron de desacreditar la hipótesis de esos médicos; entre ellos, un artículo de *The Lancet* titulado «El mito de la madre marsupial».[21]

Años más tarde, un médico misionero sueco afincado en Zimbabue, el doctor Nils Bergman, volvió a proponer la idea a la comunidad científica mediante un artículo. A él le parecía antinatural separar a los bebés de sus madres cuando nacían, tal como exigía la medicina en esa época. En 1994 presentó un ensayo sobre el «método del canguro» para tratar a los bebés que nacían con bajo peso.[22] Desde los círculos académicos de la medicina occidental se vilipendió al doctor Bergman por su retrógrada filosofía, al tiempo que se alardeaba de las incubadoras neonatales y del poder de la tecnología. El debate duró décadas, con escasa aplicación del protocolo piel con piel en Estados Unidos.

Durante toda su trayectoria profesional, la doctora Chiruvolu ha estado convencida de los beneficios del contacto piel con piel porque así se lo indicaban los datos científicos, además de sus observaciones con las pacientes y su intuición. Pero el protocolo no se había adoptado transversalmente en su hospital y sus filiales. Así pues, en 2015 implementó una política de piel con piel en la que las madres debían sostener a sus recién nacidos durante entre dos y doce horas, siempre que fuera seguro y factible. También había que enseñar a los padres a practicar el piel con piel. Cuanto más tiempo lo sostengan, mejor, me dijo la doctora, aunque algunas madres están exhaustas por la falta de sueño y pueden necesitar ayuda para aguantar al bebé sin peligro.

Los resultados fueron increíbles: un aumento del 25 por ciento en el amamantamiento,[23] una caída del 50 por ciento en los ingresos de recién nacidos en la uci neonatal y una reducción del 50 por ciento en la depresión posparto.[24] Sostener al bebé tal vez sea el mejor antidepresivo para una madre. La doctora Chiruvolu también me enseñó datos que señalaban que alargar el piel con piel significaba que los recién nacidos tenían niveles más normales de ritmo cardiaco, presión e incluso glucemia.[25, 26]

«Un segundo», la interrumpí. Le dije que entendía que el contacto piel con piel pudiera ayudar a normalizar el ritmo cardiaco y la presión sanguínea. Pero ¿los niveles de glucemia? No entendía cuál podía ser el mecanismo causante.

«Cuando la madre sostiene al bebé, las hormonas del estrés del recién nacido no se desmandan tanto. Y las hormonas del estrés [lo que llamamos corticoides] incrementan los niveles de glucemia; una respuesta de lucha o huida ante situaciones estresantes», explicó la doctora.

Ah, claro, ahora todo encajaba. Lo primero en lo que pensé fue en mi pobre sobrino. Seguramente debió de experimentar picos de hormonas del estrés más elevados de lo necesario porque lo habían separado de su madre al nacer.

Cuando la doctora Chiruvolu publicó sus resultados, las organizaciones médicas del país empezaron a tomar nota. El estudio que publicó en 2017, en el que se demostraba que alargar el contacto piel con piel ayuda a controlar el nivel de azúcar en sangre del bebé, se incorporó en las pautas nacionales de la Academia de Medicina de la Lactancia. Y en 2023 la OMS publicó una recomendación general para que se garantizara a los bebés pequeños y prematuros el piel con piel con la madre durante entre ocho y doce horas al día, a partir del mismísimo instante en que nacían.[27] Aún hoy, algunos hospitales se refieren a la técnica del piel con piel como «atención canguro».

La doctora Chiruvolu no es solo una neonatóloga brillante capaz de prestar la mejor y más avanzada atención médica a los recién nacidos enfermos. También cree en la humanización de la medicina. Si un bebé tiene que ingresar en la uci neonatal, ella empleará todo el poder de la medicina actual para salvarlo o impedir cualquier afectación crónica a su salud. Pero, en el trajín de tener que prestar ese cuidado óptimo, también se toma un momento para que la madre pueda sostener al bebé, piel con piel, aun cuando el pequeño esté intubado a un respirador.

«Los bebés prematuros no están enfermos —me dijo la doctora Chiruvolu—. Simplemente llegaron antes de tiempo. Merecen que les den pecho y estar con su madre».

ALERTA POR EL MICROBIOMA

Durante gran parte de la época contemporánea, en los hospitales se ha dado por norma antibióticos a todos los bebés prematuros, una práctica que todavía pervive. El neonatólogo jubilado de la Universidad de Wisconsin Frank Greer me contó que en los años setenta, cuando él era médico residente, los antibióticos se recetaban a mansalva porque los médicos —como vimos— pensaban que no tenían aspectos negativos. El uso de los antibióticos era tan excesivo que, la mayoría de las veces, cuando se estudiaban las cacas de un bebé para ver si había alguna infección gastrointestinal, el análisis del laboratorio mostraba cero bacterias. Dicho de otra forma, los bebés prematuros estaban tan rebosantes de antibióticos que producían cacas esterilizadas.

La doctora Chiruvolu también recuerda análisis del laboratorio de cuando era residente en los que no se hallaron bacterias en las cacas. Otros neonatólogos con los que hablé me confirmaron que presenciaron lo mismo: heces libres de gérmenes.

Le pregunté a la doctora Chiruvolu con qué frecuencia un bebé prematuro necesita realmente tomar antibióticos. «Casi nunca —me dijo—. Debería haber una razón para dárselos». Por ejemplo, la vida de algunos recién nacidos puede llegar a correr peligro por culpa de una infección bacteriana de la placenta. En esos casos, es fundamental empezar enseguida con el tratamiento antibiótico. Pero el uso por defecto de esos medicamentos en todos los bebés prematuros puede afectar a algunos de ellos alterando su microbioma precisamente cuando este empieza a formarse. En un estudio de *JAMA* publicado en 2018 se descubrió que al 94 por ciento de los bebés prematuros se les administran antibióticos, si bien solo entre un 10 y un 20 por ciento de ellos los necesitan de verdad para tratar una presunta infección.[28] Otro dato igual de inquietante es que, cuando los resultados llegaban e indicaban que el recién nacido no padecía ninguna infección, más de la mitad de las veces se le seguía dando antibiótico durante media semana o más. Tras estudiar el microbioma, me puse como un basilisco cuando leí las estadísticas recientes acerca del número de bebés cuyo microbioma se está viendo afectado por los antibióticos. Durante la epidemia de los opiáceos, vimos muestras parecidas de esta absurda liberalidad con las recetas. Estamos ante una crisis de las buenas prácticas.

La doctora Chiruvolu cree con firmeza en la importancia del microbioma. Los antibióticos pueden salvar vidas, pero también alteran el microbioma. Por eso ella enseña que hay que detener el tratamiento con antibióticos tan pronto como los resultados muestran que ya no son necesarios. Como yo mismo lo presencié en mi especialidad, el fin del tratamiento con antibióticos es a lo que menos importancia se da; por consiguiente, muchos pacientes siguen tomándolos mucho más de lo necesario. «Nos desvivimos por promover un microbioma saludable en nuestros bebés», me dijo la doctora.

Su filosofía también es la base de un protocolo que implantó para garantizar que los bebés tomaran el calostro, la primera leche rica en nutrientes que produce una madre. En su hospital se anima a dar el pecho durante la primera «hora mágica» de vida. Si hay que separar a un bebé por razones médicas, un equipo pide permiso a la madre para recoger el calostro con una jeringa a fin de usarlo en la uci neonatal para sembrar el microbioma del bebé.

La doctora Chiruvolu también recuperó la práctica de no bañar a los recién nacidos sanos durante un día y a los prematuros durante una semana. Puede dar un poco de asco, pero ¿por qué lo aconseja ella? Un bebé está recubierto por una capa proteica de fluido amniótico que ayuda a conservar la temperatura corporal y contiene bacterias positivas para la salud del microbioma. Para ayudar a promover esa salud del microbioma, algunos hospitales están llevando esta idea un paso más allá. Están estudiando el posible beneficio de bañar la piel de los bebés nacidos por cesárea con flujo vaginal (siempre que la mujer no esté infectada con el VPH o la gonorrea).[29]

Como estudiante de Medicina, una de mis funciones era bañar a los recién nacidos para poder marcar las casillas de nuestra lista de tareas y entregar a la madre un bebé nuevo y reluciente. No tenía ni idea de que, al hacer eso, estaba quitando una capa de fluido que calentaba al bebé y mejoraba su microbioma.

CUANTIFICAR LA PERTINENCIA

Ahora algunos hospitales están recabando datos sobre el grado en que se aplican algunas de las buenas prácticas presentadas en este capítulo. Hay recién nacidos que necesitan antibióticos, pero no todos. A algunos hay que llevarlos a reanimación y cuidados intensivos, pero no a todos. Y algunos deberían nacer por cesárea, pero no todos. El nivel de intervención debería variar, pero siempre dentro de ciertos límites. En el caso de las cesáreas, son médicamente necesarias en alrededor de un 10-15 por ciento de los partos, según la OMS, pero el porcentaje de nacimientos por cesárea en algunos hospitales de Estados Unidos duplica esas cifras. La estadística supera el 50 por ciento en algunas zonas del mundo, como Brasil.[30] En muchos otros territorios, casi todos los partos en hospitales privados son por cesárea. Eso fue lo que observé en un viaje que hice recientemente a Egipto. A las pacientes les dicen que no hay ninguna diferencia en el resultado.

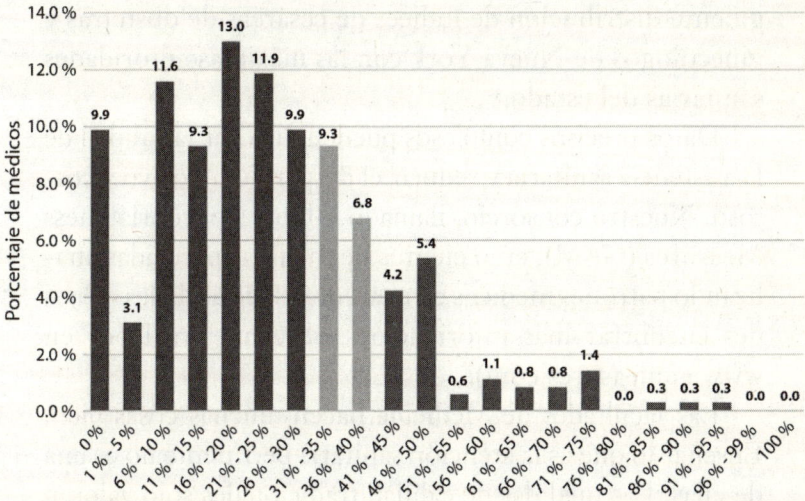

Distribución de médicos por índice de cesáreas en partos de bajo riesgo. Datos de 354 médicos del estado de Nueva York que asisten en un gran volumen de partos de bajo riesgo. (*Fuente*: Doctor Will Bruhn, Global Appropriateness Measures).

Actualmente, un nuevo consorcio de médicos que tuve el privilegio de ayudar a dirigir está estableciendo unos porcentajes máximos por encima de los cuales se exige un análisis más exhaustivo. Los médicos que superan esos índices se someten a un examen clínico más detallado. El consorcio fijó, por ejemplo, un límite del 25 por ciento de cesáreas para los partos de bajo riesgo. Cualquier médico con un porcentaje superior a ese 25 por ciento hace sonar la alarma y sus compañeros de profesión se ponen a estudiar caso por caso sus cesáreas. Quedan exentos aquellos que trabajan en clínicas de comadronas y que solo son llamados para efectuar cesáreas. Encontramos médicos con índices de cesáreas de lo más variados, que van desde cero hasta más del 90 por ciento. Compartimos la siguiente distribución de índices de cesáreas de obstetras y ginecólogos de Nueva York con las máximas autoridades sanitarias del estado.[31]

Datos precisos como esos pueden mejorar la calidad de la asistencia sanitaria y reducir el desperdicio nocivo y costoso. Nuestro consorcio, llamado Global Appropriateness Measures (GAM), creó cientos de medidas parecidas analizando patrones médicos en cuarenta especialidades. (Puedes encontrar más información sobre nuestra labor en www.gameasures.com).

Las facultades de Medicina hacen muchas cosas bien. Enseñar lo que es la atención sanitaria pertinente no es una de ellas. Las medidas de calidad tradicionales solo valoran aquello que los médicos ya hicieron. No evalúan si una intervención médica concreta era necesaria o no. En consecuencia, en medicina aparecen ángulos muertos, áreas con usos excesivos en las que los patrones preocupantes pasan desapercibidos.

Lo que empezó como una idea para medir la pertinencia —una propuesta que introduje en mi libro *The Price We Pay*— se erigió como una nueva dimensión de la calidad médica usada en todo el ámbito sanitario. En estos momentos se están aplicando cientos de medidas de pertinencia, usando el *big data* para detectar valores atípicos extremos en la práctica médica. Los hospitales utilizan esta información a nivel interno para mejorar su atención, y las consultas de atención primaria y los asesores de pacientes se sirven de ella para remitir a la gente a profesionales que obtienen buenos resultados en cuanto a la pertinencia de sus actuaciones. El gran dilema actual de la asistencia sanitaria es el siguiente: ahora que podemos medir la pertinencia de la atención con parámetros sólidos, ¿estamos moralmente obligados a analizar los datos? Yo creo que sí.

SI TE HACEN UNA CESÁREA, ¿SIEMPRE TE LA TENDRÁN QUE HACER?

Un dogma común en la obstetricia actual es la regla de que, si te hicieron una cesárea, todos los partos futuros deberán ser por cesárea. Se extendió en los años noventa debido a la gran influencia de titulares de periódico que atribuían la rotura uterina (algo muy inhabitual) al parto vaginal después de cesárea (PVDC). En algunos casos, el precepto justificaba convenientemente la preferencia del obstetra o de la madre por programar una cesárea. (Para un obstetra, quedarse en vela toda la noche o solo poder echar breves cabezadas puede ser un fastidio). En 2006, el dogma de que la primera cesárea implicaba que todos los futuros partos tendrían que ser por cesárea imperaba en el campo de la obstetricia, así como en la opinión pública. En un estudio publicado ese año se comprobó que menos de 1 por ciento de las mujeres daban a luz a través de la vagina después de una cesárea.[32] Pero hoy hemos redescubierto los beneficios de intentar el parto vaginal cuando se pueda realizar sin riesgos. De hecho, un obstetra conocido mío acaba de asistir en el parto de una mujer que dio a luz a su octavo hijo consecutivo por la vagina, y eso a pesar de que el primero había nacido por cesárea.

En 2014, el *Wall Street Journal* publicó un artículo sobre una madre que quería un PVDC, pero su hospital tenía la política de no practicarlos. La mujer encontró otro hospital que se prestó a examinarla e intentarlo y, como era de esperar, fue capaz de dar a luz a su segundo hijo por la vagina. Esa noticia elevó el escepticismo de la gente con respecto a la norma.

Para entender mejor esta cuestión me puse en contacto con la doctora Leslie Hansen Lindner, a quien conocí cuando estaba haciendo las prácticas de obstetricia y ginecología. Su pasión por priorizar siempre a los pacientes era notoria, con independencia de la hora que marcara el reloj, del poder adquisitivo del paciente o de lo que le cubriera el seguro. Para asistir en un parto, no confiaría en nadie tanto como en ella. Cuando yo era estudiante, ella ya estaba al mando de la unidad quirúrgica de urgencias, empatizaba con los pacientes para consolarlos y les citaba estudios de investigación con mejor memoria que el ChatGPT. Cada vez que se le aparecía una disyuntiva, presentaba con objetividad todas las opciones y luego intervenía dando su consejo, cuando lo tenía; su estilo es un referente que todavía hoy trato de imitar en mi labor médica. Para demostrarte hasta qué punto estaba al día, la doctora Hansen Lindner corrigió de inmediato a los responsables del estudio Women's Health Initiative, sobre los que escribí en el segundo capítulo, cuando estos afirmaron erróneamente que la terapia hormonal sustitutiva causaba cáncer de mama.

La doctora Hansen Lindner dirige ahora la unidad de obstetricia y ginecología del Atrium Health de Charlotte, en Carolina del Norte, donde trabaja sin descanso y preside la comisión de calidad. Yo la llamé para preguntarle si era cierto que, cuando a una mujer se le practicaba una cesárea, siempre iba a tener que dar a luz por este procedimiento.

«Eso no es verdad —me contestó—. Marty, mi índice de éxito con los PVDC es del 80 por ciento». Y eso que muchas de sus pacientes se consideran de alto riesgo. En todo el país, el índice de éxito de los PVDC en las mujeres que deciden intentarlo es de entre el 60 y el 80 por ciento.[33]

En 2006 los partidarios de recuperar el PVDC reforzaron su postura gracias a una monografía de los NIH, que recordó tanto a los profesionales médicos como a la población general que la decisión depende de muchos factores y no solo del miedo miope a que se desgarre el útero. Un grupo de obstetras también creó una página web con la que las embarazadas pueden calcular las posibilidades de éxito de su PVDC; la calculadora ha ayudado a muchas mujeres a entender que el mantra relativo a las cesáreas no tenía una base científica sólida, como mucha gente cree.[34]

¿HAY QUE INDUCIR EL PARTO A TODAS LAS MUJERES?

«Hay otra cosa que deberías analizar —me comentó la doctora Hansen Lindner cuando íbamos a poner punto final a nuestro encuentro—. A ver si tu equipo de investigación en la Johns Hopkins puede echar un vistazo al ensayo ARRIVE».

Uy, sí, me acordaba de ese ensayo. El estudio ARRIVE, publicado en 2018, causó sensación en la comunidad médica y, en contra de lo que diría el sentido común, convirtió la inducción del parto en un nuevo estándar de la atención médica para casi todos los embarazos de bajo riesgo, en vez de prescribir esa práctica solo de forma puntual, cuando se considerara necesaria.[35]

El estudio contó con la participación de unas seis mil mujeres con embarazos de bajo riesgo, aleatorizadas al llegar a la semana treinta y ocho. A la mitad se les administró oxitocina para inducir el parto a las treinta y nueve semanas, y con la otra mitad se decidió esperar al «inicio espontáneo», es decir, los médicos esperaron a que la mujer entrara en labor de parto sola (con algunas excepciones), como se había hecho durante siglos. El estudio, publicado en el *New England Journal of Medicine*, sostenía que las mujeres a las que se les indujo el parto habían sufrido menos complicaciones. Pero lo curioso era que el estudio justificaba esa supuesta superioridad de la inducción con resultados inconexos y no significativos en términos estadísticos. Sus resultados también eran sesgados porque, contra toda lógica, se permitió a las futuras madres alargar el embarazo mucho más de lo que la mayoría de los obstetras considerarían seguro, conociendo los riesgos de dar a luz tras la semana cuarenta y dos. El diseño del estudio parecía tener un claro sesgo en contra de esperar al inicio espontáneo.

Yo imprimí el estudio y lo distribuí entre nuestro equipo de investigación para que analizaran la metodología. Los dos expertos en estadística que había en la reunión señalaron enseguida el mismo problema: la agrupación genérica. Agrupar sucesos raros es un método conocido para «adulterar los resultados», para tomar un estudio que no muestre ninguna diferencia estadísticamente significativa y alterarlo para que sí la presente. Nuestro equipo de investigación concluyó que el estudio acusaba limitaciones graves, algunas de las cuales eran reconocidas por los mismos autores en su artículo. Entre el equipo, la sensación era que el *New England Journal of Medicine* debería haber rechazado el estudio.

Pese a las fallas de diseño del estudio, el artículo cambió la práctica médica en Estados Unidos. A partir de 2018, algunos hospitales instauraron la norma de inducir el parto a todas las mujeres de bajo riesgo a las treinta y nueve semanas, en parte debido al ensayo ARRIVE. La doctora Hansen Lindner y muchos otros profesionales, sin embargo, no han variado su forma de trabajar.

En un estudio posterior, publicado en 2023, se señaló que, desde la publicación del ensayo ARRIVE, el número de partos inducidos se había incrementado, pero no habían caído los índices de complicaciones, en contra de lo que predijeron los autores del estudio.[36] Si un segundo estudio contradice las conclusiones del ARRIVE, no será la primera vez que se refuta una práctica actual basada en un estudio del *New England Journal of Medicine*. Durante gran parte de las últimas dos décadas, el caproato de hidroxiprogesterona (comercializado en Estados Unidos bajo el nombre Makena) fue alabado como el primer medicamento capaz de prevenir el parto prematuro. Durante siglos, nada ha conseguido resolver este problema. En 2011, la FDA aprobó el fármaco con un procedimiento acelerado basándose en un estudio del *New England Journal of Medicine*[37] y más de 250 000 mujeres acabaron tomándolo, muchas de las cuales eran pobres y dependían del programa Medicaid. Pero luego los científicos de la FDA detectaron un error crucial en el estudio, y en un ensayo más exhaustivo que se publicó en 2021 se descubrió que, a la hora de impedir el parto prematuro, el fármaco no era más útil que el placebo. Dicho de otra forma, que no funcionaba. Dos años y medio después, la FDA lo retiró del mercado. (Por qué tardaron dos años y medio en hacerlo es harina de otro costal, y tiene que ver con la burocracia que lastra a esa agencia).[38]

Cuando una amiga mía estaba buscando un obstetra para que la asistiera en el parto, me hizo caso y preguntó a los potenciales candidatos si inducían el parto por norma general a todas las embarazadas de bajo riesgo a las treinta y nueve semanas. Un obstetra le dijo que sí y citó maquinalmente los resultados del ensayo ARRIVE como si fueran el padrenuestro. Otro profesional con quien habló le ofreció una respuesta menos categórica y expresó ciertas reservas respecto al estudio ARRIVE. Yo le dije que eligiera al segundo obstetra.

HUMILDAD

La medicina avanzada puede salvar la vida de un recién nacido. Pero muchos de los ritos neonatales comunes de la medicina contemporánea no se basan en ninguna prueba científica. Son dictados por el dogma médico. Algunos chocan de frente con la ciencia y el sentido común.

Tomemos como ejemplo la práctica que mencioné antes: el hecho de administrar a los recién nacidos delicados una concentración del cien por ciento de oxígeno (en lugar de aire normal). Que esa práctica causaba ceguera lo confirmó en 1952 el doctor Arnall Patz, director de oftalmología del Hospital Johns Hopkins, quien recibió la Medalla Presidencial de la Libertad por su descubrimiento. Patz se atrevió a cuestionar la creencia tradicional de que todo oxígeno es bueno. Él usó la ciencia para poner en duda el supuesto de que lo que es bueno para un adulto también debe serlo para un niño.

Aun así, durante muchos años la Academia Estadounidense de Pediatría siguió propagando esa práctica perjudicial a través de un curso titulado «programa de reanimación neonatal». Hasta el año 2005 no se cambiaron las pautas para los bebés nacidos a término completo. Los prematuros tendrían que esperar hasta 2010 para que las pautas concedieran a los médicos la libertad de elegir una concentración de entre un 21 y un 100 por ciento de oxígeno. En 2015 las pautas se modificaron y pasaron a recomendar una concentración de entre un 21 y un 30 por ciento de oxígeno para reanimar a los recién nacidos prematuros.

El doctor Hermann sufrió daños oculares por culpa de los altos niveles de oxígeno que le administraron tras su parto prematuro, y yo le pregunté cómo se sentía al ver que la profesión había tardado sesenta y tres años en aplicar por completo los descubrimientos que el doctor Patz había hecho en 1952.

«Me parece increíble. Yo podría haber conservado la vista de ambos ojos... porque ya se sabía».

Un péndulo

La historia del parto contemporáneo demuestra que el péndulo oscila de un extremo al otro.

Los médicos que hace décadas insistían en tener ingresados a los recién nacidos durante siete días no eran unos científicos enajenados decididos a mantener en cautiverio a los bebés como si fueran extraterrestres capturados. Eran el subproducto de una época pasada en la que el parto fue sumamente peligroso. En 1915, el primer año del que se tienen registros de mortalidad infantil, fallecían el 10 por ciento de los bebés de Estados Unidos.[39] Exigir que las madres y los bebés permanecieran en el entorno controlado del hospital era una medida de urgencia para abordar la escabechina. También fue una oportunidad para estudiar a los recién nacidos. El *establishment* médico empezó a conocer mejor la reanimación neonatal y a asentar los estándares de esa práctica. Hoy la mortalidad infantil es un 93 por ciento inferior que en aquella época.

Pero, al mismo tiempo, la medicina se ha vuelto vulnerable a flagrantes lagunas.

Es infrecuente que el péndulo de la atención pertinente no se mueva del centro, donde queremos que esté. Dicho de otra forma, es complicado encontrar el equilibrio perfecto entre la cantidad idónea de atención médica y la cantidad idónea de naturaleza. Por desgracia, el péndulo tiende a dar grandes bandazos.

Si somos sinceros con las cifras, la mortalidad infantil se desplomó a lo largo de los años, pese a los numerosos errores de las generaciones anteriores de médicos. Pero el péndulo ha oscilado en exceso hacia la sobremedicalización. Hoy en día, miles de padres, desilusionados por las frías prácticas del pasado y el presente, están desencantados con la medicina contemporánea y no quieren ni oír hablar de ella. A veces idealizan los partos en casa y los partos sin asistencia médica, ignorando los riesgos reales que conllevan esas decisiones. Sí, dando a luz en casa hay menos intervencionismo y es más barato si todo va bien. Pero el índice de mortalidad infantil en esos partos es el triple de elevada.

La respuesta no es hacer bascular el péndulo hasta un extremo u otro. Debemos evitar los extremos reaccionarios. En todas las áreas de la medicina, deberíamos preguntarnos en qué punto estamos del espectro. ¿Podemos evitar el exceso de tratamiento? ¿Qué lagunas nos lastran?

La medicina contemporánea salva vidas, pero también debemos procurar que devuelva las prácticas humanas al parto, la intervención médica más antigua del mundo.

8

Cuestionar las certezas

El auténtico origen del cáncer de ovario

> La incertidumbre es una posición incómoda. Pero la certeza es una posición absurda.
>
> VOLTAIRE

Durante sus treinta años de carrera profesional, el doctor B detestó dar a mujeres la mala noticia de que tenían cáncer de ovario. A menudo es incurable una vez que se diagnostica, lo que lo convierte en el cáncer ginecológico más letal del mundo.[1] Y, más desalentador aún, no hay una prueba eficaz de detección precoz.[2]

El doctor B es un tipo empático. Suele desarrollar un vínculo emocional con sus pacientes. Con cada año que pasaba, fue molestándose más con el cáncer ovárico. ¡Llegó al punto en que se enojó con los propios ovarios! Presa del hartazgo, le daba igual que los ovarios produjeran hormonas saludables. En su cabeza, los ovarios no tenían otro propósito que aterrorizar a las mujeres cuando en ese órgano crecía un cáncer. En ocasiones, en el quirófano, la disección quirúrgica dejaba al descubierto el órgano reluciente. Él se detenía un instante y lo observaba, como un soldado que mira fijamente a los ojos a su enemigo.

El doctor B emprendió una misión para convencer a todas las mujeres en edad posreproductiva que tenían que someterse a una operación por el motivo que fuera de que era pertinente que les extirparan los ovarios para evitar el cáncer. A lo largo de su carrera, el doctor B extirpó miles de ovarios.

Su postura no se alejaba mucho de la norma que ha imperado durante los últimos setenta años. La doctora Rebecca Stone, compañera mía en la Johns Hopkins, donde es directora de oncología ginecológica, me contó que ella compartió esa opinión durante buena parte de su carrera. Pero, siendo mujer, sus emociones eran más ambivalentes. Me dijo que la apenaba que un órgano que es tan importante para todo tipo de cosas, desde el deseo sexual hasta la regulación de la temperatura, pudiera causar tantas muertes. Muchos cirujanos ginecológicos me dijeron lo mismo. A escala nacional, cientos de millones de ovarios perfectamente normales han sido, y siguen siendo, extirpados con tal de evitar el cáncer.

La cruzada para extirpar ovarios normales a fin de salvar vidas parecía ir de maravilla hasta que no hace mucho se hizo un descubrimiento espectacular y aleccionador: el cáncer de ovario no proviene del ovario.

Los médicos se fueron contra el órgano equivocado.

«¿*Cómo?*», pensé, mientras la doctora Stone me explicaba este nuevo descubrimiento científico una tarde en el hospital. Tuve que interrumpirla varias veces. «¿Me estás diciendo que el cáncer de ovario no proviene del ovario?».

Exacto, me dijo. Según nuevas investigaciones, el tipo más frecuente de cáncer ovárico, el cáncer seroso, se origina en las trompas de Falopio.

«Pero el nombre de la enfermedad es cáncer de *ovario*. ¿Cómo puede no provenir del ovario?». Ella me contó que las nuevas investigaciones estaban arrojando luz sobre una suposición aceptada durante siglos.

Yo me quedé desconcertado. ¿Podía eso ser verdad? Y, si lo era, ¿cómo no me había enterado antes? Ese mismo día, llamé a amigos médicos de todo el país para comprobar si ellos habían oído hablar de aquel alucinante descubrimiento. La mayoría lo desconocían. Decidí buscar todos los estudios sobre ese tema y sumergirme en él. Me adentré en algunas de las investigaciones más deslumbrantes y fascinantes que vi en los últimos diez años. Fue un latigazo intelectual con considerables repercusiones para millones de mujeres.

Valentía científica

En 1999, el doctor Louis Dubeau, patólogo de la Universidad de California Meridional, escribió un ensayo proponiendo esta idea radical. Había observado que algunas células del cáncer de ovario no parecían compartir las características de las células ováricas.[3] El título de su artículo, muy controvertido, se preguntaba: «¿El emperador va desnudo?». Pues resulta que la respuesta es que sí.

En 2001, un grupo de patólogos neerlandeses se quedaron perplejos al examinar los ovarios de mujeres a quienes se los habían extirpado porque se consideraba que tenían un alto riesgo de desarrollar cáncer ovárico. Los patólogos encontraron células precancerosas incipientes, pero no en el ovario. Estaban a unos milímetros de ese órgano, en las trompas de Falopio, que también les fueron extirpadas.[4]

En el Dana-Farber Cancer Institute, el patólogo Christopher Crum oyó hablar de aquel descubrimiento antintuitivo del grupo neerlandés. «No les creo», pensó de entrada. Pero su mentor lo animó a no dejarse llevar por los prejuicios y a comprobar la hipótesis. Así pues, llevó a cabo un estudio más exhaustivo y, en efecto, encontró que el cáncer seroso proviene de las trompas de Falopio.[5] En concreto, de unas partes llamadas fimbrias, unas proyecciones parecidas a unos dedos que hay al final de las trompas y que recubren el ovario. Me puse en contacto con el doctor Crum y hablé con él sobre su estudio, que se publicó en 2006. Él me explicó que al principio muchos científicos de su ámbito no aceptaron su investigación. De hecho, su primer artículo fue rechazado porque quienes lo revisaron en la revista, que parecían confundidos con los resultados, pensaron que la idea era demasiado descabellada. En una carta en que se comunicaba que no lo publicarían, se afirmaba: «Los autores proponen una teoría que es interesante, pero también requiere una buena dosis de imaginación».

Sin embargo, ese era precisamente el objetivo del estudio. La carta de rechazo daba a entender que el cáncer de ovario no podía provenir de las trompas de Falopio porque provenía del ovario, con lo cual no comprendía el descubrimiento en absoluto.

«Tengo compañeros que se aferraron mucho a la idea del origen ovárico, pero debes tener la mente abierta —me dijo el doctor Crum—. Tienes que estar dispuesto a modificar tu forma de pensar».

Luego, en 2017, el doctor Victor Velculescu, compañero de la Johns Hopkins, resolvió un poco más el debate sobre el origen de ese cáncer con un elegante estudio.[6] Profesor de Patología y Oncología en la mencionada universidad, colaboró con el doctor Ronny Drapkin, investigador de la Universidad de Pensilvania, que se formó con el doctor Crum. Juntos, descubrieron que los cambios genéticos observados en los cánceres ováricos habían evolucionado a partir de células que recubrían las trompas de Falopio años antes (quizás incluso bastantes años antes). Analizando la «firma» genética de las células cancerosas, establecieron que su origen estaba en las trompas de Falopio.

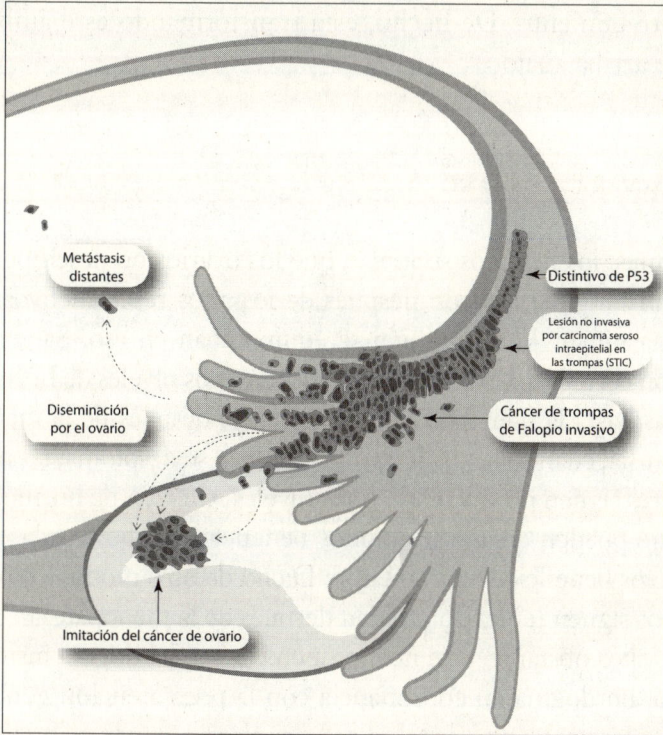

Origen descubierto recientemente del cáncer de ovario. (*Fuente*: Ilustración de Carolyn Hruban).

Basándose en estas investigaciones, la mayoría de los ginecólogos ahora reconocen que el tipo más frecuente de cáncer ovárico se origina en el recubrimiento interno de las trompas de Falopio. Desde allí, se expande al ovario. Eso también explica por qué este cáncer se extiende con rapidez por la cavidad abdominal libre.

Durante los últimos sesenta o setenta años, los médicos han extirpado millones de ovarios sanos de mujeres de todo el mundo con el pretexto de evitar el cáncer de ovario. El descubrimiento del verdadero origen del cáncer de ovario ha tenido unas repercusiones inmensas para su prevención y tratamiento. De hecho, está transformando este ámbito de arriba abajo.

SALVAR UN ÓRGANO

Antes, los médicos suponían que los ovarios no desempeñaban ninguna función después de los años reproductivos de una mujer. Pero también se equivocaban en eso. Sabemos con certeza que los ovarios producen altos niveles de hormonas hasta la menopausia. Pero, incluso después de la menopausia, cuando la producción hormonal se desploma, las mujeres siguen produciendo unos niveles *más bajos* de hormonas que pueden conllevar algunos beneficios cardiovasculares y otros beneficios para su salud. Dicho de otro modo, los ovarios siguen teniendo utilidad después de la menopausia.

No obstante, este hecho va en contra del dogma histórico: un dogma en consonancia con la poca atención general por los problemas de salud de las mujeres y con la mentalidad tradicional de la medicina, dominada por los hombres. Recordé la persistencia de esta mentalidad cuando un médico hombre con quien estaba hablando sobre ese descubrimiento en un congreso me preguntó: «¿Por qué es tan importante que las mujeres mantengan los ovarios después de tener hijos?».

Yo le respondí con la pregunta de cómo nos sentiríamos los hombres si las cirujanas nos extirparan los testículos una vez que hubiéramos tenido hijos.

Él asintió lentamente e hizo una mueca de dolor. Ahora era consciente de la situación.

Un buen argumento podría ser que extirpar ovarios sanos era la mejor recomendación sobre la base de los mejores conocimientos científicos de los que se disponía en ese momento. Pero ahí viene algo que cuesta aceptar: décadas después de aclararse la explicación científica de esta cuestión, hay cirujanos que *siguen* extirpando ovarios sanos de mujeres con bajo riesgo.

CÓMO ESO CAMBIÓ MI PRÁCTICA MÉDICA

He ido al centro de la Johns Hopkins dedicado al cáncer miles de veces. Pero un día la visita fue especial. Fui a reunirme con el doctor Velculescu para hablar con él sobre el estudio que publicó en 2017.

En su oficina, le pregunté acerca de sus investigaciones. Él me explicó que uno de los motivos por los que había tenido ganas de cuestionar los supuestos orígenes del cáncer ovárico era que la medicina contemporánea no había hecho progresos contra esta cruel enfermedad. «Los tratamientos contra el cáncer de ovario no han variado gran cosa en muchas décadas —me dijo—. Esto podría deberse, en parte, a que hemos estado estudiando el tejido equivocado en busca del origen de esos cánceres». Madre mía. Todo tenía sentido.

Descubrir el origen del cáncer en las trompas de Falopio no fue solo un avance teórico. Tuvo unos beneficios enormes en el mundo real. Ahora los médicos podían extirpar las trompas de Falopio y dejar los ovarios en su sitio, suponiendo que la paciente no tuviera algún otro motivo para que se los extirparan. Obviamente, esto solo debería tomarse en consideración una vez que una mujer ya hubiera dejado de tener hijos. Ahora sabemos que extirpar de forma habitual ovarios normales en mujeres con bajo riesgo es pasarse de la raya.

Basándose en esa nueva información, todos nuestros cirujanos ginecológicos de la Johns Hopkins ahora ofrecen a la mayoría de las mujeres la opción de extirparles las trompas cuando se someten a una histerectomía, al tiempo que se les dejan los ovarios intactos (siempre que no haya otras circunstancias especiales). De forma parecida, a las mujeres que piden una ligadura de trompas ahora se les recomienda, en vez de eso, la extirpación. (Esas mujeres aún pueden quedar embarazadas con una fecundación in vitro si cambian de opinión, porque la intervención deja intactos los ovarios). De hecho, el Colegio Estadounidense de Obstetras y Ginecólogos publicó una nueva guía en que recomienda la extirpación de las trompas de Falopio (pero no de los ovarios) para las mujeres en edad posreproductiva que tienen que someterse a otras cirugías ginecológicas.[7,8] Eso se debe a que extraer las trompas reduce su probabilidad de uno entre setenta y ocho de desarrollar cáncer ovárico en el futuro.

Las trompas de Falopio son una de las pocas estructuras anatómicas que no tiene función ni propósito alguno más allá de la reproducción. Por eso en mi consultorio, cuando hablo con una paciente que ya no quiere tener hijos sobre la extirpación de la vesícula biliar u otra intervención abdominal, ahora le recomiendo que hable también con otra persona: le ofrezco la posibilidad de hablar con uno de mis compañeros de ginecología para que un profesional participe en la operación y la extirpe las trompas de Falopio. Desde que descubrí las investigaciones sobre los nuevos orígenes del cáncer ovárico en las trompas de los doctores Stone, Velculescu y otros, no he dejado de estar asombrado por cómo alargar quince minutos la intervención puede salvar vidas. Por ponerlo en contexto, extirpar las trompas de Falopio es al menos diez veces más eficaz contra el cáncer que los resultados *conjuntos* de la detección mediante mamografía y colonoscopia.

El doctor Drapkin me dijo que el descubrimiento del origen del cáncer ovárico en las trompas de Falopio ilustra la importancia de tomar en consideración varias perspectivas. La mayor parte de sus investigaciones sobre el cáncer requieren la participación de científicos de muchos ámbitos distintos —físicos, bioquímicos, genetistas y otros especialistas— que buscan nuevas ideas y estrategias para entender el funcionamiento del cáncer. «No debemos aislarnos —me dijo—. Si todos nos dejamos llevar por las mismas ideas, nunca vamos a descubrir nada nuevo».

En la actualidad, el doctor Drapkin está estudiando los nervios conectados a los tumores. Él y su equipo descubrieron que la activación de esos nervios puede contribuir al crecimiento tumoral, lo que permite vislumbrar una estrategia novedosa para la eliminación de los tumores.[9,10] Muy bonito.

La oportunidad

En algunas zonas de Canadá y Alemania, ofrecer la extirpación de las trompas de Falopio de forma preventiva ya se volvió una práctica sanitaria estándar para las mujeres en edad posreproductiva que se someten a cirugías abdominales. A partir de 2010, los médicos canadienses adoptaron esa nueva práctica después de que el doctor Crum y los patólogos neerlandeses publicaran sus primeros resultados.

Pero la adopción de esta práctica en Estados Unidos no ha seguido el mismo ritmo.

Los médicos canadienses están monitorizando de cerca los resultados de sus pacientes, de lo cual obtienen lecciones útiles para el mundo. El año pasado, médicos de la Universidad de la Columbia Británica presentaron los resultados de 80 000 mujeres, a un 45 por ciento de las cuales se les habían extirpado las trompas (pero no los ovarios) mientras que el 55 por ciento restante formaba parte del grupo de control (se habían sometido a una histerectomía, pero les habían dejado intactos tanto las trompas como los ovarios).[11] De las mujeres a quienes les extirparon las trompas, solo una desarrolló cáncer seroso; en cambio, de las mujeres del grupo de control lo desarrollaron diecinueve. En otras palabras, la extirpación de las trompas de Falopio dio como resultado una reducción de un 93 por ciento de los casos de cáncer seroso, el tipo letal más frecuente.

Cuando hablé con el autor principal del estudio, la doctora Gillian Hanley, me dijo que, si bien los cánceres ováricos serosos se originan en las trompas de Falopio, nuevas investigaciones están poniendo al descubierto que hay otros dos subtipos de cáncer que podrían originarse en el útero (no en el ovario). Probablemente, extirpar las trompas de Falopio corta la vía por la que estos cánceres se propagan.

Hay otros tipos de tumor menos frecuentes (por lo general, más benignos) que pueden crecer a partir del propio ovario. Por este motivo, se cree que extirpar las trompas (dejando los ovarios) reduce de forma significativa el riesgo total, pero no por completo. Según la doctora Hanley, se calcula que la reducción del riesgo conjunto para todos los tipos de tumor es de alrededor de un 80 por ciento.[12, 13]

A pesar de este beneficio, muchos profesionales sanitarios no son conscientes de esta nueva práctica positiva. El Colegio Estadounidense de Obstetras y Ginecólogos afirma que extirpar las trompas de Falopio «ofrece la oportunidad de hacer disminuir de forma significativa el riesgo de sufrir cáncer ovárico». También señala que no extraer los ovarios permite a las mujeres beneficiarse de los bajos niveles de hormonas que siguen saliendo de esos órganos.

Dicho esto, hagamos algunos cálculos. En Estados Unidos, cerca de 400 000 mujeres se someten a una histerectomía todos los años y a aproximadamente 700 000 se les hace una ligadura de trompas. A eso hay que añadirle que a varios millones de mujeres se las someterá a una cirugía abdominal, de vesícula biliar o colon, a una edad posreproductiva. Todas esas operaciones ofrecen la mejor oportunidad de disminuir las muertes por cáncer de ovario.

La doctora Rebecca Stone me habló de modelos de datos según los cuales podrían salvarse 2 000 vidas al año con el mero hecho de extirpar las trompas de Falopio (pero no los ovarios) de una mujer al hacerle una histerectomía, en lugar de ligarle las trompas. Eso también permitiría ahorrar cerca de 500 millones de dólares (los costos de la atención por cáncer de ovario son en promedio de 1.5 millones de dólares por paciente), por no decir que aliviaría la carga de quimioterapia y cirugía. En un estudio de la Universidad de Virginia en que se analizaba la opción de extirpar las trompas de Falopio durante tres operaciones abdominales comunes se calculó que esa estrategia podría reducir los índices de cáncer ovárico entre un 28 y un 38 por ciento a escala nacional.[14] Otro estudio situaba la cifra estimada entre el 35 y el 64 por ciento.[15]

¿Qué otra nueva intervención en oncología rebaja la incidencia del cáncer en un tercio? En Canadá, los ginecólogos ahora forman a los cirujanos generales para que extirpen de forma segura las trompas de Falopio cuando sea pertinente. (Te sorprendería la cantidad de médicos que las confunden con un ligamento cercano denominado ligamento redondo del útero si no lo miran con detenimiento).

«No se me ocurre ninguna otra época de la medicina en la que hayamos tenido la oportunidad de reducir el riesgo o incluso evitar un cáncer letal (un cáncer que no tenemos la esperanza de detectar de forma precoz en un plazo cercano) con una sencilla intervención quirúrgica —dijo la doctora Stone—. Si tuviéramos el equivalente de eso para el cáncer de páncreas, sería como haber encontrado el santo grial, pero el hecho de que la medicina en general no haya adoptado la salpingectomía [la extirpación de las trompas de Falopio] es revelador», comentó. Hay algunas cosas en la medicina que se reciben con gran entusiasmo, mientras que otras chocan contra muros de desinterés. Ella y el doctor Joe Sakran ahora están dirigiendo colaboraciones en nuestro hospital para presentar esta opción a más mujeres, empezando por informar a los médicos y a la sociedad en general.[16] La doctora Stone encabeza un consorcio internacional de médicos para ampliar los estudios sobre esta materia y concienciar sobre ella.

La defensa de este mensaje se vio impulsada en 2021 cuando un estudio hecho en el Reino Unido reafirmó que no existe ninguna prueba de detección eficaz para el cáncer de ovario. El estudio, con 200000 mujeres, halló que las técnicas modernas de imagen radiográfica y los análisis de sangre no conseguían identificar a las mujeres con cáncer ovárico en fase inicial.[17]

Parejas que buscan un anticonceptivo permanente

En mis conversaciones con varios ginecólogos ha surgido otra repercusión de este nuevo descubrimiento. Históricamente, cuando una pareja monógama le pide al médico una forma permanente para evitar el embarazo, la recomendación general ha sido que el hombre debería hacerse una vasectomía, suponiendo que ambos gozan de buena salud. Pero una vasectomía no reduce el riesgo de cáncer. Por el contrario, la extirpación de las trompas de Falopio sí. Así que el reciente descubrimiento de esta oportunidad de reducir el riesgo de cáncer con la extracción de las trompas hace decantar la balanza hacia que las mujeres se sometan a una intervención en lugar de que los hombres se hagan una vasectomía. Por supuesto, hay muchos otros posibles factores que podrían entrar en juego al hacer tal recomendación. Pero como mínimo afecta la toma de decisiones.

¿Adónde nos lleva esto?

Si eres una mujer y estás leyendo este capítulo, quizás te estás preguntando si deberías pedir que te extirparan las trompas de Falopio como operación independiente. Dicho de otro modo: si es eficaz, ¿por qué solo ofrecerla como complemento a otra operación?

Esta es una buena pregunta que los médicos aún no estamos en disposición de responder. Los expertos destacados en este ámbito dicen por prudencia que hoy por hoy no recomiendan esta operación como intervención independiente, aunque podría ser una medida de prevención de mucho peso. Las dudas podrían deberse más bien a las enormes repercusiones sociales de hacer una recomendación tan general.

Recomendar que todas las mujeres del mundo se sometan a una operación determinada son palabras mayores. El sistema sanitario no tiene la capacidad, los controles de calidad o las pruebas concluyentes para respaldar una recomendación de salud pública de tal alcance, a pesar de que ha pasado un cuarto de siglo desde que se apuntó por primera vez que el origen del cáncer ovárico podía estar en las trompas de Falopio. Quizás piensas que hoy deberíamos disponer de estudios de población más extensos, pero la cruda realidad es que las cosas avanzan lentamente (con demasiada lentitud). Tendremos más información cuando veamos la próxima oleada de resultados del ensayo canadiense.

Toda intervención médica conlleva algún riesgo. La pregunta es: ¿cuáles son los beneficios? Una mujer que se someta a esa intervención rebajará notablemente su 1.3 por ciento de riesgo de padecer cáncer ovárico, pero aceptará aproximadamente entre un 0.01 y un 0.001 por ciento de riesgo de muerte o discapacidad derivado de la propia operación (dependiendo del cirujano y otros factores no controlables) y alrededor de 1 por ciento de riesgo de sufrir alguna complicación quirúrgica menor. ¿Merece la pena? A gran escala, nadie está en disposición de afirmarlo con certeza hasta que dispongamos de más datos. Para empezar, los índices de complicación pueden variar de un cirujano a otro y, si uno de cada cien cirujanos tiene un índice de complicación muy alto, eso podría echar a perder el beneficio general de hacerlo como una intervención independiente.

Sin embargo, esta no es la única consideración. El riesgo de cáncer varía según la edad de la mujer y otros factores. Y el riesgo de someterse a una operación es distinto para cada mujer. La edad media que tienen las mujeres cuando se les diagnostica cáncer de ovario es de sesenta y tres años, lo que hace pensar que la prevención pasada esta edad tiene un interés mucho menor. Además, la cirugía supone un riesgo más alto para las mujeres más mayores. Por el contrario, extirparle las trompas de Falopio a una mujer de cuarenta y cinco años conllevaría un beneficio de reducción de riesgos mayor y un riesgo menor de sufrir complicaciones quirúrgicas. Localizar la franja de edad adecuada con la mejor relación riesgo-beneficio ayudará a decidir hasta qué punto hay que generalizar la recomendación.

Las mujeres con un alto riesgo de desarrollar cáncer ovárico tal vez tengan unos antecedentes familiares marcados o una mutación genética determinada. En algunos de esos casos, un cirujano puede recomendar extirpar las trompas de Falopio *y* los ovarios. Extraer los ovarios puede ser una buena decisión médica en ciertas circunstancias. Depende de la edad de la mujer, sus factores de riesgo para el desarrollo de cáncer de ovario, sus niveles hormonales o la terapia hormonal sustitutiva que haya tomado y la potencial preocupación por cualquier anomalía detectada en sus ovarios. Dar a esas mujeres terapia hormonal sustitutiva tras extirparles los ovarios a menudo las ayuda a encontrarse mejor y a prolongar la vida.

Al hablar con expertos en oncología ginecológica, vi claramente que comprendían la magnitud de generalizar la recomendación de extirpar las trompas de Falopio a las mujeres sanas. Decirle a cualquier persona sana, a alguien que no tiene ningún problema, que venga al hospital para someterse a una intervención menor es una línea que casi nunca cruzamos en medicina. Deberíamos hacerlo solo si hay un beneficio claro que supera de lejos los riesgos.

No obstante, dejando a un lado todas las consideraciones logísticas, desde luego parece extraño que esta operación para evitar el cáncer sea muy recomendable si vas al médico para pedir que te hagan una ligadura de trompas, pero no si no haces tal petición.

Yo me voy a abstener de recomendar que una mujer sana se someta a esa intervención a no ser que ya no quiera tener hijos. Pero, si yo fuera una mujer que está buscando una solución anticonceptiva permanente, sin duda evaluaría con atención los riesgos y los beneficios. Por ahora desconocemos las cifras exactas, pero, desde la distancia, un riesgo aproximado de entre un 0.01 y un 0.001 por ciento parece mucho más atractivo que un riesgo de un 1.3 por ciento. También hay otros factores que pueden cambiar con el tiempo. El cáncer de ovario es uno de los pocos cánceres cuya incidencia va en aumento. Está previsto que el número de muertes por cáncer ovárico se incremente cerca de un 50 por ciento durante los próximos veinte años.[18, 19]

Después de extirpar millones de ovarios sanos durante casi medio siglo en nombre de la prevención del cáncer, el descubrimiento por parte de los médicos de que la forma más común de cáncer de ovario se origina en las trompas de Falopio tiene unas repercusiones inmensas.

EL PEOR NOMBRE

La medicina contemporánea hace muchas cosas bien, pero poner nombres no es una de ellas. Tenemos una *widowmaker* («generadora de viudas»), una determinada vía de conducción nerviosa que hay en el corazón. Podemos necesitar un trasplante fecal. O tenemos cáncer de mama «triple negativo», aquel que carece de los tres principales receptores hormonales. Estas son solo algunas de las desafortunadas denominaciones que inventamos para afecciones y tratamientos médicos. Si bien esos nombres pueden ser útiles para los profesionales sanitarios, pueden confundir o angustiar a los pacientes.

Cuando oí que no hace mucho los médicos habían acuñado el término *salpingectomía oportunista*, una vez más suspiré de exasperación. Sí, este es el nombre de esa nueva estrategia de extirpar las trompas, pero dejar el ovario. *Salpingectomía* significa «extracción de las trompas de Falopio». Bien. *Oportunista* tiene varias connotaciones negativas. Una infección oportunista se propaga en personas que tienen bajas las defensas. La palabra también sugiere la idea de aprovecharse de una situación: algo que puede tener resonancias negativas en comunidades pobres o minoritarias donde una anterior generación de cirujanos hombres y blancos extrajo los ovarios de mujeres negras sin su consentimiento. Al preguntar qué les parecía esta denominación descubrí que a los médicos les gustaba, pero a la sociedad en general no.

El primer paso para concienciar a la sociedad es encontrar un nombre mejor para la intervención: un nombre que describa de forma adecuada que se trata de una operación destinada a la reducción del riesgo y en la que los ovarios no se tocan. Con suerte, algún término cuajará y sustituirá a *salpingectomía oportunista*, que, para mi consternación, predomina cada vez más en los textos académicos sobre la materia. Tal vez te preguntes por qué insisto tanto en que encontremos un buen nombre. Esto debería tener más sentido cuando leas la siguiente página.

Además, quizás también deberíamos cambiar el nombre del propio cáncer. A la mayoría de los subtipos que se originan en las trompas de Falopio podríamos llamarlos, siguiendo la lógica, «cáncer de las trompas de Falopio». Eso, en la mayoría de los casos, sería más preciso que «cáncer de ovario».

Recuperar la confianza

El programa Medicaid no permite a los médicos hacer una extracción de las trompas de Falopio sin que la paciente haya dado su consentimiento por escrito treinta días antes de la intervención. ¿Por qué se da tanta importancia a obtener el consentimiento de la paciente con tanta antelación? Por desgracia, hay un oscuro historial de casos en los que los médicos extirparon ovarios y trompas de Falopio sin el debido consentimiento.

El movimiento eugenésico en Estados Unidos condujo a algunas prácticas execrables a finales del siglo XIX y principios del XX. Los eugenistas defendían que se engendrara en los tipos más «deseables» de niños, y una de sus prácticas fue esterilizar a hombres y mujeres para evitar la transmisión de rasgos «no deseables», como la insubordinación o el alcoholismo.[20] En 1907, Indiana se convirtió en el primer estado en realizar esterilizaciones, por la fuerza o mediante coacción, en virtud de unas políticas basadas en los principios eugenésicos. En 1931, treinta estados tenían unas leyes similares. Cada año, miles de mujeres fueron objeto de intervenciones para esterilizarlas, y la mayoría eran pobres y personas de color. La eugenesia perdió fuerza en los años cincuenta, pero siguió con otros nombres. Hasta 1979 no entraron en vigor regulaciones que prohibían la esterilización en los programas con financiación federal.[21] Es una historia bochornosa, que tiene sus raíces en la cultura paternalista de la medicina.

Esas prácticas vergonzosas persistieron hasta tiempos mucho más recientes en otros países. Entre los años 1996 y 2000, el Gobierno de Perú pagó a médicos y hospitales para que hicieran operaciones de esterilización forzada a cerca de 270000 mujeres indígenas. ¡Sí, exacto, eso ocurrió en los años noventa! Los médicos engañaban a las mujeres diciéndoles que requerían una operación y les quitaban los ovarios o les ligaban las trompas de Falopio sin su conocimiento. A algunas las sujetaban y las intervenían a la fuerza. En otros casos se aprovechaba que las mujeres iban al hospital para someterse a operaciones rutinarias para esterilizarlas sin avisarlas.

En consecuencia, una generación de mujeres jóvenes nunca pudo concebir. Ese programa atroz se disfrazó como programa de salud pública para abordar la «salud de la población». Los médicos peruanos violaron la sagrada confianza de la profesión e hicieron uso de su autoridad para aprovecharse de esas mujeres y participar en un genocidio médico.[22, 23]

Muchas de esas mujeres nunca tuvieron hijos, y muchos de los médicos que están vivos hoy siguen ejerciendo la medicina. A pesar de haber participado en esa violación de los derechos humanos, los médicos no se han disculpado y nadie ha sido castigado. Al contrario, se les recompensó. El Gobierno pagaba a hospitales y médicos basándose en el número de operaciones de esterilización que hacían.

Alberto Fujimori fue presidente de Perú durante esa campaña de esterilización forzada, aunque negó tener conocimiento del programa. Cuando su hija, Keiko Fujimori, se presentó a la presidencia en 2016, ese fue un problema notable para su campaña. Decenas de miles de mujeres se manifestaron en señal de protesta. Ella afirmó que desconocía la campaña de esterilización y que creía que a esas mujeres se las tenía que indemnizar, pero no logró convencer a la sociedad y perdió las elecciones. Su padre, que estaba cumpliendo una condena de veinticinco años por violaciones de los derechos humanos, salió de la cárcel el 6 de diciembre de 2023, cuando el Tribunal Supremo de Perú ratificó un indulto que le habían otorgado años antes.

Me duele escribir esta historia tanto como a ti te puede doler leerla. Nunca debemos subestimar la posibilidad de que el paternalismo médico desemboque en crímenes contra la humanidad. Perú es un país extremadamente pobre. Como mínimo, los médicos del país que recibieron dinero por participar en esterilizaciones forzadas deberían ser castigados y tendrían que indemnizar a las muchas mujeres a las que mutilaron. Nosotros, como médicos, debemos ceñirnos *siempre* a los principios de la autonomía de los pacientes, la transparencia y, antes que nada, no causar daño. También debemos ser inteligentes a la hora de comunicarnos con la sociedad, conscientes de que muchas personas tienen un motivo o una experiencia familiar pasada que las hace desconfiar de los expertos médicos.

Una nueva carga en la lucha contra el cáncer

Dentro de unos años, también puede haber formas menos invasivas de extraer o incluso amputar las trompas de Falopio. La tecnología de precisión también puede permitir a los médicos localizar el extremo de la trompa más cercano al ovario donde se origina el cáncer. Hay un grupo de la Universidad de Virginia Occidental que incluso ha extraído trompas de Falopio por la vagina.[24] Exacto, sin ninguna incisión en la piel. Hay quien cree que esta forma de extracción podría reducir las reticencias de algunas mujeres ante la intervención.

En este libro no doy consejos médicos. Pero, si mi madre fuera más joven y tuviera que someterse a una cirugía opcional en el abdomen con un buen cirujano, yo probablemente la animaría a informarse sobre la intervención. La extirpación de las trompas de Falopio dejando los ovarios puede representar una estrategia única para reducir el dolor y las muertes prematuras en el mundo.

Cuando reflexiono sobre lo lejos que hemos llegado en el abordaje del cáncer, me siento orgulloso de la profesión médica. La creatividad de los médicos que se atreven a pensar de formas distintas y descubrir nuevas vías de reflexión debería ser una inspiración para todos los científicos. Empecé el capítulo hablando de la impotencia y la frustración del doctor B. El cáncer ovárico sigue siendo una enfermedad terrible, pero los médicos ya no tienen que extirpar ovarios de forma sistemática para combatirlo. Podemos ser más precisos. Durante los próximos años, quizás se convierta en una intervención complementaria recomendada de forma más generalizada. Hasta entonces, tal vez debas preguntar de forma específica por la operación. Y, a medida que dispongamos de más datos de investigación, los médicos deberían estar dispuestos a compartirlos con los ciudadanos, junto con todas sus opciones, en tiempo real.

Tal vez una intervención de quince minutos podría reducir de forma drástica las muertes por cáncer de ovario.

9

El valle de la silicona

*Implantes mamarios, enfermedades autoinmunes
y la crisis de los opiáceos*

> Las palabras son, sin lugar a dudas, la
> droga más potente que consume la huma-
> nidad.
>
> RUDYARD KIPLING

De vez en cuando le pregunto a uno de mis compañeros cirujanos por alguno de los residentes que han pasado por nuestro equipo. «¿Qué fue de fulano? ¿Qué está haciendo ahora?». A menudo la respuesta es que ocupa un cargo directivo en un hospital estadounidense de primer nivel o que dirige una investigación innovadora.

Un día, mientras estaba en medio de una operación, me vino un *flashback* de cuando había trabajado con un residente al que llamaré Joe. A todos nos encantaba trabajar con Joe porque tenía talento con las manos y era un genio investigando. Teníamos el presentimiento de que algún día encontraría la cura del cáncer o que haría algo grande, dado que cuando estaba en la Johns Hopkins trabajaba en la genética del cáncer. Recordé con un compañero lo genial que había sido trabajar con Joe.

«¿Qué fue de Joe? ¿Qué está haciendo ahora?», pregunté.

«Está muy ocupado poniendo tetas en Miami», me respondió mi compañero.

«¿En serio?», lo miré desconcertado. La investigación sobre el cáncer había perdido a un gran cirujano y científico. Formamos a muchos cirujanos con talento que a continuación se meten en el campo de la cirugía plástica. A lo largo de nuestra vida, la demanda de cirugías para mejorar el aspecto se ha disparado. Y, durante los últimos cincuenta años, la operación estética número uno más solicitada fue el aumento de pecho: una intervención que se hace alrededor de mil veces al día en Estados Unidos.

Durante un periodo de treinta años, más de un millón de mujeres optaron por hacerse una operación de implante mamario de silicona.[1] Cerca de una quinta parte se sometieron a la intervención para restablecer su figura después de una cirugía por cáncer. Otras sencillamente querían operarse para mejorar su autoestima, para verse más atractivas, sobre todo en ciertas partes de Estados Unidos. Los cirujanos a veces nos referimos al corredor entre Miami y Palm Beach como «la costa de la silicona» y llamamos al corredor entre Los Ángeles y San Diego «valle de silicona».

Se probaron los implantes sin silicona, por ejemplo los que están rellenos de una solución salina, pero las mujeres tenían una marcada preferencia por los de silicona por su tacto blando y natural.

Pero entonces, en 1992, el uso de los implantes de silicona se frenó en seco. Se originó un acalorado debate nacional sobre la seguridad de esos implantes. Fue tan religioso como científico y se prolongó durante una década, en la que cambió para siempre el campo de la medicina. Una granada mediática y una acción del Gobierno crearon un efecto dominó que dio lugar a la era contemporánea de la litigación médica masiva. Y a raíz de ello se inició una crisis de los opiáceos que aún hoy asola Estados Unidos.

Este capítulo de la medicina contemporánea empezó con un programa de televisión.

EL INCENDIO DE CONNIE CHUNG

La presentadora Connie Chung puso los implantes de silicona en el centro de la atención mediática estadounidense. Millones de estadounidenses, la mayoría mujeres, seguían religiosamente sus largas exposiciones. Chung informó de muchos momentos cumbre, pero el 10 de diciembre de 1990, habló en su programa, seguido en directo por trece millones de estadounidenses,[2] de la «enfermedad por implante mamario», un episodio que se convertiría en el más popular de su trayectoria.

Chung inició esa sección hablando sobre los implantes mamarios, un tema potencialmente morboso que hace subir las audiencias. «Todos hemos oído rumores sobre qué famosas llevan implantes y cuáles no. Pero no sabemos nada sobre los peligros que conllevan».

A continuación, Chung presentó a varias mujeres con enfermedades que según ellas se debían a los implantes de silicona que llevaban. Una de las mujeres, Janice, entró cojeando. La habían operado once años antes. Chung dijo: «Hoy en día apenas puede andar, sufre varias enfermedades». Janice explicó: «Tengo dolores y fatiga constantes». Tomaba medicamentos caros para lidiar con sus síntomas debilitantes. Al ver el programa tiempo después, me entró la curiosidad de saber si alguno de aquellos medicamentos era un opiáceo, porque podría contribuir a su discapacidad.

A otra mujer, Judy, le habían puesto unos implantes mamarios tras una doble mastectomía. Aproximadamente un año después, había desarrollado unos síntomas «parecidos a la gripe», dolor articular y dificultad al subir y bajar escaleras. Un médico le dijo que tenía una enfermedad vinculada con la silicona. Chung preguntó a un patólogo cómo la silicona podía hacer que el sistema inmunitario se «averiara». No existía ningún estudio científico que demostrara que la migración de la silicona pudiera causar síntomas de esa índole.

El caso más aterrador que presentó Chung fue el de Sybil, que se había sometido a cinco operaciones, algunas de las cuales al parecer habían consistido en colocar y extraer implantes de silicona. En el programa se enseñó una imagen de su pecho desfigurado, y Chung dijo que la serie de operaciones la había dejado «destrozada e infectada». Pero no estaba claro que sus complicaciones tuvieran nada que ver con el implante de silicona. A mí me parecía que era un caso de una cirugía mal hecha.

No importaba que no hubiera ninguna demostración científica que respaldara las afirmaciones que se hacían en el programa. La sesgada presentación daba como obvio que los implantes de silicona causaban un montón de problemas de salud. Y, si les había ocurrido a aquellas víctimas, pensaron preocupados muchos espectadores, entonces esos mismos problemas de salud podían estar desarrollándose en el interior de millones de mujeres que llevaban implantes de silicona, aunque no hubieran experimentado síntomas todavía.

La empresa que fabricaba el implante mamario de silicona había pagado a la CBS para que retransmitiera un anuncio como respuesta a las informaciones de Chung. Estaba previsto que el anuncio apareciera después de una nueva retransmisión de esa sección del programa, y daba una versión más equilibrada de la situación. Pero la CBS canceló el anuncio justo antes de la retransmisión del episodio sin dar ninguna explicación.[3]

La polémica en torno a los implantes de silicona estalló poco antes de que yo empezara a trabajar como cirujano, así que me puse en contacto con algunos cirujanos mayores que yo que vivieron la controversia para saber cómo lo experimentaron de primera mano. El doctor Doug Wagner era un cirujano plástico muy solicitado en Akron, en Ohio, cuando estalló la polémica. Era presidente de una sociedad de cirujanos plásticos que me invitó a dar una conferencia en su congreso anual. Almorcé con él y así pude preguntarle cómo había vivido ese episodio.

El doctor Wagner me habló de cómo la histeria había llevado a muchas mujeres a indicar de repente que padecían «la enfermedad del implante mamario», un síndrome mal definido que incluía una vaga constelación de síntomas; por ejemplo, malestar general, fatiga, insomnio, caída del pelo, dolor estomacal y dificultad para concentrarse. Cuanto más se hablaba de la enfermedad en los medios, más mujeres se identificaban con al menos un síntoma de la lista. Las mujeres empezaron a pedir que les quitaran los implantes de silicona. Luego se lo contaban a sus amigas, que a veces hacían lo mismo, lo que propagaba la práctica más aún.

«Muchas mujeres optaron por que les cambiaran los implantes de silicona por implantes con solución salina —me contó el doctor Wagner—. Lo irónico del caso es que los implantes de silicona tienen menos filtraciones que los salinos».

El doctor Wagner recordaba el caso de una mujer que había acudido a su consultorio durante esa histeria mediática pidiéndole que le quitara los implantes de silicona. Le dijo que durante el año anterior había sufrido la «enfermedad del implante mamario». El doctor Wagner le hizo notar que llevaba los implantes desde hacía veinte años.

«¿Por qué no había tenido esa enfermedad en los primeros diecinueve años?», le dijo él. Le pareció que la mujer había empezado a atribuir cambios normales del envejecimiento a esa nueva enfermedad hipotética.

«No está claro si la enfermedad del implante mamario era una enfermedad real —me explicó el doctor Wagner—. Los abogados lo convirtieron en una afección porque las demandas contra el fabricante obligaron a que se alertara a las pacientes de una posible "enfermedad del implante mamario" antes de la intervención». Esa advertencia, a su vez, dio más legitimidad a la enfermedad.

La advertencia se incluyó en el consentimiento informado y, por tanto, empezó a formar parte de las conversaciones sobre los riesgos de los implantes. Fue una enfermedad en buena medida alentada por los abogados y magnificada por los médicos, a quienes se forzaba a alertar a las pacientes sobre ella. Tomó vida propia. A medida que se hablaba más de la «enfermedad del implante mamario», iba propagándose como un virus. Cada vez más mujeres empezaron a atribuir cualquier dolencia médica a esa enfermedad. En cualquier grupo de más de un millón de mujeres, entre 40 000 y 50 000 van a desarrollar enfermedades del tejido conectivo *de forma normal*, con independencia de que lleven o no un implante de silicona. Pero ahora, con ese revuelo, las que llevaban un implante y desarrollaban una enfermedad del tejido conectivo, síndrome de fatiga crónica o un sinfín de problemas de salud más (como les ocurre de forma normal a muchas personas) creían que aquello se debía a los peligrosos implantes. Según el doctor

Wagner, fue en esencia una epidemia inventada, una crisis que sigue activa en la actualidad, alimentada por las redes sociales.

Connie Chung había iniciado un incendio.

ENTRA EN ESCENA EL DOCTOR KESSLER

La entrevista de Connie Chung creó una emergencia sanitaria nacional. Días después, en el Congreso se celebraron unas comparecencias sobre los implantes mamarios de silicona. Los únicos tres científicos que testificaron en la comparecencia fueron peritos pagados por quienes habían demandado al fabricante de implantes de silicona.[4, 5] El congresista por Nueva York Ted Weiss escribió en una carta al doctor David Kessler, comisionado de la FDA, que «los riesgos de sufrir cáncer [por los implantes de silicona] [...] puede que sean más de cien veces mayores que los que indicó la FDA». Y también hubo organizaciones de derechos civiles que se manifestaron en contra de los implantes.[6]

Trece meses después del programa de Chung, la FDA dio un paso importante. El doctor Kessler, exresidente de pediatría en la Johns Hopkins, anunció una moratoria temporal y luego una prohibición de los implantes de silicona. «La FDA no puede garantizar la seguridad de estos dispositivos en este momento —declaró Kessler en una rueda de prensa en enero de 1992—. Aún no sabemos con qué frecuencia sufren filtraciones y cuándo las sufren; no sabemos con exactitud qué materiales se filtran al cuerpo».[7] Kessler también alertó: «Aún no sabemos si los implantes pueden hacer aumentar el riesgo de que una mujer tenga cáncer. Como tampoco sabemos suficiente sobre la relación entre estos dispositivos y las enfermedades autoinmunes y del tejido conectivo». Esas advertencias eran contundentes proviniendo del máximo regulador del país sobre dispositivos médicos. La preocupación de la FDA por que los implantes de silicona pudieran desencadenar una enfermedad autoinmune salió de un informe médico que analizaba tan solo a tres mujeres.[8]

Extrañamente, se siguió permitiendo que se usaran los implantes mamarios de silicona, pero solo para cirugías reconstructivas tras un cáncer si la paciente estaba inscrita en un ensayo clínico. Además, Kessler permitió que los implantes *salinos* permanecieran en el mercado.

Parte de la oposición de Kessler parecía basarse en una opinión negativa respecto al aumento de pecho cuando se hacía estrictamente por motivos estéticos. «No tiene mucho sentido que la FDA conceda al aumento de pecho la misma importancia que a un componente aceptado de la terapia contra el cáncer», escribió más adelante en el *New England Journal*.[9]

En el mismo artículo, Kessler también alertó de que incluso una mujer sin síntomas podía sufrir una «ruptura silenciosa»,[10] lo que infundió más angustia todavía al más de un millón de mujeres que llevaban un implante. Dijo a todas las mujeres con un implante que acudieran a revisiones periódicas con el fin de detectar problemas como una ruptura del implante.

Ahora las mujeres tenían a dos personas provocándoles una gran preocupación: Connie Chung y el máximo regulador médico del país. Durante los siguientes años, los miedos fueron creciendo como una bola de nieve.

Los medios de comunicación actuaron como un megáfono para esas preocupaciones. *Los Angeles Times* informó que «los implantes de silicona pueden causar graves problemas de salud en las mujeres; y quizás incluso en algunos de sus hijos».[11] Muchos otros medios se hicieron eco de esos mismos miedos y repitieron ciegamente como loros las inquietudes sobre seguridad que salían de los estamentos públicos.

Los medios de comunicación y el Gobierno, casi a la vez, desataron la histeria en todo el país. Miles de mujeres hicieron cola para que les retiraran los implantes mamarios de silicona. Un cirujano plástico jubilado de la Johns Hopkins me contó que algunas mujeres jóvenes con los pechos pequeños de forma natural habían tenido problemas emocionales debido a la pérdida de los implantes mamarios de la misma forma en que las mujeres sufren tras una mastectomía bilateral. «Marty, no te puedes ni imaginar la mella que eso hizo en su autoestima», me dijo.

La demanda de la intervención para retirar los implantes era tan alta que la Oficina de Contabilidad del Gobierno escribió una carta al Congreso instando a Medicaid y a otros programas de seguro con financiación federal para que se hicieran cargo de las operaciones.[12] Algunas mujeres se cambiaron los implantes de silicona por unos implantes con solución salina. El doctor Kessler insinuó que solo una pequeña parte de las mujeres *preferían* la silicona a la solución salina, aunque las mujeres siempre han preferido el aspecto y el tacto de la silicona.[13]

Los médicos contraatacan

El doctor Kessler era una figura muy respetada. Pero, poco después, otra destacada facultativa estadounidense empezó a expresar con vehemencia su parecer sobre esa cuestión. A la doctora Marcia Angell, que más adelante llegaría a ser jefa de redacción del *New England Journal*, no le gustaron las advertencias siniestras y las decisiones regulatorias del doctor Kessler. La doctora Angell criticó la prohibición de la FDA con el argumento de que los implantes se habían utilizado durante treinta años con unos efectos secundarios mínimos y una satisfacción generalizada.[14] También señaló que la prohibición de Kessler había «provocado enormes miedos entre el millón de mujeres que llevaban implantes» que eran desproporcionados teniendo en cuenta los riesgos. Ella insinuó que Kessler, con su aparente sesgo contra los implantes por motivos estéticos, estaba «exigiendo a los implantes un estándar imposible: puesto que no tenían beneficio alguno, no podían entrañar ningún riesgo».

Destacados dirigentes de la Sociedad Estadounidense de Cirujanos Plásticos estuvieron de acuerdo con ella. También discrepaban de las decisiones de Kessler, pues sostenían que no había datos suficientes para retirar los implantes del mercado libre.

Los médicos señalaron el hecho de que los datos existentes y los treinta años de experiencia con los implantes colocados a más de un millón de mujeres hacían pensar que eran seguros. Reconocían que una versión anterior del implante había tenido un índice de filtración más elevado, pero que la versión más resistente que se utilizaba en ese momento tenía un perfil de seguridad fiable. Algunos médicos que se quedaron perplejos por la prohibición supusieron que la FDA tenía que disponer de algunos datos que no se habían hecho públicos porque, de no ser así, no tenía ningún sentido la medida extrema de Kessler.

El doctor Norman Cole, que en esa época presidía la Sociedad Estadounidense de Cirujanos Plásticos, declaró a *The New York Times*: «Para nosotros [eso] es muy alarmante, y manda un mensaje muy negativo a las pacientes de que esos implantes tienen algún problema [...]. Si se encontraron datos científicos nuevos y significativos, queremos verlos. Nosotros no los tenemos».

El doctor Mitchell Karlan, un destacado médico californiano, criticó la decisión de Kessler y dijo a los periodistas: «Habrá una histeria absoluta entre las mujeres [...]. Ya tenemos los datos, la experiencia de los médicos».

Después de prohibir los implantes de silicona por motivos estéticos, el doctor Kessler siguió defendiendo su postura. Al año siguiente escribió otro artículo insistiendo en su parecer, esta vez en el *Journal of the American Medical Association*, y el debate siguió en plena efervescencia durante años.[15]

UN ÁNGULO MUERTO DESCOMUNAL

El problema de los implantes de silicona pareció ocupar una parte desorbitante de la dedicación regulatoria durante el mandato del doctor Kessler en la FDA. Por el contrario, casi no se prestó atención al MS Contin (morfina), un opiáceo de liberación prolongada cuyas ventas habían empezado a incrementarse. La agencia declaró que el MS Contin era seguro y eficaz tan solo cuatro años antes de que Kessler prohibiera los implantes de silicona y aprobó su uso general. Si bien Kessler exigió estudios a largo plazo para los implantes mamarios de silicona, no se aplicó la misma exigencia a los productos opiáceos.

Cuando llevaba un año en vigor la prohibición de los implantes de silicona, la agencia de Kessler inició el proceso de evaluación de la solicitud del OxyContin (oxicodona), de la empresa Purdue Pharma. Al año siguiente, la agencia aprobó ese medicamento con alta capacidad de adicción creyendo que «eso conllevaría un *menor* consumo excesivo», según la agencia.[16] La aprobación se basó en un ensayo clínico de catorce días con personas que sufrían osteoartritis. La FDA no hizo ningún esfuerzo para monitorizar posibles complicaciones del medicamento, como la dependencia.

La página web de la FDA describe su aprobación, en diciembre de 1995, de la siguiente forma: «La FDA creyó que la formulación del OxyContin, de liberación controlada, provocaría un *menor* consumo excesivo».[17] Pero esa opinión no se basaba en datos válidos. No era más que la afirmación de Purdue Pharma, y la FDA de Kessler se la tragó.

La doctora Janet Woodstock, de la FDA, supervisaba la sección que aprobó el OxyContin. Purdue Pharma prometió que haría otro estudio y presentaría los resultados a la FDA, pero nunca lo hizo.[18] Durante los siguientes veintitrés años, la doctora Woodstock no les exigió responsabilidades a pesar de que no habían cumplido su promesa.

No había pruebas de que el OxyContin era una sustancia segura y eficaz para tratar el dolor crónico, y sigue sin haberlas. En resumen, la etiqueta de aprobación del OxyContin para tratar a los pacientes con dolor crónico contenía errores científicos.

Por irónico que parezca, a algunas mujeres que se les extrajeron quirúrgicamente los implantes de silicona, se les prescribieron dosis excesivas de opiáceos. Todos lo hacíamos. Ese era el pensamiento de grupo que me inculcaron cuando hacía la residencia en cirugía. El dogma estaba respaldado por una carta, citada con frecuencia y publicada en 1980 en el *New England Journal*, en que se declaraba que «la adicción era infrecuente».[19] Es probable que algunas mujeres no murieran por culpa de la silicona, sino por los opiáceos que les dieron para tratar su supuesta enfermedad del implante mamario.

El debate sobre los implantes de silicona se alargó durante años, pero no se habló mucho sobre los opiáceos. A algunos médicos les preocupaba que los opiáceos pudieran generar adicción, pero se les veía como individuos *antiestablishment*. La Sociedad Estadounidense del Dolor y otras asociaciones repitieron el dogma. Los representantes de ventas de Purdue Pharma iban a visitar a los médicos que tenían dudas de que el OxyContin fuera menos adictivo, pero los comerciales a menudo eran capaces de convencer a los médicos de los beneficios del medicamento tras citar la aprobación de la FDA. Ni Kessler ni la FDA durante su mandato —que duró hasta 1997 y, por tanto, fue el más largo que ha tenido cualquier comisionado de la FDA en los últimos cincuenta años— exigieron que se hicieran estudios a largo plazo de la dependencia de los opiáceos.

Paradójicamente, el OxyContin recibió la aprobación de la FDA para un uso crónico después de un ensayo clínico de catorce días, mientras que los implantes mamarios de silicona fueron apartados del mercado por no demostrar resultados a largo plazo a la FDA.

Hasta el año 2017 el ámbito de la medicina no recibiría su lección de humildad con un estudio bochornosamente sencillo. Unos investigadores de la Universidad de Míchigan que analizaban registros de repuesto de farmacias descubrieron que uno de cada dieciséis pacientes a quienes les dieron opiáceos después de una intervención quirúrgica seguía tomando opiáceos entre tres y seis meses después.[20] Algunos médicos sabían desde hacía tiempo que los opiáceos eran adictivos,[21] pero ese estudio de Míchigan detalló cómo operaciones quirúrgicas de poca importancia podían causar la adicción a esas sustancias. Aquello fue una señal de alarma. El estudio era tan sencillo de llevar a cabo y tan revelador que fastidia pensar que podría haberse hecho fácilmente antes de la epidemia de los opiáceos.

Abogados con los bolsillos llenos

La polémica de los implantes de silicona dio lugar a un nuevo fenómeno en Estados Unidos: las demandas colectivas por asuntos médicos. Los abogados sacaron partido del caos. Ellos confirmaron la creencia de las mujeres obsesionadas con que su implante de silicona era la causa de los males de su vida. Se basaron en un precedente de 1984, un caso en el que un tribunal había condenado a la empresa Dow Corning a pagar 1.5 millones de dólares de indemnización después de que Maria Stern afirmara que su implante de silicona le había causado la enfermedad autoinmune que padecía.

El caso de Stern no tuvo una gran repercusión hasta que Connie Chung expuso su testimonio en su programa.[22] Entonces se inició una ola de demandas contra el fabricante que atormentarían a la empresa durante más de una década.

La prohibición de la FDA dio a los abogados más munición.

Dos años después de entrar en vigor la prohibición de Kessler, un jurado de Houston concedió 27.9 millones de dólares a tres mujeres que afirmaban que sufrían una variante atípica de lupus, una afección neurológica, y un problema autoinmune «inducido por la silicona». Al término de ese año se habían presentado más de 19 000 demandas contra el fabricante del implante de silicona.

En 1995, 440 000 mujeres se habían sumado a un pacto de indemnización colectivo. Finalmente, Dow Corning aceptó pagar 3 200 millones de dólares para resolver las demandas.[23] En ese momento se trató del mayor acuerdo judicial por perjuicio médico de la historia.

Los abogados de las demandantes Stanley Chesley y John O'Quinn habían construido unos imperios inmensos presentando pleitos. Se harían famosos como pioneros de las demandas colectivas por asuntos médicos.

«Una vez que se involucraron los abogados, aquello tomó vida propia», me contó el doctor Bill Crawley, un cirujano plástico afiliado a la Johns Hopkins que estaba en activo en esa época.

A pesar de todo el revuelo, nunca se encontraron pruebas de que los implantes mamarios provocaran lupus, cáncer o ninguna otra enfermedad a las mujeres que los llevaban.

UNA EPIDEMIA INVENTADA

Las dimensiones de la crisis de los opiáceos se minimizaron al tiempo que se exageraban las de la epidemia de la enfermedad del implante mamario. Pero pronto se publicaron estudios que desacreditaban las afirmaciones de que los implantes de silicona causaban enfermedades autoinmunes y de otra índole. En 1994, la Clínica Mayo publicó un gran estudio en el *New England Journal* en el que se llegó a la conclusión siguiente: «No encontramos ninguna asociación entre los implantes mamarios y las enfermedades del tejido conectivo u otros trastornos que estudiamos».[24] Al año siguiente, el Colegio Estadounidense de Reumatología aseguró que no veía pruebas convincentes de que existiera ninguna relación causa-efecto entre los implantes mamarios de silicona y las enfermedades del tejido conectivo. El Colegio Estadounidense de Neurología hizo público un comunicado parecido. El incremento del riesgo de padecer cáncer de mama también se refutó en varios estudios. Y, en un sorprendente giro, en un informe que se publicó en el *Journal of the National Cancer Institute* se halló que los estudios existentes «en realidad invitan a pensar que el riesgo de sufrir cáncer de mama podría ser menor en las mujeres que llevan implantes».[25]

Los datos eran claros. Habían confirmado lo que los cirujanos llevaban años diciendo: los implantes de silicona tenían un riesgo bajo de generar complicaciones «locales» y no causaban enfermedades autoinmunes, cáncer ni otras afecciones crónicas.

Cuatro años después de la entrada en vigor de la prohibición de Kessler, la doctora Marcia Angell, que se había enfrentado a Kessler en el *New England Journal*, publicó *Science on Trial: The Clash of Medical Evidence and the Law in the Breast Implant Case*. El libro hizo tomar conciencia de la falta de justificación científica detrás de la prohibición de la FDA, a la vez que vapuleaba a los tribunales por dictar sentencias sin base científica.

«Hay una clara disparidad entre lo poco que se ha demostrado de los riesgos y la abundancia de anécdotas que ahora se cuentan en los medios y en los tribunales», escribió Angell.

Angell también criticaba a la FDA por propagar el miedo y señalaba el posible sexismo que había detrás de la decisión de Kessler. La doctora explicó que un motivo del doble rasero era que los beneficios de los implantes de silicona no eran tan tangibles como lo sería un medicamento típico que supervisara la FDA. Por lo general, un fármaco mejoraba los síntomas del paciente, lo curaba o mitigaba su enfermedad, o provocaba otros cambios computables. Los implantes, no obstante, a menudo se utilizaban para fomentar la autoestima y la autoconfianza, sobre todo en mujeres que se habían sometido a una mastectomía debido al cáncer u otra enfermedad, sostenía Angell.

Angell y otros expertos señalaron que puede accederse con facilidad a sustancias como el alcohol y el tabaco —que matan a más de cien mil estadounidenses todos los años—, mientras que unos dispositivos utilizados para mejorar la salud mental de las mujeres se apartaban del mercado con pocas pruebas. Los partidarios de Kessler sostenían que él se había enfrentado a la industria del tabaco con mayor contundencia que nadie (a Kessler se le atribuye también el mérito de aprobar medicamentos contra el VIH con relativa rapidez). La doctora Angell acabaría siendo una destacada defensora de los pacientes y una voz crítica ante las políticas de la FDA. Por sus esfuerzos al cuestionar la prohibición de los implantes de silicona por parte de la FDA, la revista *Time* la incluyó en la lista de los veinticinco estadounidenses más influyentes de 2001.[26]

El doctor William Dupont, de la Universidad Vanderbilt, también criticó la cruzada de Kessler contra los implantes de silicona. Dupont alertó de que la decisión de Kessler «tendría unas fuertes repercusiones en nuestra sociedad si se aplicara de forma sistemática a otros dispositivos». Aseguró que los lentes de contacto son un elemento estético y pueden tener efectos adversos. «¿La FDA seguirá tolerando esa práctica?», preguntó Dupont. Kessler respondió a Dupont diciéndole que la comparación entre los implantes y los lentes de contacto no era justa y que había estudios en ese momento que demostraban que esos lentes eran seguros y eficaces.[27]

Me puse en contacto con el doctor Kessler y le pregunté qué pensaba él de toda la saga. Antes de entrevistarnos, me envió por correo electrónico un artículo de 2023 en que se proponía que un tipo infrecuente de linfoma estaba vinculado con una versión texturizada de los implantes de silicona.[28] Me dijo que seguía convencido de su decisión, aunque había sido una decisión difícil, y me contó que los fabricantes de implantes tuvieron tiempo suficiente para presentar datos de seguridad antes de la prohibición, pero que no habían entregado nada. También me explicó que el objetivo de la prohibición era recabar más información y que se ajustaba a la ley.

LA ÚLTIMA PALABRA

En 1996 ya había llegado a los tribunales federales un número cada vez mayor de litigios derivados de implantes de silicona. Fue un punto culminante en la batalla nacional por esos implantes. El juez Sam C. Pointer se ocupó de los casos y decidió llegar al fondo de la cuestión desde una perspectiva científica. Nombró a un grupo nacional de expertos para que revisaran los mejores estudios médicos disponibles y elaboraran un informe. Dos años después, el grupo de expertos concluyó que las investigaciones científicas no habían logrado demostrar que los implantes mamarios de silicona eran causantes de enfermedades. La creación de un grupo de expertos por parte de ese juez dio paso a una nueva era de estándares científicos en los tribunales, ahora denominado estándar Daubert, que desde entonces ha mejorado la calidad de las declaraciones periciales.[29]

Al año siguiente, 1999, el Instituto de Medicina (rebautizado más adelante como Academia Nacional de Medicina) publicó un informe de cuatrocientas páginas elaborado por trece científicos independientes.[30] El informe concluía que, a pesar de que los implantes de silicona podían causar algunos problemas poco relevantes, como el endurecimiento del pecho o del tejido cicatrizado, no provocaban enfermedades autoinmunes ni ninguna gran enfermedad.

La multimillonaria guerra contra la silicona se había terminado.

Dónde estamos hoy

En 1998, el doctor Kessler admitió ante *The New York Times* que «no hay pruebas de que [los implantes mamarios de silicona] causen enfermedades sistémicas».[31] Pero en esa época el fabricante Dow Corning ya se había declarado en quiebra.

Tras la prohibición de Kessler, ninguna otra empresa se arriesgaría a comercializar otro implante mamario de silicona. Pero al final una empresa se atrevió a dar el paso. En 2006, la FDA puso fin a los catorce años de prohibición y aprobó por primera vez un implante de silicona. Una vez más, el implante de silicona resultó ser el favorito entre las mujeres debido a su tacto blando y natural. Vale la pena señalar que la FDA en ese momento no permitió que el implante se utilizara para aumentar los pechos en mujeres menores de veintidós años. Pronto la agencia se haría famosa por sus acciones vengativas contra empresas, por ejemplo castigándolas por sus acciones vinculadas a sus productos retirándoles otro producto del mercado. En 2010, tres años después de la salida de Kessler, la FDA empezó a espiar a sus propios científicos que expresaban preocupaciones de seguridad sobre la aprobación de determinados dispositivos; cuatro delatores fueron despedidos.[32] La agencia accedió a su correo electrónico privado con la ayuda de programas espía que guardaban pantallazos de sus computadoras cada cinco segundos.

Stanley Chesley, uno de los abogados defensores en los casos de implantes mamarios, se ganó el apodo de «señor de las catástrofes» por representar a víctimas de incendios, accidentes de avión y supuestas malas prácticas médicas. Sin embargo, terminó cayendo en desgracia, pues se le prohibió ejercer la abogacía por haber ayudado a abogados a conseguir unos honorarios desorbitados, haber engañado a clientes y luego haber mentido sobre ello.[33]

John O'Quinn, otro de los abogados defensores al que se había dado el título de «rey de las indemnizaciones», acabó poseyendo doscientos coches que guardaba en siete almacenes.[34] Tiempo después se le obligó a devolver 41 millones de dólares que había cobrado de más a sus clientas en casos de implantes mamarios.[35] Murió en 2009 en un accidente de tráfico. Sombrías ironías del destino: no llevaba cinturón de seguridad.[36]

Desde la aprobación del OxyContin por parte de la FDA de Kessler, se cree que la epidemia de los opiáceos ha matado a más de un millón de estadounidenses. La doctora Janet Woodcock, que dirigía la sección de la FDA que aprobó el OxyContin para el dolor crónico (a pesar de que no había datos que confirmaran que era útil para esa dolencia) fue ascendida a directora de la agencia, donde entre 2021 y 2022 ostentó el cargo de comisionada en funciones. Antes de asumir el cargo máximo, una coalición de veintiocho asociaciones de salud pública y organizaciones denunciaban la crisis de los opiáceos enviaron una carta a la Casa Blanca pidiendo que Woodcock *no* dirigiese la agencia. La carta afirmaba que «la doctora Woodcock ostentó un cargo directivo durante uno de los peores errores regulatorios de la agencia en la historia de Estados Unidos».[37]

Tras su paso por la FDA, el doctor Kessler fue nombrado decano de la Facultad de Medicina de Yale. Cinco años después se le nombró decano de la Facultad de Medicina de la Universidad de California en San Francisco. En 2021, la Casa Blanca lo designó asesor científico principal de la respuesta contra el COVID, cargo que ostentó hasta 2023.

La guerra contra los implantes de silicona fue costosa y conllevó muchos daños colaterales. Las revistas médicas se volvieron foros donde se desplegó aquel largo debate, las mujeres sufrieron explosiones de información y, en consecuencia, se hicieron incontables operaciones; y los tribunales estadounidenses se inundaron de casos que costaron miles de millones de dólares.

Hoy en día, el 3 por ciento de las mujeres estadounidenses llevan implantes mamarios, y la silicona vuelve a ser el producto estándar para la cirugía de implantes de pecho.

10

Una comedia de errores

Breve historia del pensamiento de grupo en medicina

> Lo bueno de la ciencia es que es verdad tanto si crees en ella como si no.
>
> NEIL deGRASSE TYSON

Durante mi formación como médico se me exigió memorizar cómo hacer muchas operaciones complejas para tratar las úlceras de estómago. Algunas parecían salvajadas. Una consistía en cortar el nervio bidireccional más largo del cuerpo, el nervio vago, que conecta los intestinos con el cerebro, y modificar la ruta de los intestinos del paciente. En esa época, las úlceras eran un motivo habitual por el que una persona terminaba en el hospital. Cuando los pacientes preguntaban qué les había causado esa úlcera, los médicos respondían con una palabra: «Estrés».

La respuesta correcta hubiera sido: «No lo sabemos».

A principios de los años ochenta, el doctor Barry Marshall, un investigador australiano, estaba estudiando la causa de las úlceras. Le intrigaba una idea no convencional, una hipótesis que se había propuesto en estudios publicados en los cien años anteriores. Esos estudios conjeturaban que las úlceras no las causaba el estrés, sino una bacteria en forma de espiral. Marshall descubrió la existencia de un médico griego llamado John Lykoudis, que había tratado con éxito a diez mil pacientes aquejados de úlceras con antibióticos en los años sesenta del siglo xx, pero le habían terminado retirando la licencia para ejercer la medicina porque el tratamiento se alejaba de la práctica médica aceptada.[1]

Cuantas más cosas descubría el doctor Marshall, más se convencía de que tenía que cuestionar el pensamiento establecido. Quería comprobar la hipótesis de que las úlceras las causaban esas bacterias y que se podían tratar con una corta tanda de antibióticos. Pero se topó con una fuerte oposición. Intentó varias veces expresar su punto de vista, pero lo ridiculizaron.

Así pues, el doctor Marshall puso a prueba su hipótesis por su cuenta. Hizo un estudio formal con una serie de pacientes que tenían una úlcera. ¡Incluso se sometió a un experimento a sí mismo! Bebió esas bacterias para provocarse la enfermedad y luego pidió que le hicieran una biopsia para demostrar causa y efecto. Entonces se curó a sí mismo con una breve tanda de antibióticos. Hizo muchos otros experimentos que funcionaron. Demostró que las úlceras de estómago estaban causadas por una bacteria concreta que aisló: *Helicobacter pylori*. Fue uno de los mayores avances de la medicina. En lugar de curarse con una intervención quirúrgica notable, las úlceras de estómago podían tratarse con un antibiótico.

El doctor Marshall y su compañero de investigación, el doctor Robin Warren, enviaron sus resultados revolucionarios a los organizadores de un congreso de medicina porque querían presentarlos en ese acto, pero recibieron esta respuesta:

17 de marzo de 1983

Apreciado Dr. Marshall:

Lamento informarle que su artículo no fue aceptado y no podrá ser presentado [...].

El número de resúmenes que recibimos sigue aumentando y para este congreso se enviaron 67 y solo pudimos aceptar 56.

¡Su descubrimiento no entró ni siquiera entre los 56 mejores! Me pregunto de qué tratarían los otros diez resúmenes rechazados.

A los doctores Marshall y Warren les costó una barbaridad dar a conocer esa cura ante la comunidad médica. A principios de los noventa, por fin casi todos los médicos aceptaron la idea porque los datos eran incontrovertibles. Se salvaron muchas vidas gracias a la valentía y la persistencia de esos dos hombres. Ahora se habla de su descubrimiento como uno de los grandes avances de la medicina. En 2005, se les concedió el Premio Nobel.

El pensamiento de grupo es tan viejo como la profesión de médico. Forma parte de la condición humana. Mientras investigaba el pensamiento de grupo en la medicina, encontré a un sinfín de innovadores revolucionarios que a lo largo de la historia fueron marginados por cuestionar el pensamiento convencional. Leí las historias de muchos científicos revolucionarios de siglos pasados, hasta llegar a la doctora que inventó la vacuna con ARN mensajero.

Tomé mis notas y fui al Departamento de Historia de la Medicina de la Johns Hopkins, en la histórica Biblioteca Welch. Allí me reuní con académicos impresionantes como los doctores Jeremy Greene y Mary Fissell, que me deleita-

273

ron con originales historias e ideas fascinantes. Comparti- mos nuestro asombro al detectar que, a lo largo de la historia, las élites médicas han ido repitiendo los mismos patrones, gobernando por decreto y frenando a los valientes que cuestionaban su dogma.

Empezando por un relato de la época medieval y aca- bando por el desarrollo de vacunas con ARN mensajero en la actualidad, las historias que siguen subrayan una tónica parecida: las ansias de la mayoría por resistirse a las ideas nuevas son potentes. A veces la resistencia es tan trágica que la situación se vuelve graciosa: una comedia de errores. El concepto de disonancia cognitiva del doctor Festinger hace acto de presencia en todas ellas.

Una víctima temprana de la cultura de la cancelación: el doctor Miguel Servet

En la Edad Media, los médicos creían que el cuerpo con- vertía los alimentos en sangre y que la sangre permanecía dentro del cuerpo estancada. (Yo aún pienso que eso es verdad cuando veo a algunos de mis estudiantes de las cla- ses de primera hora durmiendo en la primera fila). La san- gre no circula, pensaban. Solo se sustituía comiendo más alimentos, que luego se convertían en sangre. Se creía que el corazón —eso que latía en el pecho de todas las perso- nas— era una fuente de calor.

Sin embargo, en el siglo XVI, el teólogo español Miguel Servet se atrevió a postular algo distinto. A Servet no le daban miedo las polémicas. En un libro titulado *Restitución del cristianismo*, criticó a la Iglesia. Pero lo que cambió la forma de entender el cuerpo fue el estrambótico apéndice a su tratado teológico en el que dio una descripción precisa del sistema circulatorio del cuerpo. Supongo que intentó publicar su teoría donde fuera.

Para Servet, la situación supuso una buena noticia y a la vez una mala.

¿La buena? Que su teoría sobre la circulación resultó ser correcta.

La mala: que sus creencias teológicas le causaron problemas. Juan Calvino ordenó detenerlo por herejía y lo quemaron en la hoguera. Publicar o morir, ya lo dicen. Tristemente para Servet, le sucedieron ambas cosas.

EL GENIO «VESÁNICO»: EL DOCTOR WILLIAM HARVEY

El doctor Harvey nació veinticinco años después de la ejecución de Miguel Servet. Puesto que Servet había sido considerado un tarado herético, pocos se tomaron en serio su teoría de la circulación. Pero el doctor Harvey no lo dio por perdido. Él analizó de forma objetiva la teoría de la circulación. Viendo cómo había terminado el pobre Servet, el doctor Harvey empleó una estrategia más basada en datos.

El doctor Harvey era un prodigio británico. A los dieciséis años se le concedió una beca para estudiar medicina en la Universidad de Cambridge, donde se dedicó a la figura de Aristóteles.[2] También fue alumno de un famoso anatomista en Italia y se convirtió en un personaje con cada vez más prestigio entre los médicos de Europa.[3] Antes de los treinta años, Harvey fue admitido como miembro del Royal College of Physicians. Años después, sería médico de los reyes Jacobo I y Carlos I. Suena fenomenal, pero créeme: los pacientes VIP pueden ser una pesadilla.

El doctor Harvey practicó autopsias a animales y humanos para entender mejor el corazón y el sistema circulatorio. En 1628, a los cincuenta años, Harvey publicó la culminación de la obra de su vida.[4] En ella sostenía que el corazón bombeaba un volumen significativo de sangre con cada contracción: demasiada sangre para que los tejidos del cuerpo la absorbieran. ¡La sangre tenía que ir a alguna parte! Propuso la teoría de que se desplazaba por el cuerpo y regresaba al corazón siguiendo un patrón circular, en el que el corazón actuaba como un motor. Publicó cálculos matemáticos para demostrar cómo funcionaba.

Como es natural, el doctor Harvey fue criticado por descubrir ese funcionamiento a la perfección. A muchas personas sus hallazgos les parecieron absurdos. En esa época dijo que su consultorio había sufrido un fuerte revés (en sus palabras, experimentó «una vigorosa caída») y que los médicos estaban en contra de su opinión.[5] Aún peor: fue calificado de «vesánico», un término que deduzco, a pesar de mi desconocimiento de la lengua medieval, que no es precisamente un cumplido.

Algunos historiadores calificaron la descripción del sistema circulatorio por parte del doctor Harvey como el descubrimiento médico más importante de la historia.[6]

Y, mejor aún, no lo quemaron en la hoguera.

COMED LIMONES: EL ENSAYO CLÍNICO DEL DOCTOR JAMES LIND

Hoy en día viajar en avión no es algo especialmente entretenido, sobre todo cuando el piloto te interrumpe la siestecita hablando por los altavoces. Y todavía es más trágico si el anuncio es solo para informarte que el avión alcanzó los 9 500 metros de altura. Me da igual si vuelas rozando los árboles, tú llévanos a nuestro destino y punto, quiero responder a veces. Pero cuando estoy irritado dentro de un avión y luego terminan de sacarme de mis casillas con un anuncio hiperentusiasta ofreciéndome una tarjeta de crédito, me ayuda hacer una pausa y tomar cierta perspectiva histórica. Durante siglos, cruzar el Atlántico en barco era más duro. A veces la tripulación ni siquiera sabía dónde desembarcaría. Si te da miedo que haya turbulencias, imagina lo que sería estar en medio de una tormenta con olas de seis metros, piratas, motines o sencillamente perderse en alta mar. Ah, y las ratas. Siempre había ratas. Ya sé que los *snacks* de los aviones están un poco rancios, pero seamos serios: es mejor cruzar el Atlántico con un vuelo de seis horas viendo películas en una cabina climatizada que arriesgarnos a cruzarlo navegando a mar abierto.

Pero he aquí un dato sorprendente: el mayor peligro del mar no era el mal tiempo, ni los piratas ni los naufragios. Era una amenaza distinta que mató a millones de personas: la falta de vitamina C.

El escorbuto, una dolorosa enfermedad que aparece cuando una persona tiene una carencia de vitamina C, mató a alrededor de dos millones de marineros desde el viaje de Colón en 1492 hasta el siglo xix. A veces los barcos perdían a la mitad de sus hombres por culpa de esa enfermedad, que en aquella época era un misterio.

Las descripciones del escorbuto parecen sacadas de una película de terror. A las tripulaciones de los barcos las afectaba mucho. El almirante George Anson, oficial de la Marina Real británica a principios del siglo xvii, describió la enfermedad como una «abundancia de carne que recuerda un hongo [...] y encías putrefactas».[7] Es probable que se refiriera a las hemorragias que se forman en las encías y a las lesiones que salen en la piel asociadas con la enfermedad.

En una travesía, perdió a 1 300 de sus 2 000 hombres por culpa del escorbuto.

No es exactamente lo mismo que pescar un resfriado en un vuelo interno.

El diario de un marino inglés que tuvo el escorbuto y se recuperó, publicado por el Science History Institute,[8] parece una escena de *The Walking Dead*:

> Se me pudrieron todas las encías, que desprendían una sangre negra y putrefacta. Tenía los muslos y las piernas negras y gangrenosas, y me veía forzado a utilizar el cuchillo todos los días para hacerme cortes en la carne con tal de liberar aquella sangre negra y viciada. También utilizaba el cuchillo en las encías, que estaban pálidas y crecían por encima de los dientes [...]. Una vez que había cortado esa carne muerta y había dejado brotar una buena cantidad de sangre oscura, me enjuagaba la boca y los dientes con mis orines, y frotaba esas partes con intensidad [...]. Además, lo desafortunado era que no podía comer, pues ansiaba más tragar que masticar [...]. Muchos de los nuestros morían día tras día, y veíamos echar cuerpos al mar constantemente, a veces tres o cuatro de golpe.

Las personas que navegaban hacia América huyendo de la tiranía de alguna monarquía tenían que valorar el riesgo del escorbuto (de repente, quizás vivir bajo la tiranía de un rey no parecía algo tan malo).

El mundo, perplejo ante la enfermedad, limitó el comercio internacional, las exploraciones (es decir, el imperialismo) e incluso el comercio de esclavos.[9] Ningún médico lograba averiguar por qué una persona desarrollaba esos horribles y extraños síntomas cuando estaba en alta mar. Algunos culpaban al aire marítimo o la falta de ejercicio durante las travesías. Había teorías contrapuestas sobre cómo tratar la afección, ya fuera bebiendo sidra, vinagre o incluso agua de mar. Puaj.

No obstante, entonces apareció el doctor James Lind, un hombre curioso, al que se le daba bien el método científico.[10] Se alistó a la Marina Real británica en 1738 como «auxiliar de médico», que en la práctica era un miembro de la tripulación que también tenía formación en medicina y que colaboraba con el médico principal del barco (*chief surgeon*).[11] Por cierto, *chief surgeon* suena grandilocuente, pero más que nada esos hombres hacían amputaciones y extraían dientes.

El doctor Lind había visto a muchos marinos caer víctimas del escorbuto y había oído rumores sobre posibles tratamientos.[12] Así pues, decidió llevar a cabo un experimento controlado, un ensayo clínico en 1747. Durante la travesía de un barco llamado Salisbury, juntó a doce marineros que tenían el escorbuto. Los dividió en parejas, y a cada uno de los seis grupos lo trató con un remedio distinto durante catorce días. A continuación puedes ver las seis opciones de su ensayo clínico:

1. Beber 1.1 litros de sidra (*no parece terrible*)
2. Beber una mezcla de alcohol y ácido sulfúrico (*el ácido es fuerte como bebida complementaria*)
3. Tomar un trago de vinagre antes de cada una de las tres comidas (*parece una receta para eructar*)
4. Beber media pinta de agua de mar (*asqueroso*)
5. Aplicarse un ungüento medicinal de ajo, semillas de mostaza y semillas de rábano desecado (*suena irresistible*)
6. Comer dos naranjas y un limón todos los días (*parece estrambótico*)

279

Es como si el ensayo clínico lo hubiera diseñado el doctor Frankenstein.

Debido a la escasez de provisiones, el grupo que tenía que comer naranjas y limones solo pudo participar en el experimento durante seis de los catorce días. Pero, por suerte, seis días fueron suficientes. En el libro en el que publicó los resultados después, el doctor Lind escribió: «Los buenos resultados más repentinos y visibles se detectaron en quienes consumieron naranjas y limones».

El libro, titulado *Tratado del escorbuto*, se publicó en 1753, pero por desgracia fue ignorado en buena medida. En consecuencia, apenas se puso en práctica aquella cura que hubiera resuelto una epidemia mundial. Algunos historiadores especulan con que el doctor Lind no publicitó sus conclusiones con la debida contundencia. Tuvieron que pasar más de cuarenta años tras su primera publicación para que la Marina Real británica empezara a llevar provisiones de jugo de limón en sus barcos.

Escucha a los ganaderos: el doctor Edward Jenner

Se calcula que unos 400 000 europeos murieron a causa de la viruela en el siglo XVIII.[13]

La viruela era mucho más mortífera que el COVID-19. El índice de mortalidad del COVID durante sus tres primeros años fue de aproximadamente un 0.1 por ciento. El de la viruela era de entre un 20 y un 50 por ciento. Los que sobrevivían a la enfermedad a veces vivían con afecciones debilitantes, por ejemplo con ceguera. Era brutal. A escala mundial, la viruela potenció el imperialismo, pues diezmó poblaciones susceptibles, como los nativos americanos, que contrajeron la enfermedad de los colonos europeos, que contaban con altos niveles de inmunidad.[14]

Las autoridades sanitarias europeas no tenían ni idea de cómo detener la propagación de la enfermedad, pero los ganaderos de las zonas rurales sí. Los ganaderos se dieron cuenta de que las personas infectadas con el virus de la viruela bovina, una enfermedad mucho más leve, no contraían la viruela. En concreto, las ordeñadoras, que casi todas se habían contagiado de la viruela bovina al trabajar con vacas, eran famosas porque no contraían la viruela. Basándose en sus observaciones, los ganaderos propusieron que la infección por viruela bovina proporcionaba «inmunidad cruzada» a la viruela.[15]

¿Los inteligentísimos médicos escucharon a los «incultos» ganaderos? Pues no. Los médicos elitistas se rieron de los ganaderos pensando que eran unos ignorantes.

Sin embargo, el doctor Edward Jenner, que había crecido en el campo, se tomó en serio sus afirmaciones. En lugar de burlarse de ellos, se planteó lo que proponían con amplitud de miras y lo analizó. A lo largo de veinte años, Jenner recabó información sobre la viruela bovina, la viruela y la forma en que las personas podían desarrollar inmunidad cruzada.

En 1796, el doctor Jenner obtuvo partículas vivas de viruela bovina raspando la ampolla con viruela bovina de una ordeñadora contagiada que se llamaba Sarah Nelmes. Luego hizo un rasguño en el brazo del hijo, de ocho años, de su jardinero y lo frotó con las partículas de piel de la ampolla de Sarah Nelmes. El niño enfermó de viruela bovina. Semanas después, una vez recuperado, el doctor Jenner expuso al niño de nuevo a la viruela bovina (lo que en medicina llamamos «ensayo de infección controlada en humanos»). Esta vez, el niño no desarrolló ningún síntoma, lo que hacía pensar que la primera exposición le había dado inmunidad.

El doctor Jenner acababa de hacer la primera vacunación de la historia.[16]

El médico observó, además, que sus partículas de viruela bovina también proporcionaban inmunidad contra la temible viruela.

Jenner informó de sus resultados a la Royal Society, una elitista institución del Reino Unido dedicada a la ciencia y la medicina. Lo habían admitido a esa institución casi diez años antes por una investigación controvertida sobre cómo se reproducía el cuco: un estudio que de entrada fue ridiculizado, pero décadas después fue aceptado como un hecho.[17] Quizás esa experiencia confirió al doctor Jenner el coraje que necesitaba para crear la primera vacuna del mundo y dar comienzo al largo esfuerzo que siglos después culminaría en la erradicación de la viruela.

La Royal Society tiene una larga tradición de ser una institución objetiva y abierta a las nuevas ideas, pero las personas que ocupaban el poder en esa época rechazaron la investigación del doctor Jenner y lo alertaron de que «más le valía no publicar una idea tan descabellada si le tenía aprecio a su reputación».

Pero eso no frenó al doctor Jenner. Publicó un libro resumiendo los más de veinte años de investigaciones que había hecho sobre la vacunación.[18] Contó la historia de veintitrés personas que habían estado expuestas a la viruela bovina y detalló cómo terminaron desarrollando inmunidad a la viruela bovina y a la viruela. Describió la cura de una de las mayores pandemias mundiales de la historia, y aun así la Royal Society y otras importantes figuras de la medicina lo tacharon de estrafalario.

No obstante, aquello tampoco lo frenó. El doctor Jenner viajó a Londres con la esperanza de hacer ensayos más amplios con humanos para demostrar con mayor rotundidad que su teoría de la vacunación era correcta. Acuñó el término *vacuna*, que deriva de la palabra latina *vacca* («vaca»). (Yo estudié latín durante cuatro cursos porque la gente me decía que me ayudaría en el estudio de la medicina. No fue el caso, así que menciono el origen latín de ese término como una «justificación del esfuerzo»). Al doctor Jenner le costó conseguir que la gente aceptara su vacuna; durante un tiempo llegó a estar tres meses sin un solo voluntario.

Pero de forma paulatina los resultados de sus pacientes fueron hablando por sí solos.

El doctor Jenner envió sus muestras de vacunas a otros médicos de confianza. Benjamin Waterhouse, médico y cofundador de la Facultad de Medicina de Harvard, tomó las muestras de Jenner y las inoculó a su esposa e hijos. Casualmente, el doctor Jenner conocía al presidente John Adams y le pidió que se planteara la creación de un programa de vacunación masiva.[19] Pero, por razones que se desconocen, Adams no respondió a su petición. Al mismo tiempo, empezaron a surgir los primeros antivacunas de la historia, entre los cuales había escépticos miembros de la élite médica.

Entonces el doctor Waterhouse defendió las vacunas ante el vicepresidente Thomas Jefferson. Jefferson las respaldó y sobre ellas escribió: «Todo amigo de la humanidad debe mirar con placer este descubrimiento».

Una vez presidente, Jefferson creó el Instituto Nacional para las Vacunas, que sentó las bases para la administración masiva de la vacuna de Jenner contra la viruela. A principios del siglo xx, la enfermedad estaba prácticamente erradicada en Estados Unidos y Europa.

En 1980, la OMS declaró que se había erradicado la viruela.[20] Aún hoy, el doctor Jenner es considerado el padre de la inmunología. Más adelante, los investigadores aprovecharon los descubrimientos de Jenner para controlar el sarampión, la peste bubónica y otras enfermedades infecciosas. Ese improbable descubrimiento había sido resultado directo de la humildad del doctor Jenner al hacer caso de los ganaderos. No eran «cultos», pero tenían razón.

HISTORIA DE DOS CLÍNICAS: EL DOCTOR IGNAZ SEMMELWEIS

En 1846, el médico húngaro Ignaz Semmelweis trabajaba como jefe de los residentes del Hospital General de Viena.[21] El hospital contaba con dos clínicas obstétricas cercanas que proporcionaban asistencia gratuita a mujeres embarazadas si aceptaban ser examinadas por estudiantes de Medicina como parte de su formación.[22] Las dos clínicas atendían a la misma población local y admitían pacientes en días alternos. Sorprendentemente, la primera clínica tenía mala fama porque cerca de un 10 por ciento de las mujeres tratadas allí morían de «fiebre puerperal» —una infección del aparato reproductor de la mujer—, mientras que en la segunda clínica la mortalidad era de menos de un 4 por ciento.

Las mujeres conocían la reputación de la primera clínica y la temían. A algunas les daba tanto miedo que optaban por parir en la calle en lugar de hacerlo en la clínica. Y, más extraño todavía, las mujeres que parían en la calle tenían una mortalidad más baja que las que daban a luz en la clínica más peligrosa.

Semmelweis había estado estudiando la causa de la tasa de mortalidad más alta, así que se puso en alerta cuando un amigo suyo falleció de forma trágica.[23] En medio de una autopsia, a su amigo se le había clavado un cuchillo de manera fortuita, lo que le había provocado una infección letal: la misma que había matado a tantas mujeres embarazadas en la clínica.

Semmelweis estableció una importante conexión. Su amigo había muerto después de manipular un cadáver. Las mujeres tratadas en la clínica más peligrosa habían sido examinadas por médicos que también habían estado tocando cadáveres, y los médicos no se lavaban las manos antes de examinar a las pacientes. Por el contrario, en la clínica con menor mortalidad los médicos no examinaban cadáveres y jóvenes madres.

Los científicos no aceptaban de forma universal el concepto de «gérmenes» en esa época. En tiempos de Semmelweis, los médicos especulaban con que las enfermedades eran consecuencia del «aire viciado», provocado por la carne podrida u otra materia orgánica.[24] Su idea era que, si no tenías contacto directo con comida pasada o agua contaminada, no podías enfermar. A raíz de eso, los médicos no tenían motivos para lavarse las manos entre un paciente y otro. La idea de que pudiera quedarles en las manos materia de un cadáver que luego podían pasar a un paciente sonaba absurda.

Semmelweis no había descubierto los gérmenes, pero propuso la teoría de que la «materia cadavérica» causaba la infección. Exigió a los médicos que utilizaran cal clorada —que hoy en día se utiliza en líquidos para la limpieza del hogar— para lavarse las manos y limpiar el instrumental médico entre pacientes. ¡Su nuevo protocolo resolvió el problema! Las muertes en la clínica se redujeron un 90 por ciento. Durante un periodo de 1847, pasaron dos meses enteros en que no murió ni un solo paciente.

Quizás pensarás que los compañeros de Semmelweis lo aclamarían como un héroe por su descubrimiento salvador. Pero su teoría iba en contra de las arraigadas creencias médicas de la época. Los refinados médicos se sintieron insultados por la afirmación de Semmelweis de que llevaban las manos sucias o que podían provocar la muerte de una mujer.[25]

Más adelante, el doctor Semmelweis implantó su protocolo de lavado de manos al ser nombrado jefe de medicina de una sección de obstetricia en su natal Budapest. Al igual que en su clínica de Viena, las instalaciones estaban plagadas de infecciones mortales. Gracias a su estricta política de lavado de manos, menos de 1 por ciento de las pacientes murieron de fiebre puerperal durante los cinco años en que dirigió esa sección.[26] Es impresionante. Semmelweis dio paso a la nueva era de la atención segura a las embarazadas.

Aun así, sus compañeros médicos seguían sin aceptar a Semmelweis. En 1861 publicó su obra de mayor relevancia, *La etiología, el concepto y la profilaxis de la fiebre puerperal*, que subrayaba las críticas recibidas. «En la mayoría de las aulas de medicina siguen resonando lecciones sobre la epidémica fiebre puerperal y discursos contra mis teorías —escribió—. En obras médicas publicadas, mis enseñanzas son o bien ignoradas o atacadas».

Tiempo después, Semmelweis sufrió una depresión grave y deterioro cognitivo. Se obsesionó con la fiebre puerperal y terminó siendo incapaz de hablar de otra cosa. En 1865 fue ingresado en una institución psiquiátrica, donde murió. Se especula con que recibió una paliza de un guardia en esa institución, lo que le provocó una herida en la mano que, en una cruel ironía, se le infectó y le causó la muerte.

¿Ingresado en un manicomio y apaleado por un guardia? Ahora ya no me siento tan mal cuando los troles de internet me insultan en los comentarios que aparecen debajo de mis artículos.

La Universidad de Pensilvania la despidió, el comité del Nobel la premió: la doctora Katalin Karikó

Ante el azote de la pandemia de COVID, unos investigadores utilizaron la tecnología del ARN mensajero para desarrollar una vacuna en poco tiempo, y ahora esa estrategia se está probando para combatir otras enfermedades. Pero pocas personas saben que esa tecnología la desarrolló varios años antes de la pandemia la doctora Katalin Karikó en la Universidad de Pensilvania. Aprovechando el descubrimiento de Karikó, el código genético para crear una proteína de espícula de COVID se incorporó al ARN mensajero, al igual que podría introducirse cualquier otro código para crear la proteína del cuerpo que se quisiera.

No obstante, inicialmente, a la doctora Karikó se la menospreció por su trabajo. De hecho, tuvo que superar tantos obstáculos que el ARN mensajero casi podría no existir.

La Universidad de Pensilvania trasladó la oficina de la doctora Karikó a las afueras del campus y le recortó el sueldo, y muchos profesores la despreciaron, según informó el *Wall Street Journal*.[27] Ella dijo más adelante que hacer su obra le había supuesto un costo profesional. «Me degradaron cuatro veces», declaró a la CNBC.[28]

Pero la doctora Karikó no se rindió.

En sus memorias, publicadas en 2023, tacha al muy aclamado director del Programa de Terapia Génica de la Universidad de Pensilvania como uno de sus primeros detractores. Karikó contó que le exigió que dejara de hablar en húngaro con sus compañeros de trabajo y se negó a utilizar dinero procedente de subvenciones para financiar sus proyectos de ARN mensajero. Karikó fue calificada de empleada «difícil» por un supervisor porque insistía en hacer investigación sobre las vacunas con ARN mensajero.[29] La doctora Karikó explicó que le negaron material de laboratorio básico para llevar a cabo sus experimentos, no la tuvieron en cuenta para un ascenso y estuvo en una situación complicada.

La doctora Karikó tuvo dificultades para publicar sus investigaciones en revistas médicas y para conseguir subvenciones. La idea era demasiado radical para sus compañeros investigadores en Estados Unidos y no tenía un gran título en la Universidad de Pensilvania.[30] Describió su situación así: «Sin subvenciones, sin financiación, sin respeto de nadie que tuviera poder formal».

Aun así, el doctor David Langer, jefe de Neurocirugía en el Hospital Lenox Hill en la ciudad de Nueva York, creyó en ella. Él instó al jefe de Neurocirugía de la Universidad de Pensilvania a poner a disposición de Karikó los recursos necesarios para llevar adelante el concepto de las vacunas con ARN mensajero. Karikó también tuvo un colaborador magnífico en el doctor Drew Weissman, que la ayudó con la financiación. Hay quien cree que ese paso fue clave para la creación de la vacuna contra el COVID. El doctor Weissman también siguió con el trabajo una vez que la institución apartó a Karikó.

«Dos equipos ignoraron a Michael Jordan y es el mejor jugador de la historia del baloncesto, [y] Tom Brady obtuvo la posición 199 en el draft —dijo el doctor Langer—.[31] El valor y el éxito final de alguien no siempre es evidente, aunque lo tengamos justo delante de las narices».

Solo en 2023, tras la concesión del Premio Nobel a los doctores Karikó y Weissman, la Universidad de Pensilvania —que ganó una fortuna gracias a una patente basada en los trabajos de la doctora Karikó— celebró el anuncio y se atribuyó el mérito. De repente estaban orgullosos de la doctora Karikó. El rector de la universidad la calificó como una «investigadora brillante» que personificaba «la inspiración y la determinación científicas».[32]

Eso, obviando que la institución la marginó en cada fase de su trayectoria. Habría sido más pertinente publicar una disculpa. También habría sido una muestra de humildad: algo que se necesita con desesperación hoy en día para contribuir a rehacer la confianza de la sociedad en las instituciones.

LA INSPIRACIÓN

Todo científico debería recordar las trayectorias convulsas de esos innovadores. Son una inspiración, pues acabaron con epidemias e hicieron avanzar la atención sanitaria. Pero el *establishment* a menudo opone resistencia a las nuevas ideas, las margina con un anticuado truco: refiriéndose a quienes creen en ellas como personas «controvertidas», cuando deberían llamarse personas «interesantes». (A mí, personalmente, me gusta referirme a las personas que tienen ideas contrarias a las mías como personas «interesantes» en lugar de colgarles una etiqueta peyorativa).

Las personas que ocupan el poder a menudo están en la posición en la que están porque construyeron una carrera profesional en torno a una idea. Tienen un interés personal en preservar esa idea y en recordar a la gente lo importante que es, incluso cuando aparece otra mejor. El principio de la disonancia cognitiva del doctor Festinger se mantiene validado empíricamente porque durante siglos unas élites cultas se han mostrado hostiles ante nuevas ideas que no eran suyas. De hecho, a lo largo de la historia y hoy más que nunca, aparecen ideas nuevas y hechos novedosos que amenazan la paz mental derivada de aferrarse a creencias previas.

Muchos grandes científicos terminaron dándose cuenta de que conseguir que la sociedad creyera en sus ideas sería más difícil de lo que esperaban. Aprendieron que era más difícil convencer a los demás de que adoptaran elementos nuevos que descubrir esos elementos nuevos mediante la investigación.

Los buenos líderes son muy conscientes de que algún día los logros que alcanzaron serán sustituidos. En lugar de combatir ese inevitable progreso, ellos lo aceptan, e incluso animan a otros a cuestionarlos. Ser un buen líder requiere autoconciencia y humildad, rasgos que en la medicina contemporánea a menudo escasean. Los líderes que presentan esos nobles rasgos alientan a los demás y fomentan la innovación. Las personas también admiran a los líderes que exhiben esas cualidades. Les parecen más agradables y se sienten más motivados para trabajar a sus órdenes. Los innovadores tienen que ser buenos líderes para llevar adelante sus ideas.

¡A los innovadores que aparecen en este capítulo se les atacó, canceló, degradó, menospreció, se les retiró fondos, se les ignoró e incluso se les quemó en la hoguera! Si eres innovador, que no te sorprenda si el *establishment* no recibe tus ideas con los brazos abiertos. De hecho, lo más probable es que no lo haga.

Esos grandes innovadores no tiraron la toalla. Persistieron, superaron grandes obstáculos y cambiaron el mundo. Sus historias son inspiradoras para cualquiera que intente generar cambios positivos. Debemos seguir empujando, mantener una actitud positiva y respaldar las nuevas ideas para que sean evaluadas de forma justa, aunque no nos gusten.

11

Una cultura de la obediencia

La batalla por el discurso público

> Desapruebo lo que dices, pero voy a
> defender a muerte tu derecho a decirlo.
>
> EVELYN BEATRICE HALL

Mientras escribía este libro, me pidieron que diera la conferencia de las jornadas del Departamento de Obstetricia y Ginecología de la Johns Hopkins. Sentí un gran honor. Pero detecté una pregunta extraña al rellenar los documentos habituales que exige la Facultad de Medicina a los asistentes para que les contabilicen su participación como créditos de formación médica continua.

Si doy consejos que tengan que ver con la medicina clínica, estos se basarán en resultados aceptados por la profesión médica como una justificación suficiente por sus indicaciones y contraindicaciones en la atención de los pacientes. Todos los estudios científicos a los que haré referencia se ajustarán a los estándares aceptados de forma general [...].

O Sí   ● No

Yo, por supuesto, respondí «no». A fin de cuentas, mis investigaciones a menudo cuestionan supuestos de la medicina utilizando el método científico: formular una hipótesis, comprobarla e interpretar los resultados con amplitud de miras.

Como es evidente, mi «no» levantó ampollas. Generó mucha confusión y correos electrónicos. Desconcertados, en la oficina de formación médica mandaron este mensaje al organizador del acto: «Pida, por favor, al doctor Makary que explique su respuesta o si se trata de un error al cumplimentar el formulario».

No, no había sido un error.

Respondí con honestidad en lugar de marcar sí por costumbre solo para quitarme de encima el trámite burocrático del formulario. Acabé dando la conferencia (sin ningún problema), y el jefe de Obstetricia la calificó como la mejor que se había impartido nunca en aquellas jornadas. Pero ese formulario sin importancia me recordó la frecuencia con que se nos fuerza a seguir al rebaño.

Adáptate o si no...

La presión para adaptarse al pensamiento convencional nunca ha sido tan fuerte. A veces es sutil y otras es patente. Ayuda a explicar por qué la clase de desventuras médicas que narro en este libro siguen ocurriendo.

Por ejemplo, como científicos, todos necesitamos financiación para hacer nuestros estudios. Las solicitudes para conseguir subvenciones de los NIH son revisadas por científicos veteranos, actores del ámbito en cuestión que tienden a preferir propuestas que confirman las ideas que ellos ya tenían. Algunos críticos sostienen que ese es justo

el motivo por el que los avances en el cáncer, las enfermedades crónicas y la biomedicina en general han estado es-
tancados durante décadas. Por ejemplo, la financiación
sobre el cáncer tiene un retorno de la inversión alarman-
temente bajo. Los NIH destinan alrededor de 8 000 millones de dólares de los contribuyentes a la investigación
sobre el cáncer. Pero los resultados casi nunca son espec-
taculares. Por ejemplo, el estudio número uno presentado
en el gran congreso sobre la materia mostró cómo un medicamento para la quimioterapia ya existente, administrado para un tipo incurable de cáncer cerebral, permitía
aumentar la supervivencia algunos meses, pero no curaba
ningún caso. Ese es el avance más relevante.

Los viejos científicos atrincherados en un campo deter-
minado tienden a dar prioridad a las ideas de siempre cuando asignan dotaciones para que se investigue. Las subvenciones de investigación del Gobierno a menudo se conceden
a estudios pequeños y acumulativos, no a grandes ideas.
Algunos críticos del sistema actual han insinuado incluso
que lograríamos avances científicos más significativos si los
NIH eligieran qué ideas financiar de forma aleatoria. O si
financiaran algunas solicitudes a las que solo uno de los
evaluadores concediera una puntuación elevada. Otros han
planteado que curaríamos más enfermedades si tomáramos
a genios de la investigación y les dijéramos: aquí tienes diez
millones de dólares, trabaja en lo que creas que es más pro-
metedor (y no pasa nada si reorientas la investigación varias
veces durante el proceso: algo que desaprueban las actuales
normas de financiación de los NIH).

En las revistas médicas y los colegios profesionales se
da una dinámica parecida, en la que la vieja guardia controla la aceptación académica. En el caso de las revistas, los
investigadores enviamos nuestros estudios y nuestros ar-

tículos de opinión a los editores, que son los guardianes de lo que lee la comunidad médica. Ellos controlan la difusión. Los consejos editoriales, que suelen estar compuestos por amigos de ideas parecidas, ostentan un poder enorme. Muchos de ellos nunca ceden ese poder y se mantienen en el cargo durante mandatos vitalicios como si fueran un monarca europeo. Puesto que los cargos en consejos editoriales son credenciales utilizadas para el ascenso en la carrera académica, el poder engendra más poder. Algunos consejos editoriales y colegios profesionales se esfuerzan para renovar los liderazgos, pero muchos tienden a ser cada vez menos inclusivos. Así es la condición humana. Aplicando la teoría de la disonancia cognitiva del doctor Festinger, en general a los que ostentan un poder centralizado no les gustan los puntos de vistas contrarios.

En 2023, algunos de los colegios médicos más poderosos de Estados Unidos dieron un paso sin precedentes para respaldar las medidas del Gobierno encaminadas a silenciar las voces médicas discordantes. La Academia Estadounidense de Pediatría, la Asociación Estadounidense de Médicos y otros colegios profesionales presentaron un escrito al Tribunal Supremo de Estados Unidos en nombre del Gobierno apoyando la censura del Ejecutivo sobre la información sanitaria, lo que incluía las opiniones expresadas por médicos.[1] El escrito sostenía que el Gobierno tiene «un gran interés» por combatir la desinformación sobre salud. Eso sentaría un precedente peligroso. Siguiendo esta lógica, un médico que no recomendara una mamografía a una mujer de cuarenta años con bajo riesgo, por ejemplo, podría ser censurado a instancias del Gobierno.

Muchos médicos quedaron consternados.

Los críticos argumentaron que conceder al Gobierno el poder de censurar la libertad de expresión de los médi-

cos —opiniones que no gusten al *establishment* médico—
infringe no solo la letra de la primera enmienda de la
Constitución de Estados Unidos, sino la histórica libertad
de la profesión médica de expresar lo que creamos que es
mejor para el interés de nuestros pacientes. Somos —y
deberíamos ser siempre— distintos de los seguidores de
partidos políticos que se ciñen estrictamente a los mismos
argumentos en aras de la solidaridad. Durante siglos, el
sello y la entrada principal de Harvard han exhibido el lema
de la institución: «Veritas», que significa «verdad». No
pone «Cancellus».

La batalla por la libertad de expresión entre los médicos no está disputándose solo a escala federal. En 2022,
California aprobó una ley que convertía el hecho de que un
médico estuviera en descuerdo con el Colegio de Médicos
de California sobre ciertas recomendaciones de salud en
un motivo para retirar la licencia a ese facultativo. La ley
fue revocada tras la indignación expresada por científicos
de la Universidad de California en San Francisco, Stanford
y otras instituciones que emprendieron acciones legales.[2]

¿Qué está pasando ahí?

¿No se permite a los médicos que discrepen de lo que
dice el departamento de salud de un estado? ¿O de las recomendaciones de la Academia Estadounidense de Pediatría?

¿Y si la recomendación se basara en un estudio del Dana-
Farber Cancer Institute, vinculado a Harvard? A principios
de 2024, a esa institución, junto con el Brigham and Women's Hospital, se la forzó a retirar seis artículos y a corregir otros treinta y uno por contener datos incoherentes o
fraudulentos.[3] En virtud de la ley californiana de 2022,
ahora revocada, si un médico de ese estado no creyera en
una recomendación basada en uno de esos estudios fraudulentos, podría perder la licencia médica.

Los médicos tienen que poder expresar con libertad sus opiniones sin temor a sufrir represalias porque una investigación contiene errores.

En el centro Dana-Farber estuvieron involucrados un total de veintinueve investigadores, entre ellos el director ejecutivo de la institución. Algunos de los científicos implicados tampoco mostraron mucha humildad. En la investigación judicial, un científico «expresó arrepentimiento por no haber tenido acceso a una mejor versión de Photoshop para manipular sus imágenes de una forma más convincente».[4]

También a principios de 2024 se descubrió que un investigador del Brigham and Women's Hospital había falsificado datos y plagiado imágenes en veintiún artículos. Y no se trataba de un investigador cualquiera de bajo rango, era el vicepresidente de investigación del Departamento de Neurocirugía de ese hospital.[5] Siete años antes se había obligado al hospital a pagar diez millones de dólares después de que el Departamento de Justicia descubriera que había utilizado «información manipulada y falsificada» para obtener financiación de los NIH.[6]

No es solo que saliera un mal lote de estudios de Harvard. En 2023 se retiraron 10 000 artículos en revistas médicas, lo que supuso un nuevo récord.[7] También ese año, el rector de la Universidad de Stanford dimitió al publicarse denuncias de manipulación de datos y el decano de la Facultad de Medicina Weill Cornell dejó el cargo tras la aparición de acusaciones parecidas que afectaban a tres de sus estudios de investigación.[8] Uno era un estudio conjunto entre Weill Cornell y el Brigham and Women's Hospital que se había citado 178 veces.

Si se encontraron todas esas retractaciones en artículos publicados en el dominio público, piensa en la cantidad de

errores y manipulaciones que habrá en publicaciones alejadas de los focos, cuando los investigadores recogen y tabulan los datos. Esta es una de las grandes lecciones que aporta Sholto David, de treinta y dos años, biólogo molecular y periodista científico que puso al descubierto algunos de los estudios del Dana-Farber. «¡Imaginen los errores que podrían encontrarse en los datos sin procesar si a alguien se le permitiera observarlos!», escribió.[9]

Pues bien, hay quien está observando. No hace mucho, el doctor John Carlisle, editor de la revista médica *Anaesthesia*, analizó quinientos ensayos clínicos y halló que un impresionante 44 por ciento contenía datos falsos.[10]

Madre mía.

El doctor Carlisle hizo su análisis con inteligencia. Obligó a los investigadores que presentaban sus estudios a adjuntar también los datos de los pacientes que servían de base al estudio. Comparó los datos de los pacientes con los datos incorporados al artículo para detectar irregularidades. Lo que encontró fue increíble. Yo había oído que muchos investigadores retocaban los datos (en general obligando a una persona de rango bajo a manipular las cifras para que salieran determinados resultados), pero su estudio fue un recordatorio de que un solo estudio puede estar equivocado. Y también puede llevar a la comunidad médica por una senda muy oscura.

No me desconcertó solo a mí. El estudio del doctor Carlisle sacudió a mucha gente y trastocó la fe ciega que ponen en la integridad de lo que se publica en las revistas médicas.[11] Silenciar a los médicos que discrepan elimina una importante medida de control sobre la comunidad científica. Necesitamos que se debata más, no que se descarten ideas.

Cuando miremos debajo del capó

Desde 2002, los Gobiernos han destinado miles de millones de dólares a acumular reservas de Tamiflu, con la promesa de que ese medicamento reduciría las complicaciones y los ingresos hospitalarios derivados de la gripe.[12] El doctor Tom Jefferson, científico de la Universidad de Oxford, no el rico embajador de Estados Unidos en Francia que llegó a ser el tercer presidente de Estados Unidos, hizo un descubrimiento sorprendente. Analizó las pruebas de la eficacia del Tamiflu para la organización Cochrane Collaboration, un grupo muy respetado de expertos que llevan a cabo revisiones científicas exhaustivas.[13] Jefferson repasó las anotaciones clínicas sobre los pacientes que participaron en el ensayo original del Tamiflu. Los informes sobre los pacientes ponen de manifiesto lo que le ocurrió a cada participante en el estudio al tomar el medicamento, pero lo habitual es que nunca se den a conocer tales comentarios cuando se publica un ensayo clínico. Sin embargo, en este caso, el fabricante, Roche, recibió muchas presiones públicas para que publicara la información. Lo que descubrió el doctor Jefferson sacudió al mundo. Encontró que el Tamiflu no tenía una gran eficacia contra la gripe, base sobre la que los Gobiernos habían acumulado reservas del medicamento. De hecho, apenas funcionaba.

Resulta que ni siquiera los coautores del estudio original sobre el Tamiflu habían visto los informes sobre los pacientes. Así que, en cuanto la comunidad médica mundial pudo echar un vistazo a lo que decían los informes sobre los pacientes, aquello cambió las conclusiones del ensayo. Me asombró enterarme de que es típico que los datos sobre pacientes en los ensayos clínicos no se hagan públicos. Piensa en lo que podrían contarnos si pudiera accederse a ellos.[14] Imagina cuántos ensayos tendrían resultados distintos.

La doctora Elisabeth Bik, microbióloga y experta en el microbioma, hizo una investigación parecida. Empezó a detectar imágenes fraudulentas en artículos científicos, en concreto fotos de test genéticos que parecían manipulados. Filtró artículos científicos para ver si contenían incoherencias numéricas, imágenes manipuladas o resultados no plausibles. En un análisis de 20000 artículos de investigación, encontró fotos manipuladas en uno de cada veinticinco estudios.[15] Algunos de esos estudios se utilizaron para obtener financiación procedente de los contribuyentes mediante grandes subvenciones de los NIH.

Si encontramos datos tan adulterados solo en estudios publicados, imagina las otras muchas formas en que pueden manipularse las investigaciones. Ahora la doctora Bik utiliza *software* con inteligencia artificial para identificar más imágenes manipuladas. Pero la solución no es solo usar la IA para detectar errores en publicaciones; necesitamos un sistema que financie la repetición de estudios de investigación para confirmar los resultados.

Las revelaciones de datos manipulados deberían hacernos ver a todos las insuficiencias del proceso de revisión por pares. Es una capa más de evaluación, pero no es un sello definitivo que acredita que un estudio es fiable.

«La revisión por pares nunca ha sido el criterio de referencia o el sello que garantiza unas buenas prácticas [...] que revistas, científicos, universidades y agencias federales quieren hacernos pensar que es», dijo el doctor Ivan Oransky, cofundador del blog *Retraction Watch*.[16]

Tiene razón. A veces, la revisión por pares es detallada y representa una evaluación verdaderamente independiente, pero en la mayor parte de los casos es lo mismo que una sección de comentarios debajo de una noticia de un periódico digital. De hecho, las secciones de comentarios quizás sean mejores, porque el autor casi nunca es anónimo. La mayoría de los revisores son anónimos. Las revistas médicas tienen la extraña tradición de mantener en secreto los nombres de los revisores ante los autores de un estudio. Si estuvieran comprometidos de verdad con abordar el nepotismo, harían lo contrario. Los revisores deberían revisar estudios sin saber cuáles son sus autores. Eso ayudaría a garantizar una evaluación objetiva y no política de los méritos del estudio. Algunas revistas médicas comenzaron a hacer esto recientemente.

También comprobé que muchas veces lo que se publica depende de quién eres. Varios editores o responsables de asociaciones de especialistas me han pedido que envíe un artículo a su revista o congreso de medicina diciéndome que ellos se ocuparían de que me lo aceptaran. Esa no es una buena forma de fomentar la investigación. Esas prácticas entre bambalinas excluyen las nuevas ideas y a veces explican por qué la investigación parece estar estancada a pesar de la inmensa inversión social.

El papel principal de las revistas médicas es filtrar qué estudios leen los médicos. Ya puedes imaginar el enorme poder que entraña ese rol de filtrador y cómo puede utilizarse como arma si las revistas pierden su objetividad. A mí, personalmente, siempre me ha parecido extraño que los periódicos, como lo ha hecho el *Washington Post*, «expresen su apoyo» a un candidato político. Por eso es todavía más perturbador que lo haga una revista médica. A lo largo de sus 208 años de historia, el *New England Journal* mantuvo con firmeza su neutralidad.[17] Pero, cuatro semanas antes de las elecciones presidenciales de 2020, eso cambió de repente. Básicamente, la revista expresó su apoyo a un candidato.[18] El artículo, con una redacción mordaz, lo firmaron sus treinta y cuatro editores. La revista *Nature* hizo lo mismo.[19] El problema no está en quién eligieron, sino en meterse en política. Es un nuevo precedente que dejó a muchos médicos preocupados por quién controla el mayor grifo de información médica.

Las revistas médicas deberían retomar su secular tradición de no expresar apoyos políticos.

El silenciamiento

En 2022, la doctora Leana Wen, amiga mía y excomisionada de salud de Baltimore, recibió una invitación para participar en una mesa redonda sobre el acoso en el congreso anual de la Asociación Estadounidense de Salud Pública. Aunque era una defensora acérrima de las restricciones por el COVID, en 2022 algunas de sus opiniones habían cambiado. Sugería que se levantaran algunas restricciones y hablaba de responsabilidad individual. «Esta es nuestra nueva normalidad: una normalidad basada en que los individuos sean conscientes de sus riesgos y de los riesgos que suponen para los demás», escribió Wen.

Pero la clase gobernante en el ámbito de la salud pública no tolera opiniones discrepantes en cuestiones sagradas. Más de seiscientos académicos y dirigentes nacionales de salud pública firmaron una carta exigiendo que no se permitiera a la doctora Wen participar en el congreso. Aunque no manipuló datos en un ensayo clínico ni retocó imágenes con Photoshop en una publicación de Harvard, a ojos de la comunidad académica sobre salud pública había hecho algo mucho peor: había expresado una opinión diferente a la de ellos. Había cometido un delito de pensamiento.

La intensa presión nacional para excomulgar a la doctora Wen surtió efecto. No participó en la mesa redonda sobre el acoso. Por el contrario, los expertos de ese ámbito la intimidaron para que no asistiera al congreso. A mí esa noticia me pareció muy decepcionante. Siempre me ha gustado conversar con la doctora Wen. Aunque hemos tenido opiniones dispares en cuestiones de salud pública que afronta el país, ella ha sido educada y amable, y ha demostrado la cortesía que este país necesita urgentemente para debatir sobre asuntos complejos. A la doctora Wen y a mí nos invitaron a dar juntos una conferencia a una clase en la que presentamos puntos de vista opuestos. Ella tuvo una actuación destacada.

Molesto por la hostilidad del *establishment* de la salud pública contra la doctora Wen, hablé con el director ejecutivo de la Asociación Estadounidense de Salud Pública y le pregunté por qué no permitía que se expresaran distintos puntos de vista en su congreso. Él lo único que hizo fue invitarme a asistir al congreso.

Me planteé asistir, pero enseguida me di cuenta de que no sería posible. Ese gran congreso académico solo permitía que los investigadores asistieran si se habían puesto tres dosis o más de la vacuna contra el COVID. Tras ser elegido miembro de la Academia Nacional de Medicina, me impidieron asistir a su congreso nacional por el mismo motivo: solo me había puesto dos dosis de la vacuna, un número insuficiente para asistir al congreso. Eso, a pesar de tener inmunidad natural por haberme contagiado de COVID meses antes, algo que describí en un estudio que hizo mi equipo.[20] Nuestro estudio, que demostraba unos altos niveles de anticuerpos en personas que se habían recuperado de COVID, fue censurado en las redes sociales. Aun así, el estudio fue bien recibido por los médicos. Los facultativos lo usaron para decidir qué recomendaban a los individuos con bajo riesgo respecto a las dosis de refuerzo de la vacuna. Un año después, *JAMA* listó el estudio en su página web como el tercer artículo más debatido de los que habían publicado en 2022.[21]

La libertad de expresión no está pensada para los discursos fáciles: los que la mayoría ve con buenos ojos porque confirman sus creencias. Está pensada para proteger los discursos que son incómodos: los que cuestionan el pensamiento de grupo. Hoy, más que nunca, la medicina organizada está encontrando formas de limitar y reprimir el debate científico. Algunas de esas estrategias son sutiles, como invitar a personas con unas ideas parecidas a los consejos editoriales, las comisiones y los congresos. Otros métodos de represión son evidentes, como que un departamento de comunicación de un hospital diga a los médicos que no pueden hablar con los medios sin hablar antes con él: una política que los médicos estadounidenses comparten con los de Corea del Norte. Decenas de expertos médicos de primer orden me contaron en privado que alguien del departamento de comunicación de su hospital los llamó para echarles bronca o incluso para amedrentarlos, después de que expresaran algo en una entrevista con los medios que al hospital no le gustaba. Los estadounidenses no quieren oír a propagandistas médicos, quieren oír a los médicos hablando con libertad.

Una y otra vez, las instituciones y la medicina organizada han silenciado las opiniones discrepantes de médicos muy reconocidos, lo que ha creado una ilusión de consenso. Pero el historial de las organizaciones que actúan así no es muy positivo. Recuerda solo cuál fue el éxito del *establishment* médico en las enormes recomendaciones de salud que se detallan en este libro. Ahora más que nunca, necesitamos médicos y científicos que hablen con honestidad sobre los mayores problemas de salud de nuestros días. Necesitamos debate público.

La cancelación de la doctora Wen no se basó en afiliaciones partidistas. Si bien casi todos los dirigentes académicos del ámbito de la salud pública se consideran liberales en términos políticos, la doctora Wen no es en absoluto conservadora. Ocupó un cargo nombrada por el Partido Demócrata y más adelante fue directora ejecutiva de Planned Parenthood. Ahora es investigadora en Salud Pública de la Universidad George Washington y columnista en el *Washington Post*. Es irónico que las universidades afirmen creer en la inclusión y la diversidad radical, étnica y etaria, pero, extrañamente, excluyan la diversidad ideológica.

El consejo editorial del *Wall Street Journal* intervino en el incidente del congreso de la Asociación Estadounidense de Salud Pública. «Al parecer, a los expertos en salud pública no se les puede dejar que tomen sus propis decisiones sobre si escuchar o no a la doctora Wen», escribió el consejo.[22]

Y no es solo la Asociación Estadounidense de Salud Pública. Muchos colegios profesionales estadounidenses tienden a convertirse en feudos. Recuerdo asistir al congreso anual del Colegio Estadounidense de Cirujanos cuando hacía la residencia en Cirugía. Asistí a una mesa redonda sobre la cirugía de páncreas, formada por algunos grandes nombres del ámbito. Me cautivó la oportunidad de escucharlos y conocerlos. A fin de cuentas llevaba años leyendo sus artículos. Pero al año siguiente asistí de nuevo al congreso. Había los mismos invitados en la mesa redonda, e hicieron unos comentarios parecidos. A lo largo de los siguientes diez años hubo algunos otros expertos que participaron en ese acto, pero en esencia los invitados siempre pertenecían a la misma tradición. No es de extrañar que ese grupo minimizara la innovación de la cirugía de páncreas mínimamente invasiva que reducía el dolor posoperatorio y el índice de infecciones. Ellos, personalmente, no sabían cómo hacer esas operaciones.

Conozco a muchos médicos que dejaron de enviar artículos a congresos o revistas médicas porque se ocupa de la selección un pequeño grupo de personas, y a ellos no les interesa jugar al juego político necesario para conseguir que les publiquen sus trabajos. Nosotros somos científicos, no personas que saben aprovechar sus contactos. El doctor Ahmet Baschat, veterano compañero mío en la Johns Hopkins que está acreditado en tres especialidades médicas y es un investigador de éxito, es una de las voces críticas. «Hay mucha política a la hora de publicar —me dijo el doctor Baschat—. A mí ya no me gusta ir a congresos porque es un acto de *marketing* organizado por un grupo reducido de personas».

El control de la clase médica dirigente para limitar el debate nunca ha sido tan férreo como es hoy. A las personas se las etiqueta enseguida por defender ciertas opiniones o presentar nuevas ideas. El año pasado, la Academia Nacional de Medicina ponía en la parte superior de la primera página de su solicitud para darse de alta como miembro un recuadro que el candidato tenía que marcar si tenía interés por el cambio climático. Yo creo en el cambio climático, pero ¿así es como queremos filtrar a los médicos para decidir si los aceptamos como miembros? En 2023, el presidente de un destacado colegio de cirujanos tuvo la osadía de expresar su opinión personal y *cuestionar* la discriminación positiva en el ámbito de la cirugía. En lugar de discrepar de ese punto de vista, los dirigentes del colegio lo criticaron con dureza, una advertencia para cualquiera que se atreva a cuestionar la idea establecida de aplicar la discriminación positiva al contratar a un cirujano.[23] De forma parecida, un cardiólogo de la Universidad de Pittsburgh fue apartado de un cargo directivo por poner en cuestión la discriminación positiva. ¿Qué demonios sucedió con lo de discrepar y presentar los argumentos contrarios? El ambiente en torno a ciertas cuestiones de la medicina se ha vuelto tóxico.

AMENAZAR A LA DISIDENCIA

Este año, el doctor Richard Baron, director ejecutivo del poderoso Colegio Estadounidense de Medicina Interna (ABIM), un monopolio de propiedad privada, vino a dar una conferencia a la Johns Hopkins. No habló de las curas más recientes contra el cáncer o las enfermedades del corazón. Su charla se titulaba «Proteger la legitimidad de los médicos expertos: combatir la desinformación en la medicina», y en ella abogó por que un reducido grupo de médicos sacerdotes definieran qué opiniones médicas debería permitirse a los médicos expresar en público. Baron destacó el nuevo programa de descertificación de la asociación, destinado a retirar la licencia a cualquier médico que no estuviera de acuerdo con las posiciones de los dirigentes del ABIM sobre ciertas polémicas médicas. (Para entender mejor el contexto, este colegio también revoca la licencia si un médico no les paga 200 dólares cada año. Imagina que la universidad en la que te graduaste te obligara a pagarle año tras año y a aprobar un test para mantener tu título. Esto es lo que el American Board of Medical Specialties está haciendo con casi todos los médicos acreditados en el colegio de una especialidad). El ABIM y varias organizacio-

nes médicas más publicaron un comunicado en 2021 afirmando que los médicos tienen el deber ético de «compartir información» que «derive del consenso» y, si discrepan, el colegio podrá retirarles la licencia para ejercer.[24] En su charla no mencionó una de las mayores necesidades que tiene hoy la medicina: el debate público. Sé que, a raíz de la pandemia, hay médicos en el hospital que dejaron de hablarse por diferencias en sus opiniones médicas. Deberíamos estar por encima de este ruido y esforzarnos para garantizar que se debata con cortesía en lugar de fomentar un Estado policial que emprenda duras medidas contra los delitos de pensamiento en la ciencia.

Y eso no ocurre solo en el campo de la medicina. En 2024, a un profesor de Economía en Harvard, el doctor Roland Fryer, le dijeron que no publicara un estudio que había hecho en 2017 según el cual, si bien era más probable que la policía empleara una fuerza excesiva contra las minorías raciales, era menor la probabilidad de que *disparara* a individuos de esas minorías que a un sospechoso blanco.[25] Sus compañeros profesores le dijeron que debía publicar la primera parte (que sí les gustaba), pero no la segunda. No obstante, él decidió publicar todos los resultados. En una entrevista con la periodista Bari Weiss, de *Free Press*, explicó cómo después de aquello su vida se convirtió en «un infierno». Se le abrió de inmediato una investigación interna en Harvard y lo suspendieron durante dos años sin sueldo. No lo despidieron, porque era profesor titular: el profesor titular negro más joven de Harvard. «La gente pierde la cabeza cuando no les gusta el resultado», le dijo a Weiss. (La superior del doctor Fryer, la doctora Claudine Gray, quien lo suspendió, sería más adelante nombrada rectora de Harvard, aunque luego tendría que dimitir acusada de plagio).[26]

Las sociedades se definen por los discursos que no permiten.

Si expulsamos a los médicos que discrepan de organizaciones del *establishment* como la Academia Estadounidense de Pediatría, entonces los médicos que cuestionaron su recomendación de no comer cacahuates podrían haber sido excomulgados. Si la ley californiana hubiera estado en vigor hace entre diez y veinte años, al doctor Gideon Lack, cuyas investigaciones provocaron un cambio absoluto en la recomendación de evitar los cacahuates, no se le habría visto como a un innovador, sino como a un prófugo.

Reprimir el debate

Se supone que las universidades tendrían que ser el último bastión de la libertad de expresión. De hecho, muchas se enorgullecen de tener esta misión. Pero, irónicamente, las universidades estadounidenses de élite eliminaron todo debate en torno a algunas de las cuestiones más importantes de nuestros días. Durante la pandemia de COVID, las universidades de Stanford, Harvard, Pensilvania, California en San Francisco (UCSF), Brown y Johns Hopkins no organizaron ningún debate sobre las políticas con respecto al COVID. Menciono estas instituciones en concreto porque en ellas tengo amigos en cargos directivos que me confirmaron que esto es cierto.

El primer debate en el Massachusetts Institute of Technology (MIT) tuvo lugar después de la pandemia, el 27 de febrero de 2024, sobre la cuestión de obligar a los miembros de la facultad a ponerse una dosis de refuerzo de la vacuna contra el COVID. Muchos médicos creen que un estudiante (hombre) joven y sano que se contagió de

COVID hace poco no necesita una dosis de refuerzo y que ponerse la vacuna haría aumentar el riesgo de sufrir miocarditis, que ocurre en alrededor de uno de cada dos mil hombres jóvenes. Uno de esos médicos es el doctor Vinay Prasad, de la UCSF, que ha elaborado más de veinte estudios científicos revisados por pares sobre el COVID. El doctor Prasad presentó este punto de vista en el debate del MIT. ¡Explicó que los muchos estudiantes que asistieron al debate estuvieron muy participativos y receptivos! Muchos le dieron las gracias por aportarles su perspectiva.

La gente está sedienta de debates públicos.

En la UCSF se celebró un debate de menor envergadura tras la pandemia, pero durante la pandemia los temas candentes —los largos cierres de los colegios, los años en que se prohibieron las visitas a los hospitales y la obligación de que los niños de corta edad llevaran cubrebocas (salvo cuando estuvieran comiendo o echando la siesta en la guardería)— no tuvieron lugar en los debates de las universidades estadounidenses de élite. Obviamente, permitir que estudiantes y profesores oyeran opiniones de expertos que se desviaban de las de la Administración habría sido demasiado para ellos. Pero, como vimos en el capítulo 6, cuando las autoridades sanitarias hacen caso omiso de buenas preguntas solo para preservar la fe en las instituciones sanitarias, eso puede desencadenar una catástrofe. En el caso de marginar a personas que cuestionaban el riesgo de infectarse de VIH de las reservas de sangre, proteger la marca de la Cruz Roja a cualquier precio conllevó la muerte de la mayor parte de los estadounidenses con hemofilia grave.

No pasa nada por equivocarse. En ciencia, cuando alguien se equivoca en algo si hay poca información disponible, esa persona es humana. Pero, si esa persona hace durante años afirmaciones categóricas que van a contracorriente de resultados médicos contundentes solo para salvaguardar el nombre de una institución o de un partido político, está siendo un propagandista.

UN LUGAR ESPERANZADOR

La Royal Society de Londres es quizás la asociación científica más prestigiosa del mundo. Su fértil historia como foro abierto de ideas empezó con Sir Isaac Newton, que fue su primer presidente. La Royal Society presume de que sus miembros son elegidos sobre la base exclusiva del mérito científico, no por sus títulos académicos ni sus contactos. La Royal Society acogió a científicos como Albert Einstein o Steven Hawking, que cuestionaron las ideas que se daban por sentadas. Como prueba de que cumple su misión, la Royal Society publicó artículos que a muchas personas no les gustaban, como el experimento de Benjamin Franklin con un papalote. Hasta la actualidad, la Royal Society sigue promoviendo obras revolucionarias sobre bacterias resistentes a los antibióticos y sobre física teórica.

En el núcleo de la misión de la Royal Society está su lema, *Nullius in verba*, que significa «[no creas] en la palabra de nadie». Esta expresión está inscrita en un lugar destacado en la entrada del edificio. Además, la Royal Society afirma que su lema «es una expresión de la determinación de sus miembros de resistir al dominio de la autoridad y verificar todas las afirmaciones apelando a los hechos determinados con la experimentación». Amén.

Nadando contra corriente

A lo largo de mi carrera en la medicina, me he centrado en estudiar temas en los que no podía dejar de pensar: nuestras lagunas como profesión. Las lagunas no aparecen porque haya personas diabólicas en la atención sanitaria. Al contrario, tenemos buenas personas trabajando en un mal sistema: un sistema que no diseñamos nosotros. Es un sistema que heredamos. Las lagunas no existen porque las personas inteligentes sean malvadas. Ocurren cuando nos concentramos en nuestro trabajo con intensidad. En el caso de la medicina, es el hecho de concentrarse de forma altruista en ocuparnos de las personas enfermas.

A mí la curiosidad me nació cuando era estudiante de Medicina. Las lagunas parecían un cofre lleno de descubrimientos científicos. Empecé a interesarme por los enormes problemas de la medicina de los que no hablábamos, pero de los que sí deberíamos estar hablando. Los detractores a menudo me desanimaban para que no me dedicara a esos asuntos, pero muchos terminaron acercándose a mis posiciones.

Yo quería trabajar en cuestiones importantes que estaban infravaloradas e infrafinanciadas. Mi trayectoria cuestionando el pensamiento de grupo y sus supuestos profundamente arraigados ha sido una aventura. Déjame que te hable un poco sobre ello.

Enseguida detecté que los peligros del tabaco eran el grito de guerra número uno de la comunidad médica. Los datos eran claros. Pero nuestra estrategia parecía estar centrada en humillar a los consumidores de esa sustancia. Los avergonzábamos refiriéndonos a ellos no como unos seres humanos que tienen problemas de adicción al tabaco sino como «fumadores». Toda correspondencia entre profesionales sanitarios empezaba con ese término. «Aquí tenemos a un fumador de cuarenta y cinco años con uña encarnada», decíamos. O «envío a un fumador de cincuenta y dos años a la cuarta planta para que le hagan una radiografía de la rodilla». Era nuestro intento de etiquetar a esa clase de personas, muchas de las cuales evitaban a los médicos.

Sin embargo, había un asunto del que nadie parecía estar hablando: los hospitales y las facultades de Medicina financiaban a las compañías tabacaleras invirtiendo en ellas un porcentaje de sus enormes fondos. Ese era un descomunal punto flaco, un fracaso moral. Con la ayuda de mi profesor el doctor Ichiro Kawachi, escribí un artículo en *JAMA* instando a hospitales, facultades de Medicina y empresas de seguros médicos a dejar de invertir en participaciones de empresas vinculadas al tabaco.[27] Una persona que dirigía el presupuesto de una universidad me dijo: «Tú no entiendes cómo funciona eso, no es tan sencillo». Al doctor Kawachi y a mí nos dijeron en repetidas ocasiones que nunca se produciría esa desinversión.

No obstante, durante los siguientes veinte años, muchas instituciones sanitarias hicieron justo eso, entre ellas la mayoría de las universidades de mayor prestigio que tienen Facultad de Medicina de Estados Unidos. Cuando hubo la serie de desinversiones, recordé al experto del hospital que me dijo que eso nunca sucedería y el sabio consejo de uno de mis mentores, que me había dicho: «El 90 por ciento del éxito no es más que detectar quién dice tonterías».

Como residente me impactó otra gran cuestión de la que nadie hablaba: la elevada cantidad de personas perjudicadas por errores médicos prevenibles. Había visto a personas morir no de la enfermedad que las había llevado al hospital, sino por el propio tratamiento. Yo, personalmente, cometí errores, porque me endosaron tareas para las que no estaba preparado por mi nivel formativo, debido a la mala toma de decisiones tras pasar muchas horas sin dormir o por culpa de errores de comunicación. El procedimiento más peligroso en Urgencias era el traspaso de un paciente: cuando un médico o enfermero traspasa un paciente a otro médico o enfermero resumiéndole sus problemas médicos con una breve descripción. Algunos de esos errores me obsesionaban. Llegué al punto en que adopté una personalidad fría y robótica para sobrellevar la situación, lo cual también afectó mis relaciones personales fuera del hospital. Pero, al hablar con mis compañeros residentes, me di cuenta de que casi todo el mundo experimentaba lo mismo.

Unos pocos hablaban de la epidemia de errores médicos; era el caso de médicos de distintas instituciones como los doctores David Bates, Lucian Leape y Don Berwick. Yo leí sus artículos y me reuní con ellos, lo que confirmó mi sospecha de que estaba desplegándose una alarmante epidemia justo delante de nuestras narices. Ellos calculaban que las muertes podían ser de hasta 100 000 personas al año. Esos médicos creían que la seguridad de los pacientes debía ser una ciencia y me animaron a centrarme académicamente en este ámbito. Mi decano me dijo que estaba perdiendo el tiempo. Algunos mentores me apoyaron, pero la vieja guardia decía que eso no era una ciencia de verdad y señalaba que era un suicidio profesional porque nunca conseguiría una subvención de los NIH para estudiar cómo evitar los errores médicos. En lugar de eso, insistían en que todos los residentes de cirugía pasaran un año o dos trabajando en un laboratorio.

Yo decidí asumir el riesgo y estudiar la seguridad de los pacientes.

Hice estudios sobre habilidades no técnicas como el trabajo en equipo y la comunicación. Con algunos compañeros, evaluamos la cultura de la seguridad con encuestas validadas. Entonces, un día, uno de mis mentores, el doctor Peter Pronovost, me animó a elaborar una lista de comprobación para las cirugías, sobre la base de una que él había creado para la uci. Yo redacté un borrador con algunas preguntas, siguiendo el modelo de una lista de comprobación de cabina que los pilotos utilizan antes de despegar, y empecé a usarla antes de mis operaciones. La primera pregunta era: ¿cómo se llaman y qué función desempeñan cada una de las personas que están en el quirófano? Luego confirmábamos el nombre del paciente, la operación que nos disponíamos a hacer y el lado correcto de la operación. Añadimos algunas preguntas para asegurarnos de que contábamos con el material (con un juego de repuesto) que necesitábamos y, ¡tachán!, ya teníamos una lista de comprobación para las cirugías.[28]

«Nadie va a utilizar esto», me dijo uno de mis compañeros cirujanos. Otro compañero que lo intentó me dijo: «Me da la sensación de estar en *El club de Mickey Mouse*». Pero luego pedí a mis compañeros que intentaran usarla durante varios meses para que pudiéramos estudiar sus efectos sobre la seguridad. Descubrimos que el uso de una lista de comprobación quirúrgica mejoraba la cultura de la seguridad de los pacientes y los resultados de los enfermos.[29, 30]

Después de publicar artículos detallando nuestra experiencia al utilizar una lista de comprobación para las cirugías en el Hospital Johns Hopkins, la OMS me invitó a presentar la lista a una comisión recién creada. A la comisión, dirigida por el doctor Atul Gawande, le encantó la lista y enseguida le estampó el sello de la OMS. La lista que desarrollé pasó a conocerse como la lista de comprobación quirúrgica de la OMS y poco después estaba colgada en la pared de todos los quirófanos del mundo. Cuando era residente, nadie usaba una lista de comprobación antes de hacer una cirugía. Hoy es una práctica estándar. Se calculó que en el primer año en que se utilizó de forma generalizada la lista a escala mundial, salvó más vidas que el beneficio gradual de la quimioterapia más novedosa ese mismo año. En ninguna fase los NIH financiaron este tipo de trabajo.

A continuación escribí un libro sobre esa cuestión titulado *Unaccountable*, que instaba a los hospitales a informar públicamente de sus índices de errores médicos conocidos como «los nuncas», una lista de las cosas que nunca deberían ocurrir en un hospital. En el libro animaba a los hospitales a publicar sus índices de infección, índices de reingreso y otras medidas de calidad. Una vez más, me dijeron que eso nunca sucedería. Las élites médicas de las organizaciones de atención sanitaria me dijeron que era una quimera. Pocos años después de que el libro se convirtiera en un éxito de ventas del *New York Times*, el programa Medicare empezó a exigir que se informara públicamente de todos los indicadores de calidad mencionados más arriba.

Otra impresionante laguna que detecté en la medicina fue entender la fragilidad. Algunas personas mayores estaban sanas pero frágiles. Otras tenían comorbilidades, pero no estaban frágiles. Decidí hacer un ensayo clínico para ver qué predecía mejor los resultados quirúrgicos: el grado de fragilidad, evaluado según un índice de cinco puntos, o test preoperatorios más tradicionales, como pruebas cardíacas. Algunos investigadores muy galardonados a escala nacional me dijeron que eso era un estudio de ciencias blandas. Sin embargo, la investigación puso de manifiesto que la fragilidad era el predictor *más determinante* para los resultados quirúrgicos, más fiable que las pruebas preoperatorias tradicionales.[31] Hoy en día, la fragilidad se reconoce como un dominio de la salud que influye en la toma de decisiones quirúrgicas.

Otra laguna en la que se centraron mis investigaciones fue la huella de carbono de los hospitales. Estos suelen ser los segundos máximos productores de desechos de una comunidad. Publicamos un artículo en 2011 animando a los hospitales a utilizar una iluminación más eficiente, a reducir los residuos peligrosos explicando a trabajadores y usuarios cómo separar los distintos desechos y otras prácticas verdes.[32] Si avanzamos diez años, muchos hospitales adoptaron estas prácticas.

Otra laguna era que ciertos hospitales que nos llegaron a gustar y mucho empezaban a inflar los precios y a cobrar cantidades abusivas. Hice un estudio para documentar la prevalencia de esta práctica y publiqué un informe en *JAMA* en que se mostraba que un tercio de los hospitales demandan a los pacientes que no pueden permitirse pagar la factura médica.[33] Los demandan para embargarles el sueldo, con mucha frecuencia lo que ganan trabajando en un supermercado. En una ciudad de unos 28 000 habitantes, el tan querido hospital comunitario había presentado 25 000 demandas contra residentes. En otra ciudad ¡demandaron al juez por error! Escribí sobre esta investigación de mi equipo en *The Price We Pay*. Nunca vas a conseguir que los hospitales cambien, me dijeron una y otra vez. Al cabo de tres años, muchos centros reaccionaron a la atención mediática generada por nuestra obra y acabaron con la práctica de demandar a los pacientes. En conjunto, las demandas de hospitales contra pacientes se redujeron en un 80 por ciento, un dato que documentamos en un artículo de seguimiento publicado en *JAMA*.[34]

Ahora estamos elaborando medidas de calidad en la facturación para que los hospitales puedan ser clasificados en una escala de 1 a 5 que refleje su calidad en la facturación, lo que hace que los consumidores estén bien informados y puedan tomar sus decisiones a conciencia.[35] El objetivo es que la transparencia permita al mercado recompensar a los hospitales que son justos, razonables y compasivos con sus prácticas de facturación.

Cuando algunas personas leyeron la tesis de *The Price We Pay*, en que se instaba a obligar a todos los hospitales a publicar los precios de los servicios ofertados, me dijeron que eso nunca ocurriría. Dos años después de la publicación del libro, muchos congresistas y funcionarios de la Casa Blanca lo habían leído y me invitaron a hablar sobre los detalles de la propuesta. Al cabo de un año se firmó una orden ejecutiva en la Casa Blanca y hoy los hospitales hacen públicos sus precios. La idea era tan apartidista que tanto administraciones republicanas como demócratas, además de los tribunales, ratificaron la nueva ley. Fue refrendada por los dos grandes partidos estadounidenses porque la transparencia es un valor de este país.

Ante muchos de estos intentos que emprendió nuestro equipo de investigación de la Johns Hopkins, nos dijeron que perdíamos el tiempo. A menudo se me excluía de congresos que consideraban que solo la investigación de laboratorio o los ensayos clínicos eran investigación auténtica. Aun así, todas las áreas del trabajo de nuestro equipo han tenido un impacto nacional o mundial mucho mayor del que podría haber imaginado.

Por suerte, en cada caso hubo una minoría de líderes que reconoció el problema y nos ayudó a que nuestro trabajo avanzara. Nuestros proyectos fueron un éxito por su disposición a tener en cuenta investigaciones no convencionales sobre temas que están fuera del radar de los NIH.

Uno de esos médicos fue el doctor Zubin Damania, quizás el mayor influenciador actual en el campo de la medicina (con más de mil millones de visualizaciones en conjunto en sus varias redes sociales). Médico formado en Stanford, el doctor Damania aprovechó su altavoz único para entrevistar a expertos y debatir sobre importantes lagunas que el *establishment* médico desatiende.[36]

Además, una parte de mi equipo puso en marcha el portal digital de noticias médicas Sensible Medicine, que hoy dirigen los doctores Vinay Prasad, Adam Cifu y John Mandrola, tres destacados médicos con unas credenciales impecables. Los artículos cuestionan el dogma médico que aparece a diario en revistas médicas y en las noticias de actualidad. Las piezas ponen en cuestión colegios de médicos, anuncios de congresos, las grandes farmacéuticas y decisiones de la FDA, los NIH y los CDC en tiempo real. Nos dijeron que sería imposible poner en marcha un servicio independiente de análisis informativo sobre temas médicos como este sin tener ingresos publicitarios, pero me enorgullece declarar una vez más que nuestros detractores estaban equivocados. Hoy el portal tiene más de 80 000 lectores y sigue creciendo. Muchos lectores son médicos. Sensible Medicine nunca ha aceptado ni un solo dólar de una compañía farmacéutica o de una institución. La página obligó a rendir cuentas al *establishment* médico, incluidos los colegios y las revistas. Algunos artículos tuvieron medio millón de lectores. Aquello que nos dijeron que era imposible ahora pone en cuestión a la medicina.

Al iniciar este capítulo te mostré el formulario estándar en el que me pidieron que confirmara que mis trabajos estaban «aceptados por la profesión». En todos los proyectos de investigación de mi carrera, la idea que estudiamos *no* estaba aceptaba de entrada por la profesión.

Pero al final fue aceptada. Hoy, cuando me encuentro a estudiantes y médicos apasionados por abordar puntos flacos de la medicina pero a quienes el *establishment* disuade de hacerlo, comparto con ellos mi trayectoria. También les recuerdo que el campo de la medicina necesita estrategias nuevas. Necesita pensadores creativos y sin prejuicios, no solo trabajadores que tan solo reciten obedientemente catecismos sin cuestionarlos. La clave está en tener la humildad de transformar tu forma de pensar mientras vas aprendiendo a lo largo del camino.

Necesitamos a más gente como Ben Franklin

La medicina contemporánea necesita personas que piensen en grande. Pensadores creativos y sin prejuicios, como Ben Franklin. Franklin hizo montones de contribuciones científicas, por ejemplo inventó desde el pararrayos o la estufa de Pensilvania a una sonda vesical flexible o los lentes bifocales. Diseñó proyectos de saneamiento urbano y propuso formas en que las infecciones podrían propagarse en el interior de los hogares, con lo cual desafió el pensamiento tradicional. Y no era solo una mente brillante, también era un hombre de acción. Crítico implacable de la esclavitud, fue un defensor de la democracia y autor de éxito. Cofundó el primer hospital de Estados Unidos, el Hospital de Pensilvania. Pero la cultura médica actual reprime la creatividad de los pensadores como Ben Franklin. De hecho, si un médico tiene unos intereses amplios, el sistema insiste en que renuncie a ellos para centrarse en uno solo. Los médicos no pueden conseguir financiación de los NIH, y por tanto forjarse una carrera académica, a menos que se mantengan obedientemente en una senda de investigación estrecha, proponiendo pasos graduales en lugar de ideas atrevidas. Y, si las ideas de un médico cruzan límites entre disciplinas, los NIH dicen que no pueden financiarte. Hoy en día, a Ben Franklin probablemente se le reprimiría en el mundo académico.

Pero hoy la medicina necesita a más pensadores como Ben Franklin.

UNA NUEVA GENERACIÓN

Soy optimista al ver a una nueva generación de profesionales de la salud que quieren salir de la rueda de hámster de la medicina. Aspiran a ser pensadores creativos y sin prejuicios, no meros engranajes de una máquina corporativa. No se mantienen fieles a la tradición cuando esta entra en conflicto con una oportunidad para marcar la diferencia. La justicia social es un valor generacional, y para hacer algo de mayor calado están dispuestos a explorar carreras médicas híbridas.

Muchos crean empresas o se unen a *start-ups* que están revolucionando la forma en que se proporcionan los servicios médicos. Juntos, nos estamos haciendo nuevas preguntas. Por ejemplo:

- ¿Puede tratarse la diabetes con mayor eficacia mediante una clase de cocina que recetando insulina?
- ¿Podemos rebajar la hipertensión mejorando la calidad del sueño y reduciendo el estrés en lugar de

dar medicamentos contra la hipertensión a los pacientes?

- ¿Podemos hablar de los menús de los comedores escolares en lugar de pensar solo en la cirugía bariátrica y el Ozempic?
- ¿Podemos tratar la epidemia de soledad fortaleciendo el sentimiento de comunidad en vez de recetar antidepresivos?
- ¿Podemos estudiar los efectos de la inflamación del cuerpo en la salud?
- ¿Podemos estudiar los elementos de exposición medioambiental que provocan cáncer, y no solo la quimioterapia para tratarlo?

Están dispuestos incluso a hacerse la pregunta profunda e incómoda que a menudo debemos hacernos: ¿acaso algo que suponemos que ayuda en realidad está haciendo más daño que bien? ¿Estamos incendiando la aldea para salvarla?

Hay una nueva generación de profesionales de la salud que no es conformista. Se niegan a hacer un besamanos a los oligarcas médicos, y en lugar de eso se están uniendo con personas creativas para rediseñar la atención sanitaria. Están creando nuevas empresas, en las que exploran nuevas áreas como el microbioma y los alimentos como medicamento. Están centradísimos en arreglar nuestro desvencijado sistema.

Las enfermedades crónicas son la causa principal de muerte en Estados Unidos y consumen la mayor parte de los 4.5 billones de dólares que dedicamos a la atención médica. El sistema sanitario actual —conservador, compartimentado y reactivo— no funciona. La mayoría de los ciudadanos estadounidenses adultos toman cuatro medicamentos de receta o más de forma regular, lo que convierte a la población del país en la más medicada del planeta. Debemos probar nuevas formas de abordar la salud. Necesitamos ideas nuevas.

EL FUTURO

La medicina contemporánea, y la sociedad en general, están librando una guerra civil, desde un punto de vista intelectual, para determinar qué debería regular la indagación, si el método científico o la opinión basada en el consenso. Los poderosos empujones que describo al inicio de este capítulo son una pequeña muestra de cómo la batalla sigue disputándose día tras día.

No se trata, ni mucho menos, de una batalla nueva. A lo largo de la historia, las civilizaciones han oscilado entre la amplitud de miras y la cultura de la cancelación. En Estados Unidos, ahora debemos preguntarnos si la indagación científica está exenta de nuestros valores democráticos o si la cortesía en el debate público es un valor que apoyamos de verdad.

Los grandes pensadores, escritores y periodistas de hoy, de ambos lados del espectro político, están señalando que debemos ser conscientes de cómo el poder engendra más poder y el pensamiento de grupo puede reprimir buenas ideas. Como dijo Noam Chomsky: «Si no crees en la libertad de expresión para las personas con las que no estás de acuerdo, entonces no crees en la libertad de expresión».

Debatir abiertamente y poner sobre la mesa los méritos de los datos por encima del dogma hace que una sociedad sea más fuerte, que se consolide el civismo y que avancen más deprisa los descubrimientos médicos.

12

Imagina

¿En qué otras cosas nos estamos equivocando?

> De hecho, solo existen dos cosas: la
> ciencia y la opinión. Lo primero engendra
> conocimiento; lo segundo, ignorancia.
>
> HIPÓCRATES

Si el *establishment* médico contemporáneo se equivocó en tantas grandes recomendaciones de salud en las últimas décadas, eso plantea una pregunta inquietante: ¿en qué nos estamos equivocando hoy?

Por desgracia, el dogma médico puede que sea más prevalente hoy que años atrás porque la intolerancia por las opiniones diferentes va en aumento y la autoridad médica está más centralizada.

Muchas de las prácticas médicas actuales no están fundamentadas en buenos estudios. En un estudio que hicieron los doctores Vinay Prasad, Adam Cifu y otros compañeros se halló que el 40 por ciento de las prácticas aceptadas no se sostenían al comprobarlas de forma rigurosa.[1]

Cuando Bob Marley detectó que tenía una decoloración en el pie, sus médicos le dijeron que se debía probablemente a una lesión deportiva. El pensamiento convencional era que las personas negras no tenían melanoma.

Ahora reconocemos esa enseñanza como lo que es: dogma médico. El cantante jamaicano murió de melanoma a los treinta y seis años.

No pasa nada por utilizar la sensatez clínica para llenar las lagunas en las que aún no se han hecho investigaciones. Pero las recomendaciones que no se basan en pruebas científicas sólidas deberían reconocerse como opiniones, no como conclusiones científicas. Un exeditor de *JAMA* me contó una vez que el 60 por ciento de lo que los médicos hacemos en medicina es discrecional. Dicho de otro modo, buena parte de lo que hacemos no está fundamentado en buenas pruebas científicas.

La profesión médica debería financiar estudios para abordar esas lagunas, pero está haciendo lo contrario. La mayor parte de las investigaciones actuales se centran en el espacio farmacéutico porque allí la financiación es abundante. Los estudios que conducen a la aprobación de un medicamento casi nunca se repiten: por miedo a que no den los mismos resultados favorables. Y los estudios sobre alimentos y cambios en el estilo de vida casi nunca reciben financiación del sector y de las agencias públicas. En consecuencia, destinamos miles de millones de dólares a nuevos medicamentos y análisis de sangre, pero muy poco dinero a estudiar cómo los alimentos afectan la inflamación del cuerpo, la nutrición y el microbioma.

Mi equipo de investigación en la Johns Hopkins y yo observamos activamente cómo se introducen nuevas ideas en las revistas médicas, en congresos y en los medios de comunicación. Vemos una de estas dos reacciones. Algunos acogen las ideas innovadoras con curiosidad y objetividad, mientras que otros se vuelven impermeables a lo nuevo.

En este capítulo exploraremos diez prácticas médicas actuales que se basan en supuestos que aún no se han estudiado bien o por completo. Es probable que tengas ideas preconcebidas sobre qué podría revelar un futuro estudio sobre cada una de ellas, pero aceptemos que, en ausencia de pruebas sólidas, los puntos de vista actuales son opiniones.

Aceptemos que vamos a tener amplitud de miras. Si alguien dice sobre su punto de vista acerca de alguno de esos ejemplos que «se basa en resultados» cuando no los hay, esa persona o bien es ignorante o nos está engañando a propósito. Si el doctor Festinger estuviera vivo, probablemente explicaría esa falsa presentación de la opinión de esa persona como si se basara en resultados diciendo que no es más que un mecanismo de defensa para satisfacer la disonancia cognitiva de ese individuo.

Dada la cantidad de grandes recomendaciones de salud que se revocan una vez que se estudian con rigor, imagina la gran cantidad de recomendaciones que hacemos hoy en día que podrían revocarse si se estudiaran como corresponde.

Imagina.

1. Añadir fluoruro al agua potable

El fluoruro mata las bacterias de la boca que causan caries, por eso se añadió al agua potable. Pero el fluoruro quizás también mate las bacterias del microbioma.

Y alterar el microbioma no es el único problema potencial de añadir fluoruro al agua potable. Podría afectar nuestra inteligencia. Según un estudio publicado en 2019 en *JAMA Pediatrics*, «la exposición materna a niveles más altos de fluoruro durante el embarazo estaba asociado con puntuaciones más bajas de coeficiente intelectual» en niños. El fluoruro se transfiere a través de la sangre materna al bebé. Se acumula en áreas del cerebro importantes para el aprendizaje y la memoria, y altera proteínas y neurotransmisores del sistema nervioso central.

Hace años, los dentistas vieron investigaciones que indicaban que la fluoración del agua reducía la caries. En consecuencia, lo convirtieron en una causa de salud pública. Parecía sencillo. También estaban usando la única herramienta de que disponían para abordar el problema que veían más a menudo. Lo difundieron por todas partes, en Estados Unidos y en países pobres de todo el planeta. Hoy en día, el fluoruro se añade al agua potable de alrededor de un 66 por ciento de los residentes en Estados Unidos. Se añade al agua de un 38 por ciento de los residentes canadienses y a un 3 por ciento de los europeos.

Los expertos en los ámbitos del microbioma y el neurodesarrollo pediátrico suelen tener una visión más matizada. Y, por otro lado, no es baladí que los dos dentistas en los que más confío utilicen pasta de dientes sin fluoruro y tengan caros sistemas en sus casas para eliminar el fluoruro del agua.

Cuando analicé con detalle los estudios, vi que los datos que respaldan el uso del fluoruro en el agua potable para evitar la caries son menos consistentes de lo que la gente piensa. En un análisis de la Cochrane Collaboration se halló que hay «muy pocas pruebas hoy en día» que evalúen la eficacia de la fluoración del agua para evitar la caries. La mayor parte de los estudios se hicieron antes de 1975 y tenían problemas de diseño. Además, los estudios no tuvieron en cuenta el uso cada vez más común de los dentífricos con fluoruro y otras medidas que podrían reducir la caries. Asimismo, muchos países que no añadieron fluoruro a su agua potable también observaron una reducción de los índices de caries.[2]

Otro argumento que se utiliza para añadir fluoruro en el agua potable es que puede matar bacterias que hay en las plantas de tratamiento de aguas, igual que el cloro. La ciudad de Washington hace esto, a pesar de que también echa aguas residuales no tratadas de la ciudad al río que pasa por la población. Aquí hay una idea radical para hacer que nuestra agua potable sea más segura y limpia: dejemos de echar aguas residuales no tratadas al río que proporciona agua a nuestra ciudad.

¿La fluoración del agua es un gran logro de salud pública o puede llegar a ser perjudicial? Lo único que sé con certeza es que, si alguien te dice que la fluoración del agua potable es del todo segura y esencial para la salud pública, eso es una opinión, no un hecho.

Los efectos no dentales del fluoruro merecen un estudio más riguroso. Si los datos contradicen un dogma con décadas de existencia que aboga por el agua fluorada, el fluoruro puede ser más perjudicial que positivo. Aunque los CDC califiquen la fluoración del agua potable para evitar la caries como «uno de los diez mayores logros de salud pública del siglo xx»,[3] deberíamos estar abiertos a revocar esta práctica.

2. «La marihuana no es nociva»

La creencia de que la marihuana es segura y en ningún caso una droga que actúe como puerta de entrada a otras más potentes tiene una gran aceptación en la sociedad actual, incluso entre algunos médicos. En más de veinte estados de Estados Unidos era legal el uso recreativo de la marihuana en 2023,[4] y su consumo se convirtió en algo convencional. Pero ¿podría ser que nos estuviéramos convenciendo de lo que queremos que sea verdad?

La marihuana actual no es la marihuana de los jipis de hace décadas. En los últimos años, los fabricantes se han vuelto más astutos y ahora, en comparación con los años setenta, el producto contiene diez veces más de *tetrahidrocannabinol*, el componente psicoactivo, conocido como THC.[5] También puede ser más perjudicial para los adolescentes que para los adultos,[6] motivo por el cual la experiencia anecdótica de un adulto no debería tomarse como base de una posición científica firme sobre cómo afecta a los niños. El cerebro en desarrollo del adolescente tal vez sea más vulnerable a los daños a largo plazo.

En un estudio hecho por unos investigadores suecos se encontró que los jóvenes que consumían marihuana tenían un riesgo seis veces superior de desarrollar esquizofrenia en comparación con los que no consumían. En otros estudios se descubrió que una de cada diez personas que consumen marihuana desarrollarán síntomas psicóticos a lo largo de la vida. En un análisis, la investigadora formada en Harvard Ann Abouseif detectó «una evidente correlación entre el consumo temprano de cánnabis y varias consecuencias neurológicas y psicológicas adversas que se manifestaban en la adolescencia y seguían en la edad adulta».[7]

La marihuana también parece estar empeorando la crisis de salud mental de nuestros adolescentes. En un metaanálisis de las universidades McGill y Oxford se descubrió un riesgo un 37 por ciento superior de depresión y un incremento de más de un 300 por ciento del riesgo de padecer ideaciones suicidas entre los adolescentes consumidores de cánnabis.[8]

La marihuana también podría afectar la inteligencia. Un estudio sugiere que el inicio temprano y el consumo frecuente durante la adolescencia estaba asociado de forma directa con descensos en el coeficiente intelectual verbal y en las tareas de función ejecutiva, como el aprendizaje por ensayo y error y el aprendizaje por asociación condicional.[9]

Finalmente, es bien conocido en el campo de la cardiología que el consumo de marihuana hace aumentar el riesgo de sufrir ataques al corazón e ictus; un 25 por ciento y un 42 por ciento, respectivamente, según un estudio publicado en *JAMA* en 2024.[10]

Entre el riesgo de psicosis, el aumento de los índices de ansiedad y depresión y las enfermedades cardiovasculares, decir que el consumo de marihuana «no es nocivo» no es la expresión que yo emplearía para describir la droga. Sí, sin duda, puede ser menos letal que la cocaína, pero no es precisamente una ensalada de kale orgánico.

La sociedad debería ser consciente de esos riesgos. A fin de cuentas, la marihuana es la droga que los adolescentes consumen de forma más habitual.[11]

Debo admitir que hay beneficios de salud *infravalorados* del THC, el ingrediente activo de la marihuana. Vi a pacientes con enfermedad de Crohn y cáncer terminal beneficiarse del «uso médico de la marihuana». Pero eso no significa que sea un producto seguro para los cerebros en desarrollo de los jóvenes.

Otra gran pregunta es la siguiente: ¿es la marihuana una droga que abre las puertas a consumir otras? Lo que me desconcierta es la gran cantidad de personas que opinan categóricamente que no es el caso, sin que existan datos convincentes que respalden su punto de vista. En un estudio australiano en que se siguió a casi 2 000 estudiantes que consumían marihuana durante una década se concluyó que «el consumo ocasional de cánnabis entre los adolescentes predice un consumo posterior de otras drogas y futuros problemas educativos».[12] En otro estudio que siguió a personas jóvenes durante un periodo aún más largo se encontraron unos resultados parecidos.[13]

El consumo de drogas y la adicción es un grave problema de fondo de la sociedad (a propósito, la droga con el mayor índice de consumo excesivo y de mortalidad en Estados Unidos —el alcohol— apenas recibe atención). Eso hace aumentar la criminalidad, destroza familias y mata a más de 100 000 estadounidenses cada año. Uno pensaría que la gente debería estar abierta a encontrar soluciones en lugar de insistir fervientemente en que la marihuana no es una puerta de entrada al consumo de drogas.

También hay el argumento económico de que legalizar la marihuana desactiva a los cárteles. Si bien este debate excede el alcance de este libro, fíjate en esta realidad: se calcula que un 80 por ciento de la marihuana vendida en Estados Unidos la cultivan de forma ilegal[14] cárteles y grupos chinos del crimen organizado que operan grandes explotaciones en lugares como California, Oklahoma y Kentucky.[15, 16] Algunos trafican con sus propios trabajadores: una forma de esclavitud contemporánea que tiene lugar hoy en día en territorio estadounidense. De hecho, el condado de Humboldt, en California, una meca de las explotaciones ilegales de marihuana, tiene uno de los índices de asesinatos y de personas desaparecidas más altos del estado. Un *sheriff* rural de California declaró ante el *Louisville Courier Journal*: «Estoy luchando contra un dragón con una aguja».

La visión predominante (popular) sobre cómo abordar la crisis de las drogas en Estados Unidos es aumentar las medidas para hacer cumplir la ley o legalizar las drogas. Otra estrategia, que no excluye otras tácticas, es rebajar la demanda.

Si queremos ser objetivos, debemos dejar de decir que la marihuana no es nociva y que no sirve de puerta de entrada a otras sustancias. La verdad es que los resultados de que disponemos no corroboran estas opiniones.

3. Paracetamol para la fiebre

Cuando era residente y dormía durante las guardias, muchas veces me despertaban llamadas en las que me decían algo parecido a esto: «Tu paciente tiene [X grados de] fiebre. Le di paracetamol, ¿quisieras hacerle algo más?».

Era algo que se daba por sentado. Parecía que a cualquier paciente hospitalizado que tuviera fiebre había que darle una dosis de paracetamol.

Durante décadas, la medicina contemporánea vio la fiebre como una complicación que debía tratarse de forma universal con medicación. Pero eso era y sigue siendo un dogma médico. Según varios estudios, tratar los episodios de fiebre puede prolongar la enfermedad. Esto se debe a que la fiebre es la forma natural del cuerpo de combatir una infección. En un estudio de la Johns Hopkins con niños que tenían la varicela se halló que aquellos a quienes les dieron algún medicamento para hacerles bajar la fiebre tardaban más en recuperarse que aquellos a los que no se les daba medicación.[17] Otros estudios demostraron, de forma parecida, que las infecciones duran más cuando se rebaja la fiebre con medicamentos como el paracetamol.[18]

¿Qué está pasando ahí? El aumento de la temperatura corporal puede ayudar a combatir algunas bacterias y virus o a potenciar el sistema inmunitario; en la bibliografía médica se apuntan ambos mecanismos.[19, 20] Muchos pediatras a los que respeto me dijeron que tratar los episodios de fiebre con medicación debería reservarse solo para cuando la afección provoca malestar o dolor. No hay unas normas claras y fijas basadas en una temperatura exacta. Algunos niños pueden corretear sin importarles tener fiebre alta mientras que otros se encuentran fatal aunque solo tengan unas décimas. No es un error tratar la fiebre, pero la decisión debería ser individualizada y no universal. Si un niño siente malestar, darle un tratamiento para la fiebre quizás sea lo más humano.

Irónicamente, antes de la era de los antibióticos, los médicos inducían episodios de fiebre en los pacientes para combatir infecciones. Ahora hacemos todo lo contrario. A pesar de todo, prevalece el dogma de tratar todas las fiebres con paracetamol. Algunos siguen intentando hacer bajar la fiebre en cuanto la temperatura sube unas décimas. En un estudio publicado en 2021, se calculó que un 90 por ciento de los niños y la mitad de las mujeres embarazadas[21] tomaban paracetamol u otros medicamentos para hacer disminuir la fiebre. Algunos médicos han expresado su preocupación por el elevado consumo de estos medicamentos. En 2021, investigadores de la Universidad Duke publicaron una advertencia en un estudio titulado «Paracetamol (Acetaminophen) Use in Infants and Children Was Never Shown to Be Safe for Neurodevelopment» [Nunca se ha demostrado que el consumo de paracetamol (acetaminofeno) en bebés y niños sea seguro para su neurodesarrollo].[22] En otras palabras, esos medicamentos pueden tener efectos que aún no entendemos por completo.

En pediatría, el dogma se vio alimentado por el miedo a que un episodio de fiebre pudiera causar un acceso con convulsiones. Pero, en las raras ocasiones en que eso ocurre, es el ritmo de incremento de la fiebre y no la temperatura máxima alcanzada lo que desencadena el ataque.

De vez en cuando, un paciente me dice que tuvo fiebre, pero que no tomó nada porque no le gusta medicarse.

Yo le sonrío y le digo que no pasa nada. De hecho, puede que sea razonable no tomar nada.

4. EL SANTO GRIAL DE LA DETECCIÓN PRECOZ DEL CÁNCER

Uno de los últimos descubrimientos que causaron furor en la medicina actual es un análisis de sangre llamado biopsia líquida que pretende detectar distintos tipos de cáncer de forma precoz. La versión más popular, el análisis de sangre Multi-Cancer Early Detection Galleri, lo produce una empresa que se llama Grail («grial»). Cuestionar el beneficio de este test es difícil. Al fin y al cabo, ¿quién se atreve a oponerse a la «detección precoz del cáncer»? Eso queda feo. Es como oponerse a dar de comer a los bebés.

El problema es que la prueba puede dar falsos positivos, lo que desata una retahíla de test y procedimientos adicionales e innecesarios. Esos procedimientos excesivos pueden perjudicar a las personas y la ansiedad podría matarlos.[23]

Revisé los estudios sobre el test Galleri. Tal vez hayan salido más estudios cuando leas este libro, pero, basándome en lo que está disponible ahora, no está claro que la prueba sea más positiva que perjudicial. Mi conclusión es simple: hacer un test Galleri a todos los estadounidenses es una gran idea, pero la prueba aún no alcanza la calidad suficiente.

Analiza los datos tú mismo.

En un estudio amplio, el 58 por ciento de los individuos a quienes el test les indicó que podían tener cáncer terminaron no teniendo nada. También se descubrió que el test podía no detectar hasta el 70 por ciento de los cánceres.[24, 25] El porcentaje de falsos positivos podría ser mayor, pero, extrañamente, el estudio informaba de que cientos de personas «siguen bajo vigilancia».

Además, la detección precoz no es lo mismo que la prevención.[26] El mero hecho de detectar cáncer no significa que se haya salvado una vida. La verdadera pregunta es: ¿el test le salvó la vida a alguien? En caso afirmativo, ¿salvó más vidas que las vidas que se perdieron por culpa de las pruebas innecesarias hechas a raíz de un falso positivo? Muchos cánceres descubiertos en los estudios ya estaban en fases avanzadas o incurables. Esto, a diferencia de la detección de un cáncer en fase temprana, es lo que en oncología se conoce como «tortuga»: un tumor de crecimiento lento al que la mayoría de las personas podrían sobrevivir. También hay cánceres que acabarían detectándose antes de que se propagaran y que tienen un pronóstico favorable con independencia de cuándo se hayan descubierto. Ese podría haber sido el caso de algunos de los cánceres que el test detectó en una población de 53 744 pacientes que se sometieron a él en un estudio. Es interesante notar que el estudio no indicó el estadio del cáncer en alrededor de la mitad de las personas diagnosticadas. ¿Por qué la empresa no dio esta información?

La empresa presumió que a una persona se le detectó cáncer de páncreas gracias al test. Pero lo único que sabemos sobre el caso es que la misma persona apareció más de un artículo en los medios. Sería de agradecer que nos dieran más detalles. Puesto que el test Galleri se realizó a casi 100 000 personas, uno esperaría numerosos ejemplos de vidas salvadas.

El alto porcentaje de falsos positivos del test significa que muchas personas tienen que someterse a una larga lista de pruebas diagnósticas y procedimientos, algunos de los cuales conllevan pequeños riesgos. En uno de los estudios, el promedio del tiempo de espera y de los test de seguimiento fue de 162 días.[27] Esperar los resultados de una prueba del cáncer puede ser un infierno. Puede ser un periodo de intenso estrés fisiológico y mental. Vi a personas que esperaban los resultados de las pruebas prepararse para la muerte. Incluso se registraron suicidios durante esa angustiosa espera. Que las pruebas de seguimiento puedan terminar dando negativo no significa que la espera hasta recibirlas no pueda perjudicarte. Los estudios patrocinados por Grail no informaron de las complicaciones de los test posteriores, como colonoscopias y biopsias invasivas hechas a raíz de falsos positivos. También genera preocupación la exposición a la radiación debido a varios test de imagen en personas jóvenes.

Al leer los estudios sobre el test Galleri, vi muchos datos incompletos. Los estudios, que están pagados por la empresa, no explican por qué incluyeron a personas con un «riesgo adicional» de padecer cáncer. Tampoco indican las edades de las personas diagnosticadas, si se salvaron vidas o por qué hay tantos datos incompletos.[28]

La doctora Susan Bewley, catedrática emérita del King's College de Londres, calificó el test Galleri de «dudoso desde un punto de vista ético» en el *Financial Times*. «Esa clase de pruebas de detección podrían arruinar el [Servicio Nacional de Salud], priorizar a personas que están bien ante personas que están enfermas y hacer que la gente se enferme», —dijo la doctora Bewley—. Las pruebas de detección son como una forma moderna de hacer sangrías con sanguijuelas: si morías era porque no te habíamos hecho las sangrías a tiempo y, si no morías, entonces las sanguijuelas te habían salvado».[29]

La empresa que desarrolló la prueba fue financiada con inversiones de Bill Gates y Jeff Bezos. Y tuvo algunos dramas. Se creó en 2016 al separarse de la empresa de análisis de ADN Illumina, que durante la pandemia se convirtió en una empresa líder en test de COVID. Los organismos reguladores europeos y la Comisión Federal de Comercio de Estados Unidos han estado investigando a la empresa después de la controvertida decisión de volver a fusionarse con Illumina en agosto de 2021.[30, 31]

A partir de documentos financieros me enteré de que el director de tecnología de Illumina dejó la empresa de forma repentina en 2023 y había vendido todas sus acciones.[32] El director de medicina y el CEO también dimitieron de sus cargos ese mismo año. Si estás dirigiendo una empresa que está a punto de descubrir un gran avance para combatir el cáncer que va a revolucionar la salud, lo lógico sería que quisieras seguir trabajando en este proyecto y quedarte unas acciones con un gran valor potencial.

La tarea de presión a las autoridades públicas hecha por Illumina fue intensa. La empresa contrató al ex primer ministro británico David Cameron y, por arte de magia, poco después consiguió un contrato con el Gobierno del Reino Unido para que se le financiara un ensayo clínico. La compañía también invitó al expresidente Barack Obama en 2022 a su Foro de Genómica de Illumina, en el que acogió a Francis Collins, que había dimitido poco antes como director de los NIH, y a la leyenda del tenis Chris Evert. En la actualidad está haciendo una fuerte presión para conseguir que el Gobierno de Estados Unidos invierta para que todos los adultos mayores estadounidenses se hagan la prueba, lo que podría costar más de 60 000 millones de dólares. Esta campaña de presión tiene el sonoro apoyo del presidente de la Red de Actuación contra el Cáncer de la Sociedad Estadounidense del Cáncer.[33] Un amigo que tengo en el Congreso me dijo que es una de las mayores campañas de presión que se habían visto. Lo que se anuncia en primer plano es la promesa de reducir la desigualdad en el ámbito sanitario.[34]

No pretendo ser un aguafiestas, pero antes de destinar 60 000 millones de dólares de los contribuyentes a este test, deberíamos comprobar cuántas vidas salva realmente. También deberíamos valorar ese costo en comparación con otras formas en las que podríamos gastar esa gran cantidad de dinero: en vitaminas prenatales, en comprar alimentos para niños que pasan hambre en Estados Unidos o en dejar de echar aguas residuales al río de mi ciudad.

¿Creo que es fiable ceder mi información genética a esta empresa? Hoy por hoy no. No es difícil imaginar el mal uso de los datos genéticos recabados. En 2023, la empresa envió por error cartas a cuatrocientos de sus clientes informándoles de que podrían tener cáncer. La mitad de esas personas ni siquiera se había hecho aún el test Galleri. *¡Madre mía...!* Sin embargo, es más preocupante todavía que la empresa era conocedora del error, pero no lo hizo público hasta *después* del voto delegado de los accionistas.

Yo creo en la detección precoz del cáncer y tengo la esperanza de que algún día las biopsias líquidas puedan salvar vidas, pero este test aún no está del todo listo. Si se desplegara ahora de forma generalizada, me preocupan los cientos de miles de personas que tendrían que someterse a test invasivos debido a los falsos negativos. Desde luego, el complejo médico-industrial va a generar un gran volumen de negocio, pero ¿eso mejorará la salud? Antes de que a los médicos y al país en general nos convenzan de hacer un test nuevo a todos los beneficiarios del programa Medicare, asegurémonos de que salva más vidas de las que destruye.

No es la primera vez que nos dicen que recopilar la información genética de todo el mundo puede resolver nuestros problemas. Cuando los colonizadores blancos que se establecieron en Nuevo México y Arizona desviaron agua del río Gila, impidieron a los indios pima seguir cultivando sus tierras. Para evitar que murieran de hambre, el Gobierno estadounidense les dio para comer unos alimentos parecidos al Spam. (Para los lectores más jóvenes, este Spam no tiene nada que ver con el correo basura, sino que es una carne ultraprocesada que los humanos de antaño creían equivocadamente que era sana). La comida del Gobierno hizo que desarrollaran obesidad, lo que provocó una epidemia de diabetes entre el pueblo pima. Los investigadores de los NIH intervinieron enseguida para hacerles análisis de sangre y encontrar una base genética de su obesidad. El doctor James Tabery, profesor de la Universidad de Utah, describe así la obsesión por encontrar una causa genética a una epidemia creada por el hombre:[35] «A veces, la búsqueda del conocimiento médico se vuelve tan miope que los árboles no dejan ver el bosque».

Muchos académicos y dirigentes políticos ya insinúan que el test Galleri es una importante campaña de salud pública que puede por fin reducir las muertes por cáncer. Me encantaría que eso fuera cierto, pero es una opinión. Aún no disponemos de datos que corroboren esa creencia. Al mismo tiempo, debemos tener una mente abierta. No podemos estar *en contra* del test Galleri debido al efecto rebaño que estamos observando. Debemos estar abiertos a la posibilidad de que algún día pueda detectar cánceres con eficacia y con una proporción riesgo-beneficio tal que sea razonable hacerlo de forma generalizada.

Necesitamos disponer de mejores datos antes de recomendar ese nuevo test de biopsia líquida para todo el mundo. Yo no soy el único que lo piensa. Varios expertos en biología genómica y computacional que trabajan en Reino

Unido echaron no hace mucho un balde de agua fría al entusiasmo por el test Galleri en la revista *Lancet*: «El NHS no puede permitirse encabezar la adopción a escala internacional de intervenciones no evaluadas en un grado suficiente que podrían tener pocos beneficios o ninguno, perjudicar a las personas y desperdiciar recursos que sería mejor destinar a otras cosas».[36]

5. LA EVASIVA DE LA VACUNA ANUAL DE LA GRIPE

Año tras año, la comunidad médica anima a todo el mundo a ponerse una nueva vacuna de la gripe, cuya eficacia oscila entre un 5 y un 60 por ciento. Los fabricantes de vacunas tratan de diseñar la vacuna para combatir la cepa que se espera que sea dominante ese año. Pero ¿y si tuviéramos una vacuna universal de la gripe que confiriese inmunidad a largo plazo a muchas cepas distintas de la gripe, también a cepas futuras?

A esa prometedora tarea están dedicándose algunos científicos en Estados Unidos. Pero, tristemente, les está costando llevar a cabo esta importante labor.

A partir de cuatro cepas de la gripe aviar, los doctores Matthew Memoli y Jeffery Taubenberger, de los NIH, desarrollaron una vacuna universal de la gripe que resultó muy prometedora en estudios con animales.[37] Es interesante destacar que los NIH no están desarrollando con rapidez esta vacuna a pesar de que el proyecto se propuso formalmente en 2022 a la Comisión Asesora Nacional sobre Vacunas.[38] Un probable motivo es que la vacuna universal de la gripe utiliza la tecnología vacunal tradicional, con virus inactivado, no ARN mensajero. El actual entusiasmo por las vacunas con ARN mensajero dentro de la comunidad científica hace que las nuevas vacunas que utilizan una tecnología tradicional no reciban tanta financiación ni apoyo.

Quizás te preguntes: si la vacuna universal de la gripe utiliza tecnología vacunal tradicional, ¿por qué se ha tardado tanto en desarrollarla? Para responder a esta pregunta es importante entender que un virus de la gripe consta de muchas partes, entre otras las destacadas partes H (hemaglutinina) y N (neuraminidasa). De ahí los nombres H1N1, H5N1, etc.

Durante décadas, todas las vacunas previas de la gripe se han basado en el supuesto de que el objetivo tenía que ser contrarrestar la parte H. Pero en la investigación del doctor Memoli sobre la parte N[39] y en otros estudios anteriores[40, 41] se descubrió que la inmunidad ante la parte N es un mejor predictor de protección que la inmunidad ante la parte H. Centrar las vacunas anuales en la parte H puede constituir un caso clásico de pensamiento de grupo médico, lo que genera un punto flaco científico.

Los datos con animales de la nueva vacuna universal de la gripe parecen prometedores. La vacuna generó anticuerpos ante muchos componentes distintos del virus, tanto a la parte H como N, entre otras, además de inducir una respuesta celular de los linfocitos B y T. Produjo anticuerpos a una amplia variedad de virus de la gripe conocidos, entre ellos a la gripe de 1918, también conocida como gripe española.

La prometedora vacuna superó los ensayos de fase 1 en humanos.[42] Así pues, ¿qué está demorando el inicio de la siguiente fase de estudios con humanos? Los NIH y el Departamento de Salud y Servicios Sociales no han respaldado el proyecto por completo ni le han dado toda la financiación necesaria.

El *establishment* médico celebró las vacunas con ARN mensajero como una tecnología que permite a los científicos incorporar la proteína deseada cada año para combatir un virus. Algunos ven una vacuna universal de la gripe con una tecnología distinta del ARN mensajero como algo anticuado.

Una de mis fuentes que se comunicó con la Fundación Gates me dice que la fundación no está interesada en seguir financiando investigaciones clínicas sobre vacunas como la del doctor Memoli porque ellos se centran en las vacunas con ARN mensajero.

También hay otro gran motivo por el que quizás no hay prisa para desarrollar esa vacuna. Las farmacéuticas no van a enriquecerse con ella. Una vacuna anual que puede venderse cada temporada de la gripe es algo que entusiasma a los accionistas. Además, la vacuna universal de la gripe utiliza virus que se originan de forma natural, por tanto no hay los valiosos derechos de propiedad intelectual que pueden generar una fortuna.

Fuentes cercanas a este asunto me dicen que la BARDA, la agencia pública que financia investigaciones, da prioridad a los proyectos de nuevas vacunas con derechos de propiedad intelectual que puedan generar unas cuantiosas regalías al Gobierno.

Cada año, hay expertos que advierten con dureza de la posibilidad de que se produzca una pandemia por gripe aviar que podría ser catastrófica. Sin duda, es posible. Pero, en lugar de que los altos cargos públicos de salud muestren preocupación y la monitoreen de cerca, ¿y si aceleramos la investigación básica y el desarrollo de una prometedora vacuna universal de la gripe? No tenemos pruebas todavía de que funcione en humanos, pero está diseñada para cubrir la H5N1 y otras cepas amenazadoras de gripe aviar que tienen índices de mortalidad de hasta un 50 por ciento. La reciente pandemia de COVID debería habernos enseñado a no adoptar una estrategia pasiva. Los virus de la gripe suponen un riesgo catastrófico para el mundo. Debemos adoptar una estrategia proactiva en cuanto a la preparación ante pandemias y no solo tener una actitud reactiva.

Y cada año, cuando el *establishment* médico ordena a todo el mundo que se ponga la vacuna anual de la gripe y destina miles de millones a esa cruzada, sería positivo pararse a reflexionar sobre este potencial punto flaco: desarrollar una vacuna universal de la gripe podría salvar muchas más vidas.

6. TERAPIA CON TESTOSTERONA PARA LOS HOMBRES

Cuando a los médicos nos preguntan por un nuevo tratamiento, nuestra primera reacción es averiguar si hay algún estudio consistente que lo respalde. Si no disponemos de un estudio, nos incomoda la incertidumbre. Al formarnos, nos enseñan a descartar ese asunto. Hasta hace poco, la terapia de sustitución de la testosterona para los hombres estaba en esa zona gris. (El papel de los alimentos y las vitaminas en la salud global también se relegó a ese mismo purgatorio médico).

Asimismo, es fácil que nos disuadan todas las turbias tiendas de pastillas que venden testosterona. No obstante, si somos objetivos, no deberíamos descartar algo porque no nos gusten las personas que lo apoyan.

Muchos hombres de mediana edad tienen que lidiar con niveles bajos de energía, aumento de peso, apnea del sueño, depresión y disfunción sexual. A veces descubren en unos análisis que su nivel de testosterona libre es bajo y les hablan de la opción de la terapia de sustitución de la testosterona (TST).

Están apareciendo nuevos estudios sobre les beneficios de la TST en hombres con baja testosterona. Los médicos que con frecuencia recetan TST a hombres me dicen que ven que sus pacientes se encuentran mejor, tienen más libido y pierden peso, lo que puede aliviar su apnea del sueño. El doctor Mark McCormick, del sur de Florida, me contó que vio a hombres dejar de utilizar la máquina CPAP gracias a la TST. Guau. Imagina las potenciales repercusiones de mejorar la salud durmiendo mejor, por no hablar de lo que uno se ahorra dejando la CPAP. Dormir mal es negativo para el corazón y contribuye a tener una presión arterial elevada, a ganar peso y posiblemente a desarrollar alzhéimer.[43] El doctor McCormick también ve que sus pacientes que reciben TST hacen más ejercicio y mejoran su autoconfianza.

Hay tanto similitudes como importantes diferencias entre la TST en los hombres y la terapia hormonal sustitutiva (THS) en mujeres. La TST y la THS funcionan de forma distinta, con lo cual la TST no debería verse como el equivalente masculino de la THS. El estrógeno ofrece unos beneficios más profundos al mantener los vasos sanguíneos blandos y saludables en las mujeres posmenopáusicas. En grados distintos, tanto la TST como la THS generan una densidad ósea más elevada[44] y una menor cantidad de grasa[45] y ayudan a controlar los niveles de azúcar en la sangre en las personas con diabetes de tipo 2.[46]

De la misma forma en que a la THS se le acusó de causar cáncer de mama, de la TST se dijo que provoca cáncer de próstata, una acusación que no se corroboró en los estudios. También hay preocupaciones cardiovasculares. La TST podría hacer aumentar el riesgo de problemas cardiovasculares, aunque el efecto es pequeño, en todas las personas que lo tomen, y ese riesgo podría incrementarse cuando los hombres empiezan a recibir TST después del inicio de una enfermedad cardiovascular.

Debería mencionar también que se sabe que la TST tiene sus inconvenientes. El uso prolongado de la TST puede acabar para siempre con la producción intrínseca del cuerpo, lo que crea una dependencia del medicamento después de varios años. Y, cuando un hombre deja de tomarla, puede perder de inmediato todos los beneficios que le ofrecía. Por otro lado, no es fácil de tomar. En la actualidad, por lo general se toma en forma de crema, inyección o gránulos implantables, y muchos hombres pueden necesitar tomar otros medicamentos para evitar sus efectos secundarios, como la hinchazón de los pechos. Además, si bien el alivio de la apnea del sueño puede ser muy considerable con la TST, ¡otros hombres indican que el medicamento los hace dormir peor! La TST también puede causar retención de líquidos, motivo por el que un médico, y no un entrenador personal, debería evaluar a un hombre para determinar si le conviene la terapia. Finalmente, la TST puede causar infertilidad, con lo cual no es aconsejable para los hombres que pretendan tener hijos. Parece haber un subgrupo de hombres con «baja testosterona» para los que la TST pueden ser más perjudicial que beneficiosa. Por este motivo, la decisión de acogerse a esa terapia debería ser individualizada.

En general, tras mis conversaciones con expertos en la materia, parece que a muchos hombres que son candidatos ideales para la TST no se les está ofreciendo la opción en la actualidad. Tal vez la medicina contemporánea esté infravalorando el valor de la TST para aliviar algunos problemas de salud crónicos en los hombres.

7. Un no debate sobre los niños

El 12 de junio de 2023, la subsecretaria de Salud de Estados Unidos declaró que las medidas para la afirmación de género eran «medidas para la prevención del suicidio». Es cierto que los niños trans tienen un alto riesgo de suicidio; aun así, en ningún estudio se ha confirmado de forma concluyente que la cirugía o los bloqueadores de la pubertad reduzcan ese riesgo, con lo cual la afirmación de la subsecretaria de Salud es una opinión y no se basa en datos.

Para justificar su afirmación, la subsecretaria citó el apoyo de la Asociación Estadounidense de Médicos, la Academia Estadounidense de Pediatría y otras organizaciones médicas. Pero, como vimos a lo largo de este libro, el mero hecho de que haya consenso entre los dirigentes médicos de varias organizaciones no es garantía de que algo esté demostrado.

En este apartado presento dos perspectivas destacadas entre los médicos y describo el debate. La primera reconoce que, en ocasiones muy infrecuentes, algunos niños nacen con una mezcla de rasgos anatómicos masculinos y femeninos. Algunos niños a los que se considera varones al nacer tienen ovarios mientras que algunos a los que se considera mujeres tienen genitales masculinos. Los términos médicos *intersexual* y *diferencias en el desarrollo sexual* se emplean para describir a esos individuos, quienes, según esta visión, son las únicas personas para las que pueda estar indicada la intervención médica.

La segunda perspectiva, la de la afirmación de género, va un poco más lejos. Añade que todos los niños deberían elegir su identidad de género, aunque no tengan ninguna anomalía anatómica o genética. Anima a todos los niños a escoger un género (o ninguno) basándose en sus sentimientos y mantiene que el deber de los profesionales de la medicina no es otro que confirmar su decisión, a veces con hormonas o cirugía.

En Europa surgió un debate sano sobre este asunto. Los académicos presentaron argumentos sobre cada posición y los investigadores estudiaron a los niños transgénero que se han ido tratando con el tiempo. En Reino Unido, el Servicio Nacional de Salud (NHS) encargó una revisión formal de los estudios sobre la cuestión y llegó a la conclusión de que no había datos concluyentes que demostraran que los bloqueadores de la pubertad fueran seguros y eficaces. Como consecuencia de esa revisión formal de la bibliografía, en 2024 Reino Unido prohibió esos bloqueadores salvo en ensayos clínicos. La revisión citaba un estudio que demostraba que el 71 por ciento de los niños que tomaban bloqueadores de la pubertad no experimentaban ninguna mejora en su salud mental y en alrededor de un tercio la situación empeoraba.[47] En otros países europeos se observó una tendencia parecida. En 2022, Suecia actualizó sus directrices para restringir más el acceso de los niños a las medidas de afirmación de género, declarando que los datos de «intervenciones hormonales» en menores son «de baja calidad» y que los tratamientos pueden presentar riesgos.[48] Y el caso más reciente fue el de un estudio danés publicado en 2024, en el que se halló que el riesgo de suicidio en niños transgénero era consecuencia del alto índice y de la gravedad de sus trastornos de salud mental subyacentes, no por su identidad de género.[49] Dicho de otro modo, las hormonas y la cirugía de transición tal vez no tengan efecto alguno en la disminución del riesgo de suicidio. Así va la conversación de los médicos en Europa.

En Estados Unidos, el debate es muy distinto. A algunos expertos les da miedo expresar sus opiniones. La historia de la doctora Lisa Littman, de la Universidad Brown, ilustra por qué.

La doctora Littman recabó datos de cuestionarios hechos a cientos de padres de niños transgénero e identificó características comunes. Littman describió cómo los casos de adolescentes que se identificaban como transgénero se producían en agrupaciones y no de un modo aleatorio entre la población, y muchos tenían trastornos de salud mental subyacentes.[50] La doctora descubrió que en esas agrupaciones a menudo había niñas que pasaban muchas horas en las redes sociales. Algunos médicos conjeturaron que las niñas pueden ser especialmente vulnerables a las imágenes: una tendencia que se ve en la anorexia, que también afecta mucho más a las chicas que a los chicos.

Lo que descubrió Littman ponía en cuestión la perspectiva de la afirmación de género, incluida la postura de algunos poderosos dirigentes académicos. Aunque el estudio era pequeño, apuntaba a que, si el transgenerismo era biológico, lo previsible sería encontrar una distribución más aleatoria en la población, no un contagio social entre agrupaciones de niñas que se daban atracones de redes sociales. La revista médica que publicó el estudio de Littman fue objeto de una intensa presión para que lo retirara. La revista terminó forzando a la doctora Littman a hacer algunas modificaciones menores tras la publicación del artículo, la más emblemática de las cuales fue la suavización del título, que pasó de «Disforia de género de inicio rápido en adolescentes y adultos jóvenes: estudio de informaciones dadas por los padres» a «En las informaciones dadas por los padres de adolescentes y adultos jóvenes se perciben señales de disforia de género de inicio rápido». Pero no se cambió ni un solo dato. Forzar a Littman a modificar sus palabras fue como ponerla en la picota, pero en versión actual. Los críticos enseguida dijeron que el artículo se había corregido, como si hubiera contenido errores, lo cual no era cierto.

Y que conste: es algo inaudito que una revista obligue a un investigador a modificar el título de su estudio una vez publicado.

La Universidad Brown intervino en el asunto y tomó medidas contra Littman. La institución se distanció de la investigadora y de su estudio, y no le renovó el contrato, a pesar de que la doctora cumplía todos los indicadores de rendimiento. La universidad criticó abiertamente el estudio en su comunicado, en el que dijo que «las conclusiones del estudio podrían utilizarse para desacreditar los esfuerzos para apoyar a los adolescentes transgénero». Más adelante en ese largo comunicado de prensa, la universidad afirmaba su compromiso con la libertad académica y presumía de que estaba «orgullosa de ser una de las primeras universidades en incluir la asistencia médica para la reasignación de género».[51] El *establishment* médico hizo pasar un calvario a la doctora Littman. ¿Cuál era su crimen? Había publicado un estudio cuyos resultados no eran del agrado de algunas personas.

No hubo un debate abierto sobre los datos. De un modo parecido, en 2011 la doctora Julia Mason, miembro de la Academia Estadounidense de Pediatría (AAP), presentó una resolución en el seno de la organización sugiriendo que el organismo no promoviera todavía la cirugía de transición para los menores hasta que las investigaciones demostraran que era segura a largo plazo y que aportaba beneficios a los pacientes. La resolución generó mucha participación, y el 80 por ciento de las aportaciones a la comisión fueron favorables a presentar la resolución al Foro Anual de Liderazgo de la entidad. Pero, extraña-

mente, la resolución nunca salió de esa comisión. Nunca
llegó a los altos rangos de la organización. Más adelante,
la doctora Mason comentó que muchas de las asociaciones
que recomiendan las medidas para la afirmación de género lo hacían porque «es la posición de algunos activistas
que tomaron el control de comisiones clave en colegios
médicos».[52]

Un expresidente de la AAP, el doctor Joseph Zanga,
argumentó que la AAP no quiso debatir la pertinencia de
la intervención médica para los adolescentes transgénero.
Dijo el doctor Zanga: «La ciencia dice que los niños y los
adolescentes no son capaces de tomar esa clase de decisiones». Pero la cuestión de afirmar el género con hormonas
y cirugía no se debatió en los congresos de la AAP. Los
miembros de la AAP, por el contrario, debatían sobre temas como el fomento del reciclaje. Cuando el doctor Zanga
presentó un comentario discrepante cuestionando las medidas para la afirmación de género para que se publicara en
el boletín de la sección de la AAP de su estado, el texto fue
rechazado.

El doctor Michael Joyner, exdecano de investigación
adjunto de la Clínica Mayo, es un experto de primera categoría en la fisiología del ejercicio, y sus obras son citadas
con frecuencia. Poco después de exponer su opinión en el
New York Times de que los atletas que experimentaron la
pubertad como hombres podían tener una ventaja injusta
al competir contra mujeres, la Clínica Mayo lo suspendió y
le redujo el salario.[53] En una carta que le enviaron, la clínica le decía que «no se había expresado con las formulacio-
nes prescritas».[54] El doctor Joyner no había plagiado ningún estudio ni había cometido un error que hubiera matado
a un paciente (acciones, por cierto, que no son motivo de
despido en muchos centros médicos).

Había hecho algo mucho peor: el doctor Joyner había expresado una opinión distinta de la que mantenía la administración de su Facultad de Medicina.

La doctora Miriam Grossman, psiquiatra infantil con una larga carrera en la UCLA, describe la opinión colectiva de las organizaciones médicas como «el consenso castrista» en su libro *Lost in Trans Nation*.[55] Hace referencia al periodo en que el expresidente cubano Fidel Castro eliminaba a los otros candidatos de las boletas y luego proclamaba que su referendo era un consenso nacional. Con independencia de la visión que tengamos sobre este asunto, todos deberíamos estar de acuerdo en que el actual debate no está yendo por el buen camino.

¿Deberían debatirse ambos extremos de una polémica científica? Laura Helmuth, jefa de edición de una de las revistas científicas más prestigiosas, *Scientific American*, defendió hace poco que no. En 2023 publicó un informe en el que daba una lista de cuestiones científicas en las que según ella «no tenemos la necesidad de escuchar a ambos bandos» o sobre las que no hace falta hacernos preguntas.[56] La lista contenía las medidas para la afirmación de género de las personas trans, las vacunas y otros temas. Me pregunto qué diría Helmuth sobre las vacunas del rotavirus o el ántrax. Tras aparecer riesgos peligrosos, ambas vacunas fueron retiradas del mercado cuando hasta entonces se consideraban muy recomendables o se exigían.

En cuanto a la cuestión trans, es comprensible que despierte emociones fuertes dada la relevancia de que los adultos tomen decisiones sobre una población vulnerable. Lo que está claro es que cuando a los padres se les dice que deben aceptar que su hijo sea tratado con hormonas o se someta a una intervención quirúrgica con tal de evitar el suicidio, esa recomendación no se basa en datos, aunque así se presente. Además, a los padres se les dice que los bloqueadores de la pubertad no tienen complicaciones a largo plazo: una afirmación cuestionada por un estudio de 2024 que indica que algunos de sus efectos podrían no ser reversibles.[57] Al intentar criar y cuidar a nuestros hijos de la mejor forma posible, necesitamos estudios rigurosos y un foro abierto de ideas científicas.

8. Un Estados Unidos con miedo a hablar

Cada vez más consultores de lactancia, dentistas y pediatras recomiendan cortar la base de la lengua de los bebés que tienen una afección llamada anquiloglosia. El objetivo de este procedimiento es facilitar que el bebé pueda mamar. La operación se hace manteniendo abierta la boca del bebé para cortarle el frenillo que hay debajo de la lengua. A pesar de que algunos bebés con el frenillo corto parecen mamar mejor después de la intervención, en otros no ocurre lo mismo debido al dolor.

No hay pruebas convincentes que justifiquen la operación. Esta es otra práctica generalizada que requiere un ensayo clínico riguroso antes de que a los bebés se los someta de forma rutinaria a la intervención. Los mejores datos de que disponemos son de una revisión de Cochrane, hecha en 2017, que no logró encontrar un beneficio positivo en los resultados a la hora de mamar.[58]

Algunos dentistas y médicos hicieron afirmaciones discutibles según las cuales la intervención puede mejorar la dicción del niño o reducir la apnea del sueño más adelante en la vida, unas aseveraciones que carecen de respaldo científico. De hecho, me pregunto si ese corte en la lengua podría tener el efecto contrario.

Sea como fuere, la intervención ya se convirtió en un pequeño nicho en Estados Unidos, donde, según el *New York Times*, algunos dentistas practican más de cien por semana.[59] Lo que es más preocupante es que algunos médicos también cortan las mejillas de los bebés en el punto en que se unen al lateral de la lengua. Busqué datos fiables sobre eso, pero no encontré ninguno.

Y otra intervención que se suele hacer a la vez que se cortan las mejillas y el frenillo es cortar el interior del labio superior. Sobre esta operación, la Academia Estadounidense de Otorrinolaringología-Cirugía de Cabeza y Cuello denunció hace poco que «no debería realizarse».[60]

Mis compañeros médicos y yo hemos visto un alarmante uso excesivo de las operaciones de corte del labio hechas por algunos dentistas y médicos que tratan a niños de familias con bajos ingresos. Los registros de facturación del programa Medicaid que recibió nuestro consorcio Global Appropriateness Measures[61] ponen de manifiesto que hacer esos cortes en la boca de los niños es la intervención principal que llevan a cabo algunos dentistas. Quizás los criterios que utilizan esos profesionales son tan amplios que, si un bebé no parece extender la lengua a la perfección, ya se le etiqueta como un individuo con el frenillo corto, se le ata a la camilla y se le hacen cortes en cuatro puntos de la boca.

Pregunté sobre esta cuestión a un compañero otorrinolaringólogo en quien confío, y me dijo que un pequeño porcentaje de niños pueden beneficiarse de la liberación de la lengua, pero que la operación se aplica de una forma demasiado indiscriminada.

Antes de hacer cortes en la boca de millones de niños, deberíamos estudiar si eso contribuye a conseguir los beneficios deseados y si la operación tiene o no consecuencias a largo plazo. Si ayuda a algunos niños, identifiquemos las características de aquellos a quienes más beneficiaría para que los padres puedan tomar una decisión con toda la información.

La verdad de si cortar la lengua, el labio o la mejilla ayuda o perjudica a los niños puede responderse definitivamente con un buen ensayo clínico. Pero ¿quién va a financiar tal estudio? ¿Los NIH? Muy improbable. ¿Las farmacéuticas? De ninguna manera. ¿La AAP? Pocas posibilidades. ¿Una comunidad de bebés? No contemos con ello. Trágicamente, muchas polémicas médicas como esta pueden resolverse, pero en cambio persiste un vacío científico plagado de opiniones. No podemos seguir permitiendo que grandes cuestiones clínicas permanezcan perdidas en el Triángulo de las Bermudas de la no financiación. El vacío de datos sobre las operaciones de cortes bucales son el símbolo de un gran problema del sistema sanitario estadounidense, que tiene un valor de 4.5 billones de dólares: responder preguntas clínicas importantes casi nunca está en el radar de la financiación de nadie.

El episodio de la alergia a los cacahuates, en el que la AAP se equivocó durante quince años en sus recomendaciones, nos ofrece una importante lección: si hay incertidumbre sobre una práctica o una controversia en un ámbito, hay que hacer un estudio bien hecho *antes* de que la práctica se adopte de forma generalizada.

9. Los medicamentos con GLP-1 salvan vidas

Medicamentos muy celebrados con GLP-1 como Ozempic y Rybelsus parecen ser eficaces no solo para perder peso, sino también para reducir los problemas de salud asociados con la obesidad, como las enfermedades cardio-vasculares, las hepáticas y la insuficiencia renal. Pero los estudios que muestran estos beneficios tienen en cuenta los resultados de los primeros años en que se está tomando el fármaco. A largo plazo, ¿son buenos para la salud esos medicamentos? Si bien cada uno puede tener su opinión, la verdad es que aún no lo sabemos.

Esta clase de medicamentos parece reducir el exceso de grasa, pero también la masa muscular. La masa muscular es el principal indicador de longevidad. La pérdida de masa muscular es un componente del síndrome de fragilidad.[62] Y la pérdida de masa muscular es un motivo por el que los médicos que recetan medicamentos con GLP-1 deben asegurarse de que las personas que los toman hagan ejercicio e incluyan una cantidad suficiente de proteína en su dieta.

Aunque parece que esos medicamentos conllevan unos beneficios de salud ilusionantes, debemos estar abiertos al hecho de que en estudios futuros se llegue a la conclusión de que las personas que los toman a largo plazo terminan teniendo una vida más larga o más corta.

10. Mamografías para mujeres con riesgo bajo

Si les preguntas a los expertos «¿Cómo podemos arreglar el sistema sanitario?», algunos te responderán enseguida: más prevención. Siguiendo la lógica de esa respuesta estándar, a menudo la gente afirma que tenemos que hacer más mamografías. Es difícil oponerse a las mamografías, porque ¿quién no quiere proteger a las mujeres del cáncer de mama? Pero te sorprendería saber que los datos que justifican la más reciente ampliación de la recomendación de hacer mamografías son extraordinariamente poco convincentes.

En 2023, el Grupo de Trabajo de Servicios de Prevención de Estados Unidos rebajó la edad recomendada para que las mujeres con bajo riesgo empezaran a hacerse mamografías de los cincuenta a los cuarenta años. Tal vez pienses que recomendar que millones de mujeres sanas y con riesgo bajo en sus cuarenta se sometan a un procedimiento médico incómodo en el que se les expone a radiación estaría respaldado por ensayos clínicos que demostraran que eso salva vidas. Pues no era el caso. No había ni un solo ensayo clínico que demostrara que las mamografías en mujeres con riesgo bajo en la cuarentena salvaran vidas.[63]

Los defensores de la nueva recomendación podrían argumentar que es tan obvio que no necesitamos un buen estudio. A fin de cuentas, quizás hayan visto una vez a una mujer de cuarenta años diagnosticada con cáncer de mama en fase temprana mediante una mamografía. Pero la ciencia no funciona así. Quizás ese cáncer fuera una «tortuga». Y los falsos positivos son habituales. Alrededor de la mitad de las mujeres que se hacen una mamografía anual experimentarán un falso positivo en un periodo de diez años, según la Sociedad Estadounidense del Cáncer. Eso puede conducir a intervenciones quirúrgicas innecesarias y a exposiciones posteriores a radiación, por no decir el estrés de que te digan que podrías tener cáncer.[64]

¿El cribado masivo mediante mamografía en mujeres con riesgo bajo en los cuarenta salva vidas? Esta pregunta aún está por responderse.

Algunos partidarios de la nueva recomendación creen que no necesitamos hacer ensayos clínicos porque ellos ya «saben» que salva vidas. Esa es una forma de pensar peligrosa. Sí, desde luego, no pasa nada por tener opiniones basadas en las observaciones que hace uno a pie de cama, pero hacer grandes recomendaciones de salud basadas solo en la opinión es justo el motivo por el que se han cometido tantos errores en la medicina contemporánea. Además, la mentalidad de «todo el mundo debe hacer esto porque lo decimos nosotros» es paternalismo médico: una actitud que erosionó gravemente la confianza de la sociedad en las últimas décadas.

En la ciencia, no deberíamos buscar atajos. Eso significa que podemos hacer una recomendación —como la de animar a todas las mujeres en sus cuarenta a hacerse una mamografía— siempre que les digamos a esas mujeres que ese consejo se basa en una opinión y no en estudios que demuestran que la intervención salva vidas. Cuando se haga un estudio y dispongamos de los resultados, debemos estar abiertos a cambiar de posición, tanto si coincide con el pensamiento convencional como si no.

Paracaídas

Como con las mamografías que acabamos de mencionar, a veces las personas sostienen que no existe la necesidad de hacer un ensayo aleatorizado para estudiar una intervención médica «porque es muy obvia» y «ya sabemos que es verdad».

El argumento de que no hay necesidad de hacer un estudio es lo que yo llamo el argumento del paracaídas. En 2003, en la revista médica *BMJ*, dos autores explicaron que no había necesidad de hacer un ensayo aleatorizado para determinar que los paracaídas salvan vidas.[65] Los ensayos aleatorizados dividen a los participantes en dos grupos, los que reciben la intervención y los que no, para que los investigadores puedan medir el efecto del objeto de estudio.

Los autores tienen razón: no sería ético pedir a la mitad de la población de un estudio que salte de un avión sin un paracaídas para confirmar que el dispositivo salva vidas. Todo el mundo está de acuerdo en que podemos aprender del razonamiento deductivo y de la experiencia de la observación.

Sin embargo, el modelo de ensayo aleatorizado no es la única forma de obtener conocimientos científicos. Y el argumento de que «no necesitamos ningún ensayo» se aplica de forma selectiva. Si alguien quiere convertir una intervención médica en un procedimiento de uso general, sostiene que no necesitamos un ensayo clínico: ¡es un paracaídas! Por el contrario, si a esa persona no le gusta una idea basada en el sentido común, puede decir que no podemos implantarla a menos que hagamos un ensayo aleatorizado.

Tristemente, hoy en día el argumento del paracaídas se utiliza como un arma para desacreditar a las voces que reclaman que se estudien ciertas recomendaciones de salud. Durante la reciente pandemia, radicales de ambos bandos usaron el argumento de que «no necesitamos un estudio porque ya sabemos que funciona» para justificar sus posiciones. Una vez más, estaban aplicando el argumento del paracaídas.

La pandemia no fue un caso excepcional en cuanto a la forma en que funciona el *establishment* médico. De hecho, fue más bien la norma que la excepción. Por ejemplo, durante décadas se han empleado *stents* cardiacos para «abrir» arterias bloqueadas en el corazón. ¿Por qué habría que estudiar eso? Es obvio que la intervención era positiva; o eso pensábamos.

Tras cientos de miles de *stents* cardiacos implantados en cuerpos de personas (con un precio elevado), el ensayo COURAGE —un nombre muy pertinente—[66] puso al descubierto que los *stents* cardiacos no tenían ningún efecto en la prolongación de la vida de una persona, a menos que el *stent* se colocara durante un ataque al corazón activo. Los *stents* pueden aliviar los síntomas de la angina de pecho (malestar crónico en el pecho), pero no alargan la vida de los pacientes.

Aun así, los *stents* se han considerado un paracaídas. Vimos obstrucciones que se abrían delante de nuestros ojos, sostenía la gente. Y luego descubrimos que los *stents* alteraban el recubrimiento del interior del vaso sanguíneo y que podían *causar* una obstrucción: un fenómeno conocido como trombosis del *stent*. El porcentaje de personas tratadas con un *stent* en la actualidad es mucho menor que antes del ensayo COURAGE.

Podemos utilizar los conocimientos clínicos para recomendar intervenciones, pero el *establishment* médico le debe a la sociedad la realización de ensayos clínicos antes de hacer recomendaciones generales para las masas. Podemos hacer ambas cosas: hacer recomendaciones basadas en la opinión y al mismo tiempo insistir en que se hagan estudios bien hechos para justificar las recomendaciones generales.

Declarar que intervenciones deseables son paracaídas demuestra pereza intelectual y es una forma deshonesta de hacer políticas de salud pública. Al final, llegan los datos y se erosiona la confianza en la profesión. Ahora, más que nunca, la sociedad está sedienta de honestidad y humildad.

El padre de la medicina basada en datos: suspende tus prejuicios de forma temporal

Muchas de las intervenciones presentadas en este capítulo —el uso del fluoruro, las biopsias líquidas y las mamografías para las mujeres en la cuarentena— tienen que ver con la prevención. Para seguir explorando esta cuestión, fijémonos ahora en las enseñanzas del ya fallecido doctor David Sackett, profesor en las universidades de Oxford y McMaster que es conocido como el padre de la medicina basada en datos.

El doctor Sackett alertó de que la medicina preventiva se había vuelto arrogante, con una seguridad en sí misma agresiva y presuntuosa. La profesión médica, explicó Sackett, estaba aplicando intervenciones preventivas que aún no se habían demostrado mediante estudios serios. El doctor Sackett dijo que numerosas intervenciones preventivas que se recomendaban de forma generalizada en personas sanas habían sido desastrosas y que al analizarlas se descubrió que eran más perjudiciales que positivas. Entre muchos ejemplos, citaba la temeraria recomendación de la Academia Estadounidense de Pediatría de hacer dormir a los bebés boca abajo, que más adelante se revocó cuando la gente se enteró de que dormir en esa postura *incrementaba* los índices de muerte súbita.

El doctor Sackett arremetió contra personas e instituciones que difundían consejos no científicos. Es culpa de los «expertos» el hecho de actuar en beneficio propio o de tener una «necesidad narcisista de reconocimiento público» que los lleva a defender prácticas preventivas que no se validaron en estudios rigurosos, dijo Sackett.[67] «No solo abusan de su posición defendiendo medidas preventivas no demostradas, sino que además silencian a los que discrepan», denunció el doctor.

Esos expertos se niegan a aprender de la historia hasta que ellos hacen historia, dijo el doctor Sackett.

Hacia el final de su carrera, escribió en colaboración con otros autores un artículo en la revista *BMJ* en el que se afirmaba que la medicina basada en datos no es un libro de cocina. Requiere, más bien, evaluarlo todo con prudencia. «Los buenos médicos utilizan tanto los conocimientos clínicos adquiridos gracias a la experiencia como los mejores datos externos disponibles, y no basta solo con uno de estos dos elementos», escribió Sackett.[68]

HACER PREGUNTAS

En ciencia, uno tiene que poder hacer preguntas. Así pues, déjame que haga una importante: ¿podría ser que muchas de nuestras crisis sanitarias actuales sean consecuencia de la arrogancia del *establishment* médico o se vean aceleradas por esa actitud?

Los expertos dijeron a la gente *durante décadas* que los opiáceos no generaban adicción, y eso desencadenó la crisis de los opiáceos. Insistieron en que los bebés no comieran crema de cacahuate, y eso provocó la epidemia de alergias a los cacahuates. Demonizaron las grasas naturales de los alimentos, y eso llevó a la gente a optar por los carbohidratos procesados, lo que hizo aumentar los índices de obesidad. Recetaron antibióticos indiscriminadamente, y eso alteró el microbioma intestinal de una generación y causó una epidemia de bacterias resistentes a los medicamentos. Utilizaron injustamente el miedo con tal de asustar a las mujeres para que renunciaran a la THS, con lo cual a una generación de mujeres se le impidió acceder a los beneficios de esa terapia, que prolonga la vida y mejora la calidad de vida. Y algunos podrían decir que unos «expertos» experimentaron con un coronavirus procedente de un murciélago en un laboratorio sin ningún motivo, lo que desató una pandemia mundial.

El dogma médico sigue siendo una amenaza. A veces porque a las personas se las condena por hacer preguntas y a veces porque vociferantes dirigentes del *establishment* médico que se equivocaron del todo en sus afirmaciones nunca se han disculpado por una arrogancia que han mantenido durante décadas.

La cuestión de si muchas de las actuales crisis de salud son antrópicas asoma la cabeza todos los días en el hospital y en la reunión de mi equipo de investigación, en la que tratamos de identificar los asuntos más urgentes de nuestro ecosistema sanitario de 4.5 billones de dólares.

Hacer preguntas se convirtió en algo prohibido en algunos entornos. Pero hacer preguntas no es el problema, es la solución.

MIRAR HACIA EL FUTURO

Cuando la medicina hace recomendaciones basadas en estudios fundamentados, nuestra profesión obtiene unos resultados brillantes. Aportamos muchos beneficios y aliviamos la carga de daños y dolores que sufre una población. Pero, cuando hacemos recomendaciones basadas en opiniones, nuestro historial no es para celebrarse.

Primero, debemos ensalzar el método científico y reconocer nuestros sesgos. Como señaló el doctor Festinger, todos tenemos una tendencia natural a descartar la información que no nos gusta. Calificar una intervención de «paracaídas» cuando merece un estudio bien hecho es una actitud que lleva a personas inteligentes a hacer malas políticas.

Segundo, a veces, en medicina, la respuesta correcta es «No lo sé». Como vimos con la recomendación de no comer cacahuates, entre los dirigentes médicos había la sensación de que tenían que decirle *algo* a la gente, aunque no sabían qué. «No lo sabemos» tal vez sea nuestra mejor respuesta. La sociedad puede ser comprensiva si somos honestos.

Tercero, los profesionales de la salud y la sociedad en general deben saber qué recomendaciones se basan en opiniones y cuáles se basan en datos médicos convincentes. Las recomendaciones basadas en opiniones nunca deberían presentarse como si se basaran en datos.

Cuarto, la mejor forma de combatir malas ideas es con ideas mejores, no cancelando científicos. El foro abierto de debate científico está volviéndose cada vez más intolerante. Durante la campaña presidencial, a Barack Obama le preguntaron cuál era su libro favorito. Él dijo *Team of Rivals*, un libro sobre la práctica del presidente Abraham Lincoln de rodearse de miembros del Gobierno que estuvieran en desacuerdo con él y cuestionaran sus decisiones. Todos los dirigentes —tanto del ámbito médico como de otros sectores— deberían plantearse el valor que supone sumergirse en ideas opuestas al estilo de Lincoln.

Finalmente, debería animarse tanto a los científicos como a los innovadores empresariales del sector médico a pensar de una forma distinta y a cuestionar supuestos muy arraigados del ámbito. Los estadounidenses están cada vez más enfermos, mientras que quienes tienen intereses en el sector sanitario son cada vez más ricos. Debemos escuchar a los jóvenes estudiantes, enfermeros y médicos que proponen formas nuevas y atrevidas de proporcionar atención sanitaria.

La era del dogma médico no se ha terminado ni mucho menos. Si formuláramos las preguntas adecuadas sobre las actuales prácticas médicas e hiciéramos los estudios científicos pertinentes para responderlas, los resultados harían temblar los cimientos de nuestro mundo.

En una época en que cada vez estamos más conectados, la influencia del pensamiento de grupo puede agravarse. Razón de más para que mantengamos conscientemente nuestra objetividad en todo lo que hacemos. Eso incluye aprender de personas que no nos caen bien y que dicen cosas que no nos gustan.

El doctor Claude Bernard, un médico francés que vivió entre 1813 y 1878, es considerado el fundador de la medicina contemporánea.[69] Escribió mucho sobre los sesgos. Afirmó que todos tenemos nuestros sesgos; no podemos eliminarlos. Pero sí tenemos que identificarlos y suspenderlos *activamente* lo mejor que podamos durante un experimento. Animó a los científicos a adoptar un estado de hiperescepticismo al recabar información nueva. Eso requiere esfuerzo, sostenía Bernard. Este médico francés decía que no podemos eliminar nuestros sesgos, pero que ser nuestro propio antagonista hace que nuestros experimentos sean mejores. Y, aunque lo manifestara en el siglo XIX, sus palabras fueron proféticas.

Si el doctor Bernard estuviera vivo hoy en día, nos imploraría a todos que tuviéramos una mente abierta cuando alguna información nueva pusiera en cuestión nuestras arraigadas creencias. Cuando tenemos la mente abierta, todo el mundo prospera. Eso vale para la medicina, pero también para otros ámbitos de nuestra vida.

Agradecimientos

Estoy muy agradecido con Marshall Allen, que fue el editor principal de este libro. Marshall aportó al proyecto sus conocimientos y experiencia como uno de los periodistas de investigación más destacados de Estados Unidos sobre asuntos sanitarios ofreciéndome orientación y consejos editoriales. Gracias a Nancy Miller, de Bloomsbury, por creer tanto en este libro y también por su genio editorial. También me gustaría expresar mi gratitud a Mansur Shaheen, Paul Attia, Asonganyi Aminkeng, Andrea Michele Mackenzie y Faith Magwenzi por sus excelentes ideas; y a Christi Walsh por mantener a pleno rendimiento tanto mi consultorio como mis proyectos de investigación. Gracias al doctor Jeremy Greene por su dominio de la historia de la medicina; a Leslie Hansen Lindner, Sina Haeri (Ouma), Amanda Nickles Fader, Barbara Levy (Visana) y Dan Martin por su sabiduría clínica y obstétrica; y a Gary Taubes y Orrin Devinsky por sus conocimientos sobre la historia de las grasas saturadas. Gracias a Peter y Jill Attia por nuestras conversaciones sobre la vida, la amistad, la salud y la longevidad; y al doctor Jeff Kerr, a David Goldhill y a Leah Binder por sus grandes ideas. Gracias al doctor John Alverdy, de la Universidad de Chicago, al doctor Edwin Kim, de la Universidad de Carolina del Norte, y a la todopoderosa Malina Manger por permitirme escribir este libro manteniendo la eficiencia y la fluidez en mi vida. Gracias a Alexander por cortar el pasto del jardín y a Nora por sus grandes abrazos. Un agradecimiento especial para el doctor Vinay Prasad (el gran *sensei*), Tracy Beth Høeg, el doctor Adam Cifu, el doctor John Mandrola y el doctor Zubin Damania. Son todos una fuente de inspiración y aprendizaje.

Notas

1. El juicio de los cacahuates de Salem

1. S. H. Sicherer *et al.*, «Prevalence of Peanut and Tree Nut Allergy in the U.S. Determined by a Random Digit Dial Telephone Survey», *Journal of Allergy and Clinical Immunology* 103, n.º 4 (abril de 1999), pp. 559-562, doi:10.1016/s0091-6749(99)702 24-1, PMID:10200001.

2. R. S. Gupta *et al.*, «The Public Health Impact of Parent-Reported Childhood Food Allergies in the United States», *Pediatrics* 142, n.º 6 (2018), doi:10.1542/peds.2018-1235.

3. M. Jackson, *Allergy: The History of a Modern Malady*, Londres, Reaktion Books, 2006.

4. Comisión sobre Nutrición de la Academia Estadounidense de Pediatría, «Hypoallergenic Infant Formulas», *Pediatrics* 106, n.º 2 (agosto de 2000), pp. 346-349, doi:10.1542/peds. 106.2.346.

5. Comisión sobre la Toxicidad de las Sustancias en los Alimentos, los Bienes de Consumo y el Medio Ambiente, *Peanut Allergy*, Londres, Departamento de Salud del Reino Unido, 1998.

6. J. O. Hourihane, T. P. Dean y J. O. Warner, «Peanut Allergy in Relation to Heredity, Maternal Diet, and Other Atopic Diseases: Results of a Questionnaire Survey, Skin Prick Testing, and Food Challenges», *BMJ: British Medical Journal* 313, n.º 7056 (31 de agosto de 1996), pp. 518-521.

7. S. V. Lynch *et al.*, «Effects of Early-Life Exposure to Allergens and Bacteria on Recurrent Wheeze and Atopy in Urban Children», *Journal of Allergy and Clinical Immunology* 134, n.º 3 (septiembre de 2014), pp. 593-601.

8. D. E. Fox y G. Lack., «Peanut Allergy», *The Lancet* 352, n.º 9129 (29 de agosto de 1998), p. 741.

9. G. Du Toit *et al.*, «Early Consumption of Peanuts in Infancy Is Associated with a Low Prevalence of Peanut Allergy», *Journal of Allergy and Clinical Immunology* 122, n.º 5 (2008), pp. 984-991.

10. M. S. Motosue *et al.*, «National Trends in Emergency Department Visits and Hospitalizations for Food-Induced Anaphylaxis in U.S. Children», *Pediatric Allergy and Immunology* 29 (2018), pp. 538-544.

11. «The Prevalence of Peanut Allergy Has Trebled in 15 Years», *Economist*, 3 de octubre de 2019.

12. D. Scott, «Can We Solve the EpiPen Cost Crisis?», *Vox*, 4 de abril de 2023, <https://www.vox.com/policy/23658275/epipen-cost-price-how-much>.

13. G. Du Toit *et al.*, «Randomized Trial of Peanut Consumption in Infants at Risk for Peanut Allergy», *The New England Journal of Medicine* 372 (2015), pp. 803-813.

14. S. H. Sicherer, «New Guidelines Detail Use of 'Infant-Safe' Peanut to Prevent Allergy», *AAP News*, 5 de enero de 2017.

15. A. Togias *et al.*, «Addendum Guidelines for the Prevention of Peanut Allergy in the United States: Report of the National Institute of Allergy and Infectious Diseases-Sponsored Expert Panel», *Journal of Pediatric Nursing* 32 (enero-febrero de 2017), pp. 91-98.

16. E. Donnelly, «Mom Shamed for Letting Her Kid Eat a Peanut Butter Sandwich While Shopping at Target», Yahoo Life, 12 de abril de 2018, <https://www.yahoo.com/lifestyle/mom-shamed-letting-kid-eat-peanut-butter-sandwich-shopping-target-really-awful-105216945.html>.

17. Academia Estadounidense de Pediatría, texto completo de «Full Filing» para el ejercicio fiscal terminado en junio de 2022, ProPublica Nonprofit Explorer, último acceso 8 de abril de 2024, <https://projects.propublica.org/nonprofits/organizati ons/362275597/202310889349300016/full>.

18. G. Du Toit *et al.* y el equipo del ensayo LEAP-Trio de la red Immune Tolerance Network, «Follow-Up to Adolescence after Early Peanut Introduction for Allergy Prevention», *NEJM Evidence* 3, n.º 6 (junio de 2024), doi:10.1056/EVIDoa 2300311.

19. Administración de Alimentos y Medicamentos de Estados Unidos, «FDA Approves First Medication to Help Reduce Allergic Reactions to Multiple Foods after Accidental Exposure», comunicado de prensa, 16 de febrero de 2024.

2. ¿LO DICES EN SERIO ESO DE LAS HORMONAS?

1. E. Barrett-Connor y T. L. Bush, «Estrogen and Coronary Heart Disease in Women», *Journal of the American Medical Association* 265, n.º 14 (10 de abril de 1991).

2. A. Bluming y C. Tavris, *Estrogen Matters*, Nueva York, Little, Brown Spark, 2018.

3. Instituto Nacional del Corazón, los Pulmones y la Sangre, «NHLBI Stops Trial of Estrogen Plus Progestin Due to Increased Breast Cancer Risk, Lack of Overall Benefit», Institutos Nacionales de Salud (NIH), nota de prensa, 9 de julio de 2002.

4. Comunicación personal con el doctor R. Langer, 1 de diciembre de 2023.

5. R. D. Langer, «The Evidence Base for HRT: What Can We Believe?», *Climacteric* 20, n.º 2 (2017), pp. 91-96, doi:10.108 0/13697137.2017.1280251.

6. A. Z. Bluming, H. N. Hodis y R. D. Langer, «'Tis But a Scratch: A Critical Review of the Women's Health Initiative Evidence Associating Menopausal Hormone Therapy with the

Risk of Breast Cancer», *Menopause* 30, n.º 12 (1 de diciembre de 2023), pp. 1241-1245.

7. J. E. Rossouw, «Estrogens for Prevention of Coronary Heart Disease: Putting the Brakes on the Bandwagon», *Circulation* 94 (diciembre de 1996), pp. 2982-2985.

8. Así según una transcripción de la conferencia, que fue grabada por el doctor A. Bluming.

9. Citado en Bluming y Tavris, *Estrogen Matters*.

10. Comunicación personal con la doctora J. Manson, 11 de enero de 2024.

11. J. H. Wuest *et al.*, «The Degree of Coronary Atherosclerosis in Bilaterally Oophorectomized Women», *Circulation* 7 (1953), pp. 801-809.

12. «Eight Strange and Wonderful Facts About Octopuses», Shedd Aquarium, 6 de septiembre de 2023, <https://www.sheddaquarium.org/stories/eight-strange-and-wonderful-facts-about-octopuses>.

13. S. R. Salpeter *et al.*, «Mortality Associated with Hormone Replacement Therapy in Younger and Older Women», *Journal of General Internal Medicine* 19 (2004), pp. 791-804.

14. Bluming y Tavris, *Estrogen Matters*.

15. M. S. Christianson *et al.*, «Menopause Education: Needs Assessment of American Obstetrics and Gynecology Residents», *Menopause* 20, n.º 11 (noviembre de 2013), pp. 1120-1125.

16. L. Facher, «AAMC, the Medical School Trade Association, Gave $500,000 To Dark Money Group In 2018», Stat, 11 de agosto de 2020, <https://www.statnews.com/2020/08/11/aamc-citizens-truth-drug-pricing/>.

17. A. Paganini-Hill y V. W. Henderson, «Estrogen Replacement Therapy and Risk of Alzheimer Disease», *Archives of Internal Medicine* (28 de octubre de 1996).

18. W. A. Rocca *et al.*, «Long-Term Effects of Bilateral Oophorectomy on Brain Aging: Unanswered Questions from the Mayo Clinic Cohort Study of Oophorectomy and Aging», *Women's Health* (Londres) 5, n.º 1 (enero 2009), pp. 39-48.

19. J. W. Simpkins *et al.*, «Role of Estrogen Replacement Therapy in Memory Enhancement and the Prevention of Neuronal Loss Associated with Alzheimer's Disease», *American Journal of Medicine* 103, n.º 3, supl. 1 (22 de septiembre de 1997), pp. S19-25.

20. R. N. Saleh *et al.*, «Hormone Replacement Therapy Is Associated with Improved Cognition and Larger Brain Volumes in At-Risk *APOE4* Women: Results from the European Prevention of Alzheimer's Disease (EPAD) Cohort», *Alzheimer's Research and Therapy* 15, n.º 1 (9 de enero de 2023), p. 10.

21. Y. Z. Bagger *et al.*, «Early Postmenopausal Hormone Therapy May Prevent Cognitive Impairment Later in Life», *Menopause* 12, n.º 1 (enero-febrero de 2005), pp. 12-17.

22. C. H. van Dyck *et al.*, «Lecanemab in Early Alzheimer's Disease», *The New England Journal of Medicine* 388 (2023), pp. 9-21.

23. P. Belluck, «New Federal Decisions Make Alzheimer's Drug Leqembi Widely Accessible», *The New York Times*, 6 de julio de 2023.

24. C. Downey, M. Kelly y J. F. Quinlan, «Changing Trends in the Mortality Rate at 1-year Post Hip Fracture: A Systematic Review», *World Journal of Orthopedics* 10, n.º 3 (18 de marzo de 2019), pp. 166-175.

25. N. S. Weiss *et al.*, «Decreased Risk of Fractures of the Hip and Lower Forearm with Postmenopausal Use of Estrogen», *The New England Journal of Medicine* 303, n.º 21 (20 de noviembre de 1980), pp. 1195-1198.

26. D. P. Kiel *et al.*, «Hip Fracture and the Use of Estrogens in Postmenopausal Women: The Framingham Study», *The New England Journal of Medicine* 317, n.º 19 (5 de noviembre de 1987), pp. 1169-1174.

27. J. F. Wilson, «New Treatments for Growing Scourge of Brittle Bones», *Annals of Internal Medicine* 140, n.º 2 (20 de enero de 2004), pp. 153-156, doi:10.7326/0003-4819-140-2-200401200-00037, PMID:14734352.

28. «Osteoporosis», *Journal of the American Medical Association* 252, n.º 6 (1984), pp. 799-802.

29. Barrett-Connor y Bush, «Estrogen and Coronary Heart Disease in Women».

30. J. Corliss, «One in Five People at Risk of Heart Disease Shuns Statins», *Harvard Health Letter*, 1 de junio de 2023, <https://www.health.harvard.edu/heart-health/one-in-five-people-at-risk-of-heart-disease-shuns-statins>.

31. F. Grodstein *et al.*, «A Prospective, Observational Study of Postmenopausal Hormone Therapy and Primary Prevention of Cardiovascular Disease», *Annals of Internal Medicine* 133, n.º 12 (19 de diciembre de 2000), pp. 933-941.

32. T. S. Mikkola *et al.*, «Increased Cardiovascular Mortality Risk in Women Discontinuing Postmenopausal Hormone Therapy», *Journal of Clinical Endocrinology and Metabolism* 100, n.º 12 (diciembre de 2015), pp. 4588-4594.

33. L. L. Schierbeck *et al.*, «Effect of Hormone Replacement Therapy on Cardiovascular Events in Recently Postmenopausal Women: Randomised Trial», *BMJ: British Medical Journal* 345 (9 de octubre de 2012).

34. H. M. P. Boardman *et al.*, «Hormone Therapy for Preventing Cardiovascular Disease in Both Healthy Post-Menopausal Women and Post-Menopausal Women with Pre-Existing Cardiovascular Disease», *Cochrane Database of Systematic Reviews*, n.º 3 (2015), doi:10.1002/14651858.CD002229.pub4.

35. J. R. Johnson *et al.*, «Menopausal Hormone Therapy and Risk of Colorectal Cancer», *Cancer Epidemiology, Biomarkers and Prevention* 18, n.º 1 (enero de 2009), pp. 196-203.

36. J. S. Hildebrand *et al.*, «Colorectal Cancer Incidence and Postmenopausal Hormone Use by Type, Recency, and Duration in Cancer Prevention Study II», *Cancer Epidemiology, Biomarkers and Prevention* 18, n.º 11 (noviembre de 2009), pp. 2835-2841.

37. G. Rennert *et al.*, «Use of Hormone Replacement Therapy and the Risk of Colorectal Cancer», *Journal of Clinical Oncology* 27, n.º 27 (septiembre de 2009), pp. 4542-4547.

38. K. L. Margolis *et al.*, «Effect of Oestrogen Plus Progestin on the Incidence of Diabetes in Postmenopausal Women: Results from the Women's Health Initiative Hormone Trial», *Diabetologia* 47, n.º 17 (julio de 2004), pp. 1175-1187.

39. J. E. Manson *et al.*, «The Women's Health Initiative Hormone Therapy Trials: Update and Overview of Health Outcomes During the Intervention and Post-Stopping Phases», *Journal of the American Medical Association* 310, n.º 13 (2 de octubre de 2013), pp. 1353-1368.

40. F. Mauvais-Jarvis *et al.*, «Menopausal Hormone Therapy and Type 2 Diabetes Prevention: Evidence, Mechanisms, and Clinical Implications», *Endocrine Reviews* 38, n.º 3 (1 de junio de 2017), pp. 173-188.

41. Instituto Nacional sobre la Diabetes y las Enfermedades Digestivas y Renales, «Obesity and Overweight Statistics», último acceso 26 de enero de 2024, <https://www.niddk.nih.gov/health-information/health-statistics/overweight-obesity>.

42. Centros para el Control y la Prevención de Enfermedades, *National Diabetes Statistics Report: Estimates of Diabetes and Its Burden in the United States*, 2023, <https://www.cdc.gov/diabetes/data/statistics-report/index.html>.

43. J. Passos-Soares *et al.*, «Association Between Osteoporosis Treatment and Severe Periodontitis in Postmenopausal Women», *Menopause* 24, n.º 7 (julio de 2017), pp. 789-795.

44. K. Y. Park *et al.*, «Association of Periodontitis with Menopause and Hormone Replacement Therapy: A Hospital Cohort Study Using a Common Data Model», *Journal of Periodontal and Implant Science* 53, n.º 3 (junio de 2023), pp. 184-193.

45. H. Golman, «FDA Approves First Drug Designed to Treat Hot Flashes», *Harvard Health Letter*, 1 de agosto de 2023, <https://www.health.harvard.edu/womens-health/fda-approves-first-drug-designed-to-treat-hot-flashes>.

46. Puede encontrarse información sobre la fundación Advancing Health After Hysterectomy en <MenopauseLearning.com>.

47. P. M. Sarrel *et al.*, «The Mortality Toll of Estrogen Avoidance: An Analysis of Excess Deaths Among Hysterectomized Women Aged 50 to 59 Years», *American Journal of Public Health* 103, n.º 9 (septiembre de 2013), pp. 1583-1588.

48. R. D. Langer *et al.*, «Menopausal Hormone Therapy for Primary Prevention: Why the USPSTF Is Wrong», *Climacteric* 20, n.º 5 (2017), pp. 402-413.

49. B. Levy y J. Simon, «A Contemporary View of Menopausal Hormone Therapy», *Obstetrics and Gynecology* (2024), doi:10.1097/AOG.0000000000005553.

50. B. Ehrenreich, «The 2006 *Time* 100: Scientists & Thinkers: Jacques Rossouw», *Time*, 8 de mayo de 2006.

51. Listado en el directorio de personal de los NIH y en la página web de los NIH en fecha 1 de diciembre de 2023.

52. «Best Medicine Scientists», Research.com, último acceso 13 de febrero de 2024, <https://research.com/scientists-rankings/medicine>.

53. J. E. Manson y A. M. Kaunitz, «Menopause Management: Getting Clinical Care Back on Track», *The New England Journal of Medicine* 374, n.º 9 (3 de marzo de 2016), pp. 803-806.

54. P. Attia, «#253—Hormone replacement therapy and the Women's Health Initiative: re-examining the results, the link to breast cancer, and weighing the risk vs reward of HRT | JoAnn Manson, M.D.», en *The Peter Attia Drive* (pódcast), 8 de mayo de 2023, <https://peterattiamd.com/joannmanson/>.

55. C. Thomson y G. Anderson, para la comisión rectora de la WHI, «RE: Women Have Been Misled about Menopause», *The New York Times*, 26 de febrero de 2023.

3. «Los antibióticos no tienen aspectos negativos»

1. «The Microbiome», The Nutrition Source, Facultad de Salud Pública T. H. Chan de la Universidad Harvard, último

acceso 3 de febrero de 2024, <https://www.hsph.harvard.edu/nutritionsource/microbiome>.

2. Centros para el Control y la Prevención de Enfermedades, «Measuring Outpatient Antibiotic Prescribing: Appropriateness of Outpatient Antibiotic Prescribing», último acceso 21 de diciembre de 2023, <https://www.cdc.gov/antibiotic-use/data/outpatient-prescribing/index.html>.

3. P. D. Tamma *et al.*, «Association of Adverse Events with Antibiotic Use in Hospitalized Patients», *JAMA Internal Medicine* 177, n.º 9 (2017), pp. 1308-1315.

4. T. Yatsunenko *et al.*, «Human Gut Microbiome Viewed Across Age and Geography», *Nature* 486 (2012), pp. 222-227.

5. L. M. Cox y M. J. Blaser, «Antibiotics in Early Life and Obesity», *Nature Reviews Endocrinology* 11, n.º 3 (marzo de 2015), pp. 182-190.

6. I. Cho *et al.*, «Antibiotics in Early Life Alter the Murine Colonic Microbiome and Adiposity», *Nature* 488 (2012), pp. 621-626.

7. L. Cox *et al.*, «Microbiota Primed for Obesity», *Cell* 158, n.º 4 (14 de agosto de 2014), pp. 705-721.

8. A. Aversa *et al.*, «Association of Infant Antibiotic Exposure with Childhood Health Outcomes», *Mayo Clinic Proceedings* 96, n.º 1 (2021), pp. 66-77.

9. M. A. Beier *et al.*, «Early Life Antibiotic Exposure and Incident Chronic Diseases in Childhood» (presentación oral, Congreso Internacional sobre Farmacoepidemiología y Gestión del Riesgo Terapéutico, 23-25 de agosto de 2021).

10. K. S. Bongers *et al.*, «Antibiotics Cause Metabolic Changes in Mice Primarily through Microbiome Modulation Rather than Behavioral Changes», *PLOS One* 17, n.º 3 (17 de marzo de 2022), doi:10.1371/journal.pone.0265023.

11. A. F. Schulfer *et al.*, «Intergenerational Transfer of Antibiotic-Perturbed Microbiota Enhances Colitis in Susceptible Mice», *Nature Microbiology* 3, n.º 2 (febrero de 2018), pp. 234-242.

12. H. S. Yoon *et al.*, «*Akkermansia muciniphila* Secretes a

Glucagon-Like Peptide-1-Inducing Protein that Improves Glucose Homeostasis and Ameliorates Metabolic Disease in Mice», *Nature Microbiology* 6, n.º 5 (mayo de 2021), pp. 563-573.

13. F. Perraudeau *et al.*, «Improvements to Postprandial Glucose Control in Subjects with Type 2 Diabetes: A Multicenter, Double Blind, Randomized Placebo-Controlled Trial of a Novel Probiotic Formulation», *BMJ Open Diabetes Research and Care* 8, n.º 1 (2020), doi:10.1136/bmjdrc-2020-001319.

14. L. N. Segal y M. J. Blaser, «A Brave New World: The Lung Microbiota in an Era of Change», *Annals of the American Thoracic Society* 11, supl. 1 (enero de 2014) pp. S21-27.

15. SCImago Journal and Country Rank, 2024, <https://www.scimagojr.com/journalrank.php?category=2740/>.

16. L. C. Bailey *et al.*, «Association of Antibiotics in Infancy with Early Childhood Obesity», *JAMA Pediatrics* 168, n.º 11 (2014), pp. 1063-1069.

17. K. H. Mikkelsen *et al.*, «Use of Antibiotics and Risk of Type 2 Diabetes: A Population-Based Case-Control Study», *Journal of Clinical Endocrinology and Metabolism* 100, n.º 10 (2015), pp. 3633-3640.

18. A. Hviid *et al.*, «Antibiotic Use and Inflammatory Bowel Diseases in Childhood», *Gut* 60 (2011), pp. 49-54.

19. L. Virta *et al.*, «Association of Repeated Exposure to Antibiotics with the Development of Pediatric Crohn's Disease: A Nationwide, Register-Based Finnish Case-Control Study», *American Journal of Epidemiology* 175, n.º 8 (15 de abril de 2012), pp. 775-784.

20. J. W. Y. Mak *et al.*, «Childhood Antibiotics as a Risk Factor for Crohn's Disease: The ENIGMA International Cohort Study», *Journal of Gastroenterology and Hepatology Open* 6, n.º 6 (junio de 2022), pp. 369-377.

21. E. T. Rogawski *et al.*, *Bulletin of the World Health Organization* 95 (2017), pp. 49-61.

22. Y. Cao *et al.*, «Long-Term Use of Antibiotics and Risk of Colorectal Adenoma», *Gut* 67, n.º 4 (2018), pp. 672-678.

23. R. L. Siegel, K. D. Miller y A. Jemal, «Cancer Statistics, 2017», *CA: A Cancer Journal for Clinicians* 67 (2017), pp. 7-30.

24. M. Zepeda-Rivera *et al.*, «A Distinct *Fusobacterium nucleatum* Clade Dominates the Colorectal Cancer Niche», *Nature* 628 (2024), pp. 424-432.

25. M. C. King *et al.*, «Breast and Ovarian Cancer Risks Due to Inherited Mutations in BRCA1 and BRCA2», *Science* 302, n.º 5645 (2003), pp. 643-646.

26. Investigación en curso que están llevando a cabo el doctor X. S. Zhang *et al.*, Universidad Rutgers.

27. Investigación en curso que están llevando a cabo la doctora Z. Gao *et al.*, Universidad Rutgers.

28. Aversa *et al.*, «Association of Infant Antibiotic Exposure».

29. J. M. Baker, L. Al-Nakkash y M. M. Herbst-Kralovetz, «Estrogen-Gut Microbiome Axis: Physiological and Clinical Implications», *Maturitas* 103 (septiembre de 2017), pp. 45-53.

30. M. G. Dominguez-Bello *et al.*, «Partial Restoration of the Microbiota of Cesarean-Born Infants Via Vaginal Microbial Transfer», *Nature Medicine* 22, n.º 3 (marzo de 2016), pp. 250-253.

31. F. Fouhy *et al.*, «Perinatal Factors Affect the Gut Microbiota Up to Four Years after Birth», *Nature Communications* 10 (abril de 2019), pp. 1517-1510.

32. N. T. Mueller *et al.*, «'Vaginal Seeding' after a Caesarean Section Provides Benefits to Newborn Children: FOR: Does Exposing Caesarean-Delivered Newborns to the Vaginal Microbiome Affect Their Chronic Disease Risk? The Critical Need for Trials of 'Vaginal Seeding' during Caesarean Section», *BJOG: An International Journal of Obstetrics and Gynaecology* 127, n.º 2 (enero de 2020), p. 301.

33. R. Sommerstein *et al.*, «Antimicrobial Prophylaxis Administration after Umbilical Cord Clamping in Cesarean Section and the Risk of Surgical Site Infection: A Cohort Study with 55,901 Patients», *Antimicrobial Resistance and Infection Control* 9, n.º 201 (2020).

34. J. Stokholm *et al.*, «Delivery Mode and Gut Microbial

Changes Correlate with an Increased Risk of Childhood Asthma», *Science Translational Medicine* 12, n.° 569 (2020), doi:10.1126/scitranslmed.aax9929.

35. Y. Cao *et al.*, «Evaluation of Birth by Cesarean Delivery and Development of Early-Onset Colorectal Cancer», *JAMA Network Open* 6, n.° 4 (2023), doi:10.1001/jamanetworkopen.2023.10316.

36. J. Suez *et al.*, «Personalized Microbiome-Driven Effects of Non-Nutritive Sweeteners on Human Glucose Tolerance», *Cell* 185, n.° 18 (1 de septiembre de 2022), pp. 3307-3328.e19.

37. E. S. Gruber *et al.*, «To Waste or Not to Waste: Questioning Potential Health Risks of Micro-and Nanoplastics with a Focus on Their Ingestion and Potential Carcinogenicity», *Expo Health* 15 (2023), pp. 33-51.

38. B. Walker y S. Lunder, «Pesticides + Poison Gases = Cheap, Year-Round Strawberries», Environmental Working Group, 20 de marzo de 2019, <https://www.ewg.org/foodnews/strawberries.php>.

39. A. Stacy *et al.*, «Infection Trains the Host for Microbiota-Enhanced Resistance to Pathogens», *Cell* 184, n.° 3 (4 de febrero de 2021), pp. 615-627.e17.

40. *The Invisible Extinction*, dirigido por S. Schenck y S. Lawrence (Microbe Media Productions, 2022), Amazon Prime Video, 2023, 85 min.

41. Suez *et al.*, «Personalized Microbiome-Driven Effects».

42. E. V. Nood *et al.*, «Duodenal Infusion of Donor Feces for Recurrent *Clostridium difficile*», *The New England Journal of Medicine* 368 (2013), pp. 407-415.

43. F. Dickerson *et al.*, «Adjunctive Probiotic Microorganisms to Prevent Rehospitalization in Patients with Acute Mania: A Randomized Controlled Trial», *Bipolar Disorders* 20, n.° 7 (2018), pp. 614-621.

44. P. Feuerstadt, N. Theriault y G. Tillotson, «The Burden of CDI in the U.S.: A Multifactorial Challenge», *BMC Infectious Diseases* 23 (2023).

45. E. H. Yoo, H. L. Hong y E. J. Kim, «Epidemiology and Mortality Analysis Related to Carbapenem-Resistant Enterobacterales in Patients after Admission to Intensive Care Units: An Observational Study», *Infection and Drug Resistance* 16 (7 de enero de 2023), pp. 189-200.

46. Centros para el Control y la Prevención de Enfermedades, *Antibiotic Resistance Threats in the United States, 2019* (Atlanta, Georgia, Departamento de Salud y Servicios Sociales de Estados Unidos, Centros para el Control y la Prevención de Enfermedades, 2019).

47. Programa Medioambiental de las Naciones Unidas, *Bracing for Superbugs: Strengthening Environmental Action in the One Health Response to Antimicrobial Resistance*, 7 de febrero de 2023.

48. M. Drexler, «Seeking the Path of Least Resistance», *Harvard Public Health*, primavera de 2019, <https://www.hsph.harvard.edu/magazine/magazine_article/seeking-the-path-of-least-resistance/>.

49. Puede encontrarse información sobre el Consejo Asesor Presidencial sobre la lucha contra las bacterias resistentes a los antibióticos en <https://www.hhs.gov/ash/advisory-committees/paccarb/index.html>.

4. A MI TÍO SAM LE ENCANTAN LOS HUEVOS

1. G. A. Soliman, «Dietary Cholesterol and the Lack of Evidence in Cardiovascular Disease», *Nutrients* 10, n.º 6 (junio de 2018), p. 780.

2. El consejo era restringir el colesterol alimentario a 300 mg/día.

3. M. Dehghan *et al.*, «Association of Egg Intake with Blood Lipids, Cardiovascular Disease, and Mortality in 177,000 People in 50 Countries», *American Journal of Clinical Nutrition* 111, n.º 4 (2020), p. 795-803.

4. J. Crane *et al.*, «Achievements in Public Health, 1900-1999», *Morbidity and Mortality Weekly Report* 48, n.º 30 (1999).

5. A. Keys y J. T. Anderson, «The Relationship of the Diet to the Development of Atherosclerosis in Man», en *Symposium on Atherosclerosis*, Consejo Nacional de Investigación (ed.), División de Ciencias Médicas (Washington, D.C., Academia Nacional de las Ciencias-Consejo Nacional de Investigación, 1954), pp. 181-196.

6. N. Teicholz, «A Short History of Saturated Fat: The Making and Unmaking of a Scientific Consensus», *Current Opinion in Endocrinology, Diabetes and Obesity* 30, n.º 1 (1 de febrero de 2023), pp. 65-71.

7. A. Keys, «Atherosclerosis: A Problem in Newer Public Health», *Journal of the Mount Sinai Hospital* 20, n.º 2 (julio de 1953), pp. 118-139, Arthur H. Aufses, Jr., MD Archives, Facultad de Medicina Icahn en Mount Sinai/Sistema Sanitario Mount Sinai, Nueva York, AA117.S005.SS004.I018, <https://archives.mssm.edu/bitstream-7357>.

8. N. Healey, «Is There More to a Healthy-Heart Diet than Cholesterol: A High-Fat Diet Is Thought to Increase the Risk of a Heart Attack. But Some Say the Long-Held Dogma of 'Bad' Cholesterol Might be Flawed», *Scientific American*, 3 de noviembre de 2021.

9. *Time*, 13 de enero de 1961.

10. C. E. Kearns, L. A. Schmidt y S. A. Glantz, «Sugar Industry and Coronary Heart Disease Research: A Historical Analysis of Internal Industry Documents», *JAMA Internal Medicine* 176, n.º 11 (2016), pp. 1680-1685.

11. C. Domonoske, «50 Years Ago, Sugar Industry Quietly Paid Scientists to Point Blame at Fat», NPR, 13 de septiembre de 2016, <www.npr.org/sections/thetwo-way/2016/09/13/493739074/50-years-ago-sugar-industry-quietly-paid-scientists-to-point-blame-at-fat>.

12. K. Sarri y A. Kafatos, «The Seven Countries Study in Crete: Olive Oil, Mediterranean Diet or Fasting?», *Public Health Nutrition* 8, n.º 6 (septiembre de 2005), p. 666.

13. J. Yerushalmy y H. E. Hilleboe, «Fat in the Diet and Mortality from Heart Disease; a Methodologic Note», *The New York State Journal of Medicine* 15, n.º 57 (1957), p. 2343.

14. J. Yudkin, «Dietary Carbohydrate and Serum-Cholesterol», *The Lancet* 303, n.º 7864 (1974).

15. Teicholz, «A Short History of Saturated Fat».

16. J. Bowden, «The Biggest Myth & Scientific Deception in Medical History!», *UK Health Radio*, producido por M. Demasi, radio, <https://ukhealthradio.com/blog/2013/11/the-biggest-myth-scientific-deception-in-medical-history/>.

17. Comunicación personal con el doctor O. Devinsky.

18. Kearns, Schmidt y Glantz, «Sugar Industry and Coronary Heart Disease Research».

19. R. B. McGandy, D. M. Hegsted y F. J. Stare, «Dietary Fats, Carbohydrates and Atherosclerotic Vascular Disease», *The New England Journal of Medicine* 255, n.º 5 (1967), pp. 245-247.

20. H. Blackburn, «Contrasting Professional Views on Atherosclerosis and Coronary Disease», *The New England Journal of Medicine* 292, n.º 2 (1975), pp. 105-107.

21. G. Taubes, «What If It's All Been a Big Fat Lie?», *The New York Times Magazine*, 7 de julio de 2002.

22. I. D. Frantz Jr. *et al.*, «Test of Effect of Lipid Lowering by Diet on Cardiovascular Risk. The Minnesota Coronary Survey», *Arteriosclerosis* 9, n.º 1 (enero-febrero de 1989), pp. 129-135.

23. Comunicación personal con G. Taubes.

24. Associated Press, «Heart Association to Endorse Some Foods», *The New York Times*, 28 de junio de 1988.

25. W. Kannel y T. Gordon, «Section 24: The Framingham Diet Study: Diet and the Regulation of Serum Cholesterol», datos inéditos, último acceso 22 de enero de 2024, <https://www.scribd.com/document/583903774/Kannel-W-Gordon-T-Framingham-dietary-data-Section-24-unpublished>.

26. Teicholz, «A Short History of Saturated Fat».

27. Comunicación personal con el doctor O. Devinsky.

28. B. V. Howard *et al.*, «Low-Fat Dietary Pattern and Risk

of Cardiovascular Disease: The Women's Health Initiative Randomized Controlled Dietary Modification Trial», *Journal of the American Medical Association* 295, n.º 6 (8 de febrero de 2006), pp. 655-666.

29. C. Purdy y H. B. Evich, «The Money Behind the Fight over Healthy Eating», *Politico*, 7 de octubre de 2015, <https://www.politico.com/story/2015/10/the-money-behind-the-fight-over-healthy-eating-214517>.

30. I. Oransky, «Obituary: Ancel Keys», *The Lancet* 362, n.º 9452 (18 de diciembre de 2004), p. 2174.

31. J. E. Brody, «Dr. Ancel Keys, 100, Promoter of the Mediterranean Diet, Died», *The New York Times*, 23 de noviembre de 2004.

32. I. Leslie, «The Sugar Conspiracy», *Guardian*, 7 de abril de 2016.

33. K. M. Flegal *et al.*, «Association of All-Cause Mortality with Overweight and Obesity Using Standard Body Mass Index Categories: A Systematic Review and Meta-Analysis», *Journal of the American Medical Association* 309, n.º 1 (2013), pp. 71-82.

34. A. Aubrey, «Research: A Little Extra Fat May Help You Live Longer», NPR, 2 de enero de 2013, <https://www.npr.org/sections/health-shots/2013/01/02/168437030/research-a-little-extra-fat-may-help-you-live-longer>.

35. K. Flegal, «The Obesity Wars and the Education of a Researcher: A Personal Account», *Progress in Cardiovascular Diseases* 67 (2021), pp. 75-76.

36. Grupo de estudio LIPID (siglas en inglés de «intervención a largo plazo con pravastatina en enfermedades isquémicas»), «Long-Term Effectiveness and Safety of Pravastatin in 9014 Patients with Coronary Heart Disease and Average Cholesterol Concentrations: The LIPID Trial Follow-Up», *The Lancet* 359, n.º 9315 (20 de abril de 2002), pp. 1379-1387.

37. «Dietary Fats», Asociación Estadounidense del Corazón, último acceso 2 de enero de 2024, <www.heart.org/en/healthy-living/healthy-eating/eat-smart/fats/dietary-fats>.

5. Creyentes convencidos

1. J. F. Svensson *et al.*, «Nonoperative Treatment with Antibiotics versus Surgery for Acute Nonperforated Appendicitis in Children: A Pilot Randomized Controlled Trial», *Annals of Surgery* 261, n.º 1 (2015), pp. 67-71.

2. P. Salminen *et al.*, «Antibiotic Therapy vs Appendectomy for Treatment of Uncomplicated Acute Appendicitis: The APPAC Randomized Clinical Trial», *Journal of the American Medical Association* 313, n.º 23 (2015), pp. 2340-2348.

3. H. C. Park *et al.*, «Randomized Clinical Trial of Antibiotic Therapy for Uncomplicated Appendicitis», *British Journal of Surgery* 104, n.º 13 (2017), pp. 1785-1790.

4. P. Salminen *et al.*, «Five-Year Follow-Up of Antibiotic Therapy for Uncomplicated Acute Appendicitis in the APPAC Randomized Clinical Trial», *Journal of the American Medical Association* 320, n.º 12 (2018), pp. 1259-1265.

5. Svensson *et al.*, «Nonoperative Treatment with Antibiotics versus Surgery for Acute Nonperforated Appendicitis in Children».

6. P. C. Minneci *et al.*, «Association of Nonoperative Management Using Antibiotic Therapy vs Laparoscopic Appendectomy with Treatment Success and Disability Days in Children with Uncomplicated Appendicitis», *Journal of the American Medical Association* 324, n.º 6 (11 de agosto de 2020), pp. 581-593.

7. L. Festinger y J. M. Carlsmith, «Cognitive Consequences of Forced Compliance», *Journal of Abnormal and Social Psychology* 58, n.º 2 (1959), pp. 203-210.

8. E. Aronson y J. Mills, «The Effect of Severity of Initiation on Liking for a Group», *Journal of Abnormal and Social Psychology* 59, n.º 2 (1959), pp. 177-181.

9. L. Festinger, H. Riecken y S. Schachter, *When Prophecy Fails: A Social and Psychological Study of a Modern Group that Predicted the Destruction of the World* (Mineápolis, University of Minnesota Press, 1954; repr., Nueva York, Harper Torchbooks, 1964).

10. *Ibid.*

11. *Ibid.*

6. Mala sangre

1. Instituto de Medicina, Comisión para el estudio de la transmisión del VIH a través de la sangre y los productos hemoderivados, *HIV and the Blood Supply: An Analysis of Crisis Decision-making*, L. B. Leveton, H. C. Cox Jr. y M. A. Stoto (eds.), Washington, D.C., National Academies Press, 1995.

2. R. C. Adams y J. S. Lundy, «Anesthesia in Cases of Poor Surgical Risk: Some Suggestions for Decreasing the Risk», *Anesthesiology* 3 (1942), pp. 603-607.

3. C. Madjdpour y D. R. Spahn, «Allogeneic Red Blood Cell Transfusions: Efficacy, Risks, Alternatives and Indications», *British Journal of Anaesthesia* 95, n.º 1 (julio de 2005), pp. 33-42.

4. R. P. Dellinger *et al.* y la Comisión de Directrices de la Campaña de Supervivencia a la Sepsis, que incluye el Subgrupo de Pediatría, «Surviving Sepsis Campaign: International Guidelines for Management of Severe Sepsis and Septic Shock, 2012», *Intensive Care Medicine* 39, n.º 2 (febrero de 2013), pp. 165-228.

5. A. Shander *et al.* y el Grupo del Congreso Internacional para el Consenso sobre los Resultados de las Transfusiones, «Appropriateness of Allogeneic Red Blood Cell Transfusion: The International Consensus Conference on Transfusion Outcomes», *Transfusion Medicine Reviews* 25, n.º 3 (julio de 2011), pp. 232-246.e53.

6. Instituto de Medicina, *HIV and the Blood Supply*.

7. *Federal Response to AIDS: Hearings Before a Subcommittee of the Committee on Government Operations, U.S. House of Representatives, Ninety-Eighth Congress, August 1-2, 1983*, Washington, D.C., Imprenta del Gobierno de Estados Unidos, 1983, p. 629.

8. *Ibid.*, p. 294.

9. *Ibid.*, p. 165.

10. *Ibid.*, p. 235.

11. *Ibid.*, p. 242.

12. A. S. Fauci, *AIDS: Acquired Immunodeficiency Syndrome*, Bethesda, Maryland, Centro Clínico de los Institutos Nacionales de Salud, 1984, film, 60 min., <http://resource.nlm.nih.gov/101674642>.

13. C. Wallis, «Battling AIDS», *Time*, 29 de abril de 1985.

14. Instituto de Medicina, *HIV and the Blood Supply*.

15. R. Richter, «Blood Quest: The Battle to Protect Transfusions from HIV», en «Blood at Work: What Do We Know about It?», número especial, *Stanford Medicine*, primavera de 2013.

16. Instituto de Medicina, *HIV And The Blood Supply*.

17. S. Stolberg, «Column One: Cruel Link: Hemophilia and AIDS: Transfusions that Once Were Seen as a Salvation Brought a Deadly Epidemic in the 1980s. After a Decade of Anguish and Frustration, Survivors Are Fighting Back», *Los Angeles Times*, 31 de agosto de 1994.

18. Proyecto de ley del Senado de California n.º 1419, capítulo 888, <https://leginfo.legislature.ca.gov/faces/billTextClient.xhtml?bill_id=202120220SB1419>.

19. Asociación de Médicos de California, «Governor signs CMA-sponsored bill giving physicians time to interpret test results for patients», nota de prensa, 3 de octubre de 2022, <https://www.cmadocs.org/newsroom/news/view/ArticleID/49898/t/Governor-signs-CMA-sponsored-bill-160-giving-physicians-time-to-interpret-test-results-for-patients>.

20. Richter, «Blood Quest».

21. L. J. Altman, «The Doctor's World: C.D.C. Is Embarrassed by Its Tardy Response to AIDS-Like Illness», *The New York Times*, 28 de julio de 1992.

22. *Ibid.*

23. U. L. McFarling, «When a Cardiologist Flagged the Lack of Diversity at Premier Medical Journals, the Silence Was Telling», Stat, 12 de abril de 2021, <https://www.statnews.com/

2021/04/12/lack-of-diversity-at-premier-medical-journals-jama-nejm/>.

24. B. Blanchard, «China's Blood Still Unsafe, Needs Help: Report», Reuters, 6 de septiembre de 2007, <https://www.reut ers.com/article/idUSPEK333640/>.

25. «Contaminated Needles Spread Hepatitis in China», Infection Control Today, 10 de agosto de 2001, <https://www. infectioncontroltoday.com/view/contaminated-needles-spread-hepatitis-china>.

26. R. D. Eckert, «The AIDS Blood-Transfusion Cases: A Legal and Economic Analysis of Liability», *San Diego Law Review* 29, n.º 203 (1992), p. 206.

27. *Ibid.*

28. *Ibid.*

29. J. Thomas *et al.*, «Anemia and Blood Transfusion Practices in the Critically Ill: A Prospective Cohort Review», *Heart and Lung* 39, n.º 3 (mayo-junio de 2010), pp. 217-225.

30. A. Kaplan *et al.*, «Informed Consent for Blood Transfusion», Association for the Advancement of Blood and Biotherapies, 23 de febrero de 2023, <https://www.aabb.org/docs/default-source/default-document-library/resources/informed-consent-for-blood-transfusion.pdf?sfvrsn=b2ee9851_2>.

31. Eckert, «The AIDS Blood-Transfusion Cases», pp. 219-220.

32. M. K. F. Salamat *et al.*, «Preclinical Transmission of Prions by Blood Transfusion Is Influenced by Donor Genotype and Route of Infection», *PLOS Pathogens* 17, n.º 2 (18 de febrero de 2021), doi:10.1371/journal.ppat.1009276.

33. E. P. Winer, discurso presidencial, Reunión Anual de la Sociedad Estadounidense de Oncología Clínica, Chicago, Illinois, y en línea, 2-6 de junio de 2023.

7. UNA CÁLIDA BIENVENIDA

1. L. V. Simon, M. F. Hashmi y B. N. Bragg, APGAR Score [actualizado el 22 de mayo de 2023], en *StatPearls* (Treasure Island, Florida, StatPearls Publishing, enero de 2024), <https://www.ncbi.nlm.nih.gov/books/NBK470569/>.

2. F. R. Greer, «Feeding the Premature Infant in the 20th Century», en «Symposium: Accomplishments in Child Nutrition during the 20th Century», B. L. Nichols y F. R. Greer (eds.), supl., *Journal of Nutrition* 131, n.º 2 (febrero 2001), pp. 426S-430S.

3. A. Patz, L. E. Hoeck y E. De La Cruz, «Studies on the Effect of High Oxygen Administration in Retrolental Fibroplasia: I. Nursery Observations», *American Journal of Ophthalmology* 35 (1952), pp. 1248-1253.

4. E. Naumburg *et al.*, «Supplementary Oxygen and Risk of Childhood Lymphatic Leukaemia», *Acta Paediatrica* 91, n.º 12 (2002), pp. 1328-1333.

5. S. Rovner, «Surgery Without Anesthesia: Can Preemies Feel Pain?», *The Washington Post*, 13 de agosto de 1986.

6. J. H. Hess y E. C. Lundeen, *The Premature Infant: Its Medical and Nursing Care*, Filadelfia, J. B. Lippincott, 1941, pp. 99-153.

7. J. Gleiss, «Zum Frühgeborenenproblem der Gegenwart IX. Mitteilung. Überfütteruns-und unweltbedingte Atemstörungen bei Frühgeborenen», *Zeitschrift für Kinderheilkunde* 76 (1955), pp. 261-268.

8. J. D. L. Hansen y C. A. Smith, «Effects of Withholding Fluid in the Immediate Postnatal Period», *Pediatrics* 12 (1953), pp. 99-113.

9. M. Singata, J. Tranmer y G. M. Gyte, «Restricting Oral Fluid and Food Intake During Labour», *Cochrane Database of Systematic Reviews* 8 (22 de agosto de 2013), doi:10.1002/14651858.CD003930.pub3.

10. A. Chiruvolu *et al.*, «Effect of Delayed Cord Clamping

on Very Preterm Infants», *American Journal of Obstetrics and Gynecology* 213, n.º 5 (2015), p. 676.

11. A. Chiruvolu *et al.*, «Effect of Delayed Cord Clamping on Very Preterm Twins», *Early Human Development* 124 (2018), pp. 22-25.

12. A. Chiruvolu *et al.*, «The Effect of Delayed Cord Clamping on Moderate and Early Late-Preterm Infants», *American Journal of Perinatology* 35, n.º 3 (2018), pp. 286-291.

13. A. Chiruvolu *et al.*, «Effects of Umbilical Cord Milking on Term Infants Delivered by Cesarean Section», *American Journal of Perinatology* 38, n.º 10 (2021), pp. 1042-1047.

14. *Ibid.*

15. Chiruvolu *et al.*, «Effect of Delayed Cord Clamping on Very Preterm Twins».

16. R. M. Soliman *et al.*, «A Randomized Controlled Trial of a 30-Versus a 120-Second Delay in Cord Clamping after Term Birth», *American Journal of Perinatology* (11 de marzo de 2022).

17. A. L. Seidler *et al.* y colaboradores del iCOMP, «Deferred Cord Clamping, Cord Milking, and Immediate Cord Clamping at Preterm Birth: A Systematic Review and Individual Participant Data Meta-Analysis», *The Lancet* 402, n.º 10418 (9 de diciembre de 2023), pp. 2209-2222.

18. Universidad de Sídney, «Delaying Cord Clamping Could Halve Risk of Death in Premature Babies», nota de prensa, 15 de noviembre de 2023.

19. J. S. Mercer *et al.*, «The Effects of Delayed Cord Clamping on 12-Month Brain Myelin Content and Neurodevelopment: A Randomized Controlled Trial», *American Journal of Perinatology* 39, n.º 1 (enero de 2022), pp. 37-44.

20. «What Is Kangaroo Care and How Can It Help Your Baby?», Cleveland Clinic, último acceso 13 de enero de 2024, <https://my.clevelandclinic.org/health/treatments/12578-kangaroo-care>.

21. A. Whitelaw y K. Sleath, «Myth of the Marsupial Mo-

ther: Home Care of Very Low Birth Weight Babies in Bogota, Colombia», *The Lancet* 1, n.º 8439 (25 de mayo de 1985), pp. 1206-1208.

22. N. J. Bergman y L. A. Jürisoo, «The 'Kangaroo-Method' for Treating Low Birth Weight Babies in a Developing Country», *Tropical Doctor* 24, n.º 2 (abril de 1994), pp. 57-60.

23. A. Chiruvolu *et al.*, «Effects of Skin-to-Skin Care on Late Preterm and Term Infants At-Risk for Neonatal Hypoglycemia», *Pediatric Quality and Safety* 2, n.º 4 (20 de junio de 2017), doi:10.1097/pq9.0000000000000030.

24. A. E. de Alencar *et al.*, «Effect of Kangaroo Mother Care on Postpartum Depression», *Journal of Tropical Pediatrics* 55, n.º 1 (febrero de 2009), pp. 36-38.

25. E. R. Moore *et al.*, «Early Skin-to-Skin Contact for Mothers and Their Healthy Newborn Infants», *Cochrane Database of Systematic Reviews* 11 (2016), doi:10.1002/14651858. CD003519.pub4.

26. Chiruvolu *et al.*, «Effects of Skin-to-Skin Care on Late Preterm and Term Infants».

27. Organización Mundial de la Salud, «Kangaroo Mother Care: A Transformative Innovation in Health Care» (documento de posicionamiento internacional; Ginebra, Organización Mundial de la Salud, 2023), licencia: CC BY-NC-SA 3.0 IGO.

28. D. D. Flannery *et al.*, «Temporal Trends and Center Variation in Early Antibiotic Use Among Premature Infants», *JAMA Network Open* 1, n.º 1 (18 de mayo de 2018), doi:10.1001/jamanetworkopen.2018.0164.

29. N. T. Mueller *et al.*, «'Vaginal Seeding' after a Caesarean Section Provides Benefits to Newborn Children: FOR: Does Exposing Caesarean-Delivered Newborns to the Vaginal Microbiome Affect Their Chronic Disease Risk? The Critical Need for Trials of 'Vaginal Seeding' during Caesarean Section», *BJOG: An International Journal of Obstetrics and Gynaecology* 127, n.º 2 (enero de 2020), p. 301.

30. E. L. Rudey, M. D. C. Leal y G. Rego, «Cesarean Sec-

tion Rates in Brazil: Trend Analysis Using the Robson Classification System», *Medicine* (Baltimore) 99, n.º 17 (abril de 2020), doi:10.1097/MD.0000000000019880.

31. J. G. Albertini *et al.*, «Evaluation of a Peer-to-Peer Data Transparency Intervention for Mohs Micrographic Surgery Overuse», *JAMA Dermatology* 155, n.º 8 (1 de agosto de 2019), pp. 906-913.

32. K. K. Hoppe y B. Bosse, «Complicated Deliveries», en *Avery's Diseases of the Newborn*, 11.ª ed., C. A. Gleason y T. Sawyer (eds.), Filadelfia, Elsevier, 2024, pp. 135-146.e2.

33. Instituto Nacional de Salud Infantil y Desarrollo Humano, Red de Unidades de Medicina Maternofetal, calculadora virtual de parto vaginal tras cesárea, versión 2.2, actualizada en noviembre de 2023, <https://mfmunetwork.bsc.gwu.edu/web/mfmunetwork/vaginal-birth-after-cesarean-calculator>.

34. *Ibid.*

35. W. A. Grobman *et al.*, «Labor Induction Versus Expectant Management in Low-Risk Nulliparous Women», *The New England Journal of Medicine* 379 (2018), pp. 513-523.

36. E. Nethery *et al.*, «Effects of the ARRIVE (A Randomized Trial of Induction Versus Expectant Management) Trial on Elective Induction and Obstetric Outcomes in Term Nulliparous Patients», *Obstetrics and Gynecology* 142, n.º 2 (11 de agosto de 2023), pp. 242-250.

37. P. J. Meis *et al.* y la Red de Unidades de Medicina Maternofetal del Instituto Nacional de Salud Infantil y Desarrollo Humano, «Prevention of Recurrent Preterm Delivery by 17 Alpha-Hydroxyprogesterone Caproate», *The New England Journal of Medicine* 348, n.º 24 (12 de junio de 2003), pp. 2379-2385. Fe de erratas en *The New England Journal of Medicine* 349, n.º 13 (25 de septiembre de 2003), p. 1299.

38. Administración de Alimentos y Medicamentos de Estados Unidos, «FDA Commissioner and Chief Scientist Announce Decision to Withdraw Approval of Makena», comunicado de prensa, 6 de abril de 2023.

39. Centros para el Control y la Prevención de Enfermedades, «Achievements in Public Health, 1900-1999: Healthier Mothers and Babies», *Morbidity and Mortality Weekly Report* 48, n.º 38 (octubre de 1999), pp. 849-858.

8. Cuestionar las certezas

1. Sociedad Estadounidense del Cáncer, «Key Statistics for Ovarian Cancer», último acceso 3 de octubre de 2023, <https://www.cancer.org/cancer/types/ovarian-cancer/about/key-statistics.html>.

2. S. Kyo *et al.*, «The Fallopian Tube as Origin of Ovarian Cancer: Change of Diagnostic and Preventive Strategies», *Cancer Medicine* 9, n.º 2 (enero de 2020), pp. 421-431, doi:10.1002/cam4.2725.

3. L. Dubeau, «The Cell of Origin of Ovarian Epithelial Tumors and the Ovarian Surface Epithelium Dogma: Does the Emperor Have No Clothes?», *Gynecologic Oncology* 72, n.º 3 (1999), pp. 437-442.

4. J. M. Piek *et al.*, «Dysplastic Changes in Prophylactically Removed Fallopian Tubes of Women Predisposed to Developing Ovarian Cancer», *Journal of Pathology* 195, n.º 4 (2001), pp. 451-456.

5. F. Medeiros *et al.*, «The Tubal Fimbria Is a Preferred Site for Early Adenocarcinoma in Women with Familial Ovarian Cancer Syndrome», *American Journal of Surgical Pathology* 30, n.º 2 (febrero de 2006), pp. 230-236.

6. S. Labidi-Galy *et al.*, «High Grade Serous Ovarian Carcinomas Originate in the Fallopian Tube», *Nature Communications* 8, n.º 1093 (2017).

7. Colegio Estadounidense de Obstetras y Ginecólogos (ACOG), Comisión sobre la Práctica Ginecológica, «Opportunistic Salpingectomy as a Strategy for Epithelial Ovarian Cancer Prevention», Opinión de la Comisión del ACOG n.º 774, en

Obstetrics and Gynecology 133, n.º 4 (abril de 2019), doi:10.1097/AOG.0000000000003164.

8. *Ibid.*

9. A. C. Restaino *et al.*, «Functional Neuronal Circuits Promote Disease Progression in Cancer», *Science Advances* 9, n.º 19 (10 de mayo de 2023), doi:10.1126/sciadv.ade4443.

10. H. D. Reavis, H. I. Chen y R. Drapkin, «Tumor Innervation: Cancer Has Some Nerve», *Trends in Cancer* 6, n.º 12 (diciembre de 2020), pp. 1059-1067.

11. G. Hanley, «Presentation to the American Academy of Cancer Research Special Conference in Cancer Research: Ovarian Cancer», Boston, 6 de octubre de 2023.

12. R. M. Kahn *et al.*, «Salpingectomy for the Primary Prevention of Ovarian Cancer», *JAMA Surgery* (6 de septiembre de 2023).

13. V. Giannakeas *et al.*, «Salpingectomy and the Risk of Ovarian Cancer in Ontario», *JAMA Network Open* 6, n.º 8 (1 de agosto de 2023), doi:10.1001/jamanetworkopen.2023.27198.

14. I. C. Cook y C. N. Landen, «Opportunistic Salpingectomy in Women Undergoing Non-Gynecologic Abdominal Surgery», *Gynecologic Oncology* 158, n.º 1 (2020), doi:10.1016/j.ygyno.2020.04.005.

15. R. Sowamber *et al.*, «Ovarian Cancer: From Precursor Lesion Identification to Population-Based Prevention Programs», *Current Oncology* 30, n.º 12 (29 de noviembre de 2023), pp. 10179-10194.

16. R. Stone, J. V. Sakran y K. Long Roche, «Salpingectomy in Ovarian Cancer Prevention», *Journal of the American Medical Association* 329, n.º 23 (20 de junio de 2023), pp. 2015-2016.

17. N. Nabavi, «Screening for Ovarian Cancer Is Ruled Out after Trial Found It Did Not Reduce Deaths», *BMJ: British Medical Journal* 373 (2021): n1223.

18. C. J. Cabasag *et al.*, «Ovarian Cancer Today and Tomorrow: A Global Assessment by World Region and Human Deve-

lopment Index Using GLOBOCAN 2020», *International Journal of Cancer* 151, n.º 9 (1 de noviembre de 2022), pp. 1535-1541.

19. R. Drapkin, «Progress in Ovarian Cancer: Discovery of Fallopian Tube Involvement», MDedge, 26 de junio de 2023, <https://www.mdedge.com/hematology-oncology/article/263338/ovarian-cancer/progress-ovarian-cancer-discovery-fallopian-tube>.

20. Instituto Nacional de Investigación sobre el Genoma Humano, «Eugenics: Its Origin and Development (1883-Present)», último acceso 2 de abril de 2024, <https://www.genome.gov/about-genomics/educational-resources/timelines/eugenics>.

21. S. P. Raine, «Federal Sterilization Policy: Unintended Consequences», *American Medical Association Journal of Ethics*, *Virtual Mentor* 14, n.º 2 (febrero de 2012), pp. 152-157, <https://journalofethics.ama-assn.org/article/federal-sterilization-policy-unintended-consequences/2012-02>.

22. Ñ. C. Ko, «Peru's Government Forcibly Sterilized Indigenous Women from 1996 to 2001, the Women Say. Why?», *The Washington Post*, 19 de febrero de 2021.

23. «Peru Forced Sterilisations Case Reaches Key Stage», BBC News, 1 de marzo de 2021, <https://www.bbc.com/news/world-latin-america-56201575>.

24. D. Anderson *et al.*, «Feasibility of Opportunistic Salpingectomy at the Time of a vNOTES Hysterectomy: A Retrospective Cohort», *International Journal of Gynecology and Obstetrics* 163, n.º 3 (diciembre de 2023), pp. 1026-1027.

9. El valle de la silicona

1. R. R. Cook y L. L. Perkins, «The Prevalence of Breast Implants Among Women in the United States», *Current Topics in Microbiology and Immunology* 210 (1996), pp. 419-425.

2. *Face to Face with Connie Chung*, episodio retransmitido el 10 de diciembre de 1990 en la CBS.

3. «CBS Cancels Ad Decrying Connie Chung Report on Breast Implants», United Press International, 9 de noviembre de 1991, <https://www.upi.com/Archives/1991/11/09/CBS-cancels-ad-decrying-Connie-Chung-report-on-breast-implants/8141689662800/>.

4. D. E. Bernstein, «Review: The Breast Implant Fiasco», *California Law Review* 87, n.º 2 (1999), pp. 457-510.

5. K. E. Schleiter, «Silicone Breast Implant Litigation», *American Medical Association Journal of Ethics*, *Virtual Mentor* 12, n.º 5 (2010), pp. 389-394, <https://journalofethics.ama-assn.org/article/silicone-breast-implant-litigation/2010-05>.

6. «Breast Implants Riskier than FDA Admits, Lawmaker Says», *Tampa Bay Times*, 28 de abril de 2005.

7. P. J. Hilts, «FDA Seeks Halt in Breast Implants Made of Silicone», *The New York Times*, 7 de enero de 1992.

8. S. A. Van Nunen, P. A. Gatenby y A. Basten, «Post-Mammoplasty Connective Tissue Disease», *Arthritis and Rheumatism* 25 (1982), pp. 694-697.

9. D. A. Kessler, «The Basis of the FDA's Decision on Breast Implants», *The New England Journal of Medicine* 326, n.º 25 (18 de junio de 1992), pp. 1713-1715.

10. *Ibid*.

11. S. Roan, «Time Not on Their Side, Say Women with Implants: Health: Angry and Scared, They Say They Cannot Afford to Wait Until Late 1994 for the Results of Government Studies», *Los Angeles Times*, 18 de mayo de 1993.

12. Carta de la División de Recursos Humanos de la Oficina de Contabilidad del Gobierno de Estados Unidos al congresista Donald M. Payne, 7 de diciembre de 1992.

13. Z. S. F. Lam y D. Hurry, «Dow Corning and the Silicone Implant Controversy» (documento de trabajo, Escuela de Negocios Cox de la Universidad Metodista Meridional, 1 de enero de 1992), <https://scholar.smu.edu/cgi/viewcontent.cgi?article=1155&context=businessworkingpapers>.

14. M. Angell, «Breast Implants: Protection or Paternalism?»,

The New England Journal of Medicine 326 (18 de junio de 1992), pp. 1695-1696.

15. D. A. Kessler, R. B., Merkatz y R. Schapiro, «A Call for Higher Standards for Breast Implants», *Journal of the American Medical Association* 270, n.º 21 (1 de diciembre de 1993), pp. 2607-2608, PMID: 8230647.

16. Administración de Alimentos y Medicamentos de Estados Unidos, «Timeline of Selected FDA Activities and Significant Events Addressing Substance Use and Overdose Prevention», último acceso 14 de febrero de 2024, <www.fda.gov/drugs/informa tion-drug-class/timeline-selected-fda-activities-and-signifi cant-events-addressing-substance-use-and-overdose>.

17. *Ibid*.

18. Sam Hornblower, «How the FDA Supercharged the Opioid Epidemic», The Conversation, en prensa, 2024.

19. J. Porter y H. Jick, «Addiction Rare in Patients Treated with Narcotics», *The New England Journal of Medicine* 302, n.º 2 (10 de enero de 1980), p. 123.

20. C. Brummett *et al.*, «New Persistent Opioid Use After Minor and Major Surgical Procedures in U.S. Adults», *JAMA Surgery* 152, n.º 6 (2017).

21. M. Allen y A. Richards, «The New Addiction: The Painful Truth about Nevada: Many Nevadans Crave Painkillers, and Some Doctors Oblige», *Las Vegas Sun*, 6 de julio de 2008.

22. Schleiter, «Silicone Breast Implant Litigation».

23. Wired Staff, «Implant Settlement», *Wired*, 8 de julio de 1998.

24. S. E. Gabriel *et al.*, «Risk of Connective-Tissue Diseases and Other Disorders after Breast Implantation», *The New England Journal of Medicine* 330 (1994), pp. 1697-1702.

25. L. A. Brinton y S. L. Brown, «Breast Implants and Cancer», *Journal of the National Cancer Institute* 89, n.º 18 (17 de septiembre de 1997), pp. 1341-1349.

26. «25 Most Influential Americans», *Time*, 24 de junio de 2001.

27. D. A. Kessler, en respuesta a M. Angell, «Breast Implants—Protection or Paternalism?», *New England Journal of Medicine* 326, n.º 25 (18 de junio de 1992), pp. 1695.1696, último acceso a los comentarios el 28 de diciembre de 2023, doi:10.1056/NEJM199206183262510, PMID:1588985.

28. P. A. McGuire *et al.*, «Separating Myth from Reality in Breast Implants: An Overview of 30 Years of Experience», *Plastic and Reconstructive Surgery* 152, n.º 5 (noviembre de 2023), pp. 801e-7e, doi:10.1097/PRS.0000000000010488.

29. *Ibid.*

30. «Silicone Breast Implants and Cancer», en Instituto de Medicina, Comisión sobre la seguridad de los implantes mamarios de silicona, *Safety of Silicone Breast Implants*, S. Bondurant, V. Ernster y R. Herdman (eds.), Washington, D.C., National Academies Press, 1999.

31. G. Kolata, «In Implant Case, Science and the Law Have Different Agendas», *The New York Times*, 11 de julio de 1998.

32. E. Lichtblau y S. Shan, «Vast F.D.A. Effort Tracked E-Mails of Its Scientists», *The New York Times*, 14 de julio de 2012.

33. K. Perry, «Disgraced Lawyer Decides to Retire, Not Fight», *Cincinnati Enquirer*, 19 de abril de 2013, <https://www.usatoday.com/story/news/nation/2013/04/19/disbarred-lawyer-stanley-chesley/2098107/>.

34. A. Head, «You'll Not See Nothing Like the Mighty O'Quinn», *Texas Super Lawyers*, 22 de septiembre de 2004, <https://www.superlawyers.com/articles/texas/youll-not-see-nothing-like-the-mighty-oquinn/>.

35. D. C. Weiss, «Lawyer O'Quinn Ordered to Pay $41.4 M», *ABA Journal*, 12 de septiembre de 2007, <https://www.abajournal.com/news/article/lawyer_oquinn_ordered_to_pay_414_m>.

36. Associated Press, «John O'Quinn Dies at 68; Texas Personal-Injury Lawyer», *Los Angeles Times*, 30 de octubre de 2009, <https://www.latimes.com/local/obituaries/la-me-john-oquinn30-2009oct30-story.html>.

37. C. McGreal, «Biden Urged Not to Give Top FDA Job to Official Over Her Role in Opioid Crisis», *Guardian*, 28 de enero de 2021.

10. UNA COMEDIA DE ERRORES

1. B. Rigas, C. Feretis y E. D. Papavassiliou, «John Lykoudis: An Unappreciated Discoverer of the Cause and Treatment of Peptic Ulcer Disease», *The Lancet* 354, n.º 9190 (6 de noviembre de 1999), pp. 1634-1635.

2. G. Friedland, «Discovery of the Function of the Heart and Circulation of Blood», *Cardiovascular Journal of Africa* 20, n.º 3 (mayo-junio de 2009), p. 160, PMID:19575077, PMCID: PMC3721262.

3. B. Hernández, «This English Doctor Upended Everything We Knew about the Human Heart», *National Geographic*, 13 de febrero de 2018, <https://www.nationalgeographic.co.uk/science/2018/02/this-english-doctor-upended-everything-we-knew-about-the-human-heart>.

4. D. Ribatti, «William Harvey and the Discovery of the Circulation of the Blood», *Journal of Angiogenes Research* 1 (septiembre de 2009), p. 3, doi:10.1186/2040-2384-1-3, PMID:19946411, PMCID:PMC2776239.

5. L. Payne, «'With Much Nausea, Loathing and Foetor,' William Harvey, Dissection, and Dispassion in Early Modern Medicine», *Vesalius* 8, n.º 2 (diciembre de 2002), pp. 45-52.

6. G. Friedland y M. Friedman, *Medicine's 10 Greatest Discoveries*, New Haven, Yale University Pres, 1998.

7. M. White, «James Lind: The Man Who Helped to Cure Scurvy with Lemons», BBC News, 4 de octubre de 2016, <https://www.bbc.com/news/uk-england-37320399>.

8. C. Price, «The Age of Scurvy», *Distillations Magazine*, 14 de agosto de 2017, <https://www.sciencehistory.org/stories/magazine/the-age-of-scurvy/>.

9. C. P. McCord, «Scurvy As an Occupational Disease: VIII. Scurvy and the Slave Trade», *Journal of Occupational Medicine* 14, n.° 1 (enero de 1972), pp. 45-49.

10. I. Milne, «Who Was James Lind, and What Exactly Did He Achieve?», *JLL Bulletin: Commentaries on the History of Treatment Evaluation* (2012), <https://www.jameslindlibrary.org/articles/who-was-james-lind-and-what-exactly-did-he-achieve/>.

11. *Ibid.*

12. *Ibid.*

13. A. M. Behbehani, «The Smallpox Story: Life and Death of an Old Disease», *Microbiological Reviews* 47, n.° 4 (diciembre de 1983), pp. 455-509.

14. K. B. Patterson y T. Runge, «Smallpox and the Native American», *American Journal of the Medical Sciences* 323, n.° 4 (abril de 2002), pp. 216-22.

15. K. A. Smith, «Edward Jenner and the Small Pox Vaccine», *Frontiers in Immunology* 14, n.° 2 (junio de 2011), p. 21.

16. N. J. Willis, «Edward Jenner and the Eradication of Smallpox», *Scottish Medical Journal* 42, n.° 4 (agosto de 1997), pp. 118-121.

17. J. Cassels, «Edward Jenner and the Cuckoo», Arran Birding, último acceso 8 de enero de 2024, <www.arranbirding.co.uk/edward-jenner-and-the-cuckoo.html>.

18. E. Jenner, *An Inquiry into the Causes and Effects of the Variolae Vaccinae: A Disease Discovered in Some of the Western Counties of England, Particularly Gloucestershire, and Known by the Name of the Cow Pox*, Springfield, Massachusetts, Samuel Cooley, 1801.

19. B. S. Leavell, «Thomas Jefferson and Smallpox Vaccination», *Transactions of the American Clinical and Climatological Association* 88 (1977), pp. 119-127.

20. «History of the Smallpox Vaccination», Organización Mundial de la Salud, último acceso 10 de febrero de 2024, <https://www.who.int/news-room/spotlight/history-of-vaccination/history-of-smallpox-vaccination>.

21. H. Ellis, «Ignaz Semmelweis: Tragic Pioneer in the Prevention of Puerperal Sepsis», *British Journal of Hospital Medicine* 69, n.º 6 (junio de 2008), p. 358, doi:10.12968/hmed.2008. 69.6.29631, PMID:18646425.

22. P. Rangappa, «Ignaz Semmelweis—Hand Washing Pioneer», *Journal of the Association of Physicians of India* 58 (mayo de 2010), p. 328, PMID:21117357.

23. I. Loudon, «Ignaz Phillip Semmelweis' Studies of Death in Childbirth», *Journal of the Royal Society of Medicine* 106, n.º 11 (noviembre de 2013), pp. 461-463.

24. Consejo Nacional de Investigación, Comisión para modernizar la ciencia, la medicina y los animales, «A Theory of Germs», en *Science, Medicine, and Animals*, Washington, D.C., National Academies Press, 2004, pp. 7-8.

25. A. D. Ataman, E. E. Vatanoğlu-Lutz y G. Yildirim, «Medicine in Stamps: Ignaz Semmelweis and Puerperal Fever», *Journal of the Turkish-German Gynecological Association* 14, n.º 1 (1 de marzo de 2013), pp. 35-39.

26. H. Ellis, «Ignaz Semmelweis», p. 358.

27. G. Zuckerman, «After Shunning Scientist, University of Pennsylvania Celebrates Her Nobel Prize: School That Once Demoted Katalin Karikó and Cut Her Pay Has Made Millions of Dollars from Patenting Her Work», *Wall Street Journal*, 4 de octubre de 2023.

28. A. Shrikant, «Nobel Prize Winner Katalin Karikó Was 'Demoted 4 Times' at Her Old Job. How She Persisted: 'You Have to Focus on What's Next'», CNBC, 6 de octubre de 2023, <https://www.cnbc.com/2023/10/06/nobel-prize-winner-kata lin-karik-on-being-demoted-perseverance-.html>.

29. B. Binday, «'Not of Faculty Quality': How Penn Mistreated Nobel Prize-Winning Researcher Katalin Karikó», *Daily Pennsylvanian*, 26 de octubre de 2023.

30. Zuckerman, «After Shunning Scientist, University of Pennsylvania Celebrates Her Nobel Prize».

31. *Ibid.*

32. «Katalin Karikó and Drew Weissman, Penn's Historic mRNA Vaccine Research Team, Win 2023 Nobel Prize in Medicine», *Penn Today*, 2 de octubre de 2023, <https://penntoday.upenn.edu/news/katalin-kariko-and-drew-weissman-penns-historic-mrna-vaccine-research-team-win-2023-nobel>.

11. Una cultura de la obediencia

1. Murthy contra Misuri, n.º 23-411, Tribunal de Apelación de Estados Unidos 2023 (5.º circuito, 2023), <https://www.supremecourt.gov/DocketPDF/23/23-411/294091/20231222102540387_FINAL%20Murthy%20Amicus%20for%20filing.pdf>.

2. J. Swerdin, L. Smaliak y S. Niederman, «California Repeals Law Preventing Spread Of Misinformation Regarding Covid-19», The Free Speech Project, Universidad de Georgetown, último acceso 7 de febrero de 2024, <http://freespeechproject.georgetown.edu/tracker-entries/ninth-circuit-hears-arguments-on-california-law-punishing-doctors-for-spreading-false-information-about-covid-19>.

3. A. Chen y J. Wosen, «Dana-Farber Expands Studies to Be Retracted to 6, Plus 31 to Be Corrected Over Mishandled Data», *Boston Globe*, 22 de enero de 2024.

4. S. David, «Dana-Farberications at Harvard University», *For Better Science* (blog), 2 de enero de 2024, <https://forbetterscience.com/2024/01/02/dana-farberications-at-harvard-university/>.

5. V. H. Paulus y A. Ravi, «Top Harvard Medical School Neuroscientist Accused of Research Misconduct», *Harvard Crimson*, 1 de febrero de 2024.

6. W. L. Wang, «Brigham and Women's Hospital to Pay $10 Million for Research Fraud Allegations», *Harvard Crimson*, 28 de abril de 2017.

7. R. Van Noorden, «More than 10,000 Research Papers

Were Retracted in 2023—A New Record», *Nature*, 12 de diciembre de 2023, <https://www.nature.com/articles/d41586-023-03974-8>.

8. R. Sohn, «Exclusive: Committee Recommended Pulling Several Papers by Former Cornell Med School Dean», *Retraction Watch* (blog), 29 de marzo de 2023, <https://retractionwatch.com/2023/03/29/exclusive-committee-recommended-pulling-several-papers-by-former-cornell-med-school-dean/>.

9. David, «Dana-Farberications at Harvard University».

10. J. B. Carlisle, «False Individual Patient Data and Zombie Randomised Controlled Trials Submitted to *Anaesthesia*», *Anaesthesia* 76, n.º 4 (abril de 2021), pp. 472-479.

11. D. Herrera-Perez *et al.*, «A Comprehensive Review of Randomized Clinical Trials in Three Medical Journals Reveals 396 Medical Reversals», *eLife* 8 (11 de junio de 2019), doi:10.7554/eLife.45183.

12. «Tamiflu and Relenza: Getting the Full Evidence Picture», Cochrane, último acceso 7 de febrero de 2024, <https://www.cochrane.org/news/tamiflu-and-relenza-getting-full-evidence-picture>.

13. T. Jefferson, «The Tamiflu Story: Why We Need Access to All Data from Clinical Trials», *Open Knowledge* (blog), 19 de noviembre de 2012, <https://blog.okfn.org/2012/11/19/the-tamiflu-story-why-we-need-access-to-all-data-from-clinical-trials>.

14. Z. Damania y V. Prasad, «CDC Masking Comments, Prior Auths, Paxlovid Data», *The VPZD Show* (pódcast), 15 de febrero de 2023, <https://zdoggmd.com/vpzd-31/>.

15. E. M. Bik, A. Casadevall y F. C. Fang, «The Prevalence of Inappropriate Image Duplication in Biomedical Research Publications», *mBio* 7, n.º (junio de 2016), doi:10.1128/mBio.00809-16.

16. A. Marcus e I. Oransky, «A Rash of Scientific Retraction», *Boston Globe*, 17 de abril de 2012.

17. G. Kolata, «In a First, *The New England Journal of Medicine* Joins Never-Trumpers», *The New York Times*, 7 de octubre de 2020.

18. «Dying in a Leadership Vacuum», editorial, *The New England Journal of Medicine* 383 (8 de octubre de 2020), pp. 1479-1480, <https://www.nejm.org/doi/full/10.1056/NEJMe2029812>.

19. «Should *Nature* Endorse Political Candidates: Yes, When the Occasion Demands It», editorial, *Nature*, 20 de marzo de 2020, <https://www.nature.com/articles/d41586-023-00789-5>.

20. M. Makary *et al.*, «Prevalence and Durability of SARS-CoV-2 Antibodies Among Unvaccinated U.S. Adults by History of COVID-19», *JAMA Network* 327, n.º 11 (3 de febrero de 2022), pp. 1085-1087, <https://jamanetwork.com/journals/jama/fullarticle/2788894>.

21. «Most Viewed Articles: 2022», *Journal of the American Medical Association*, último acceso 18 de marzo de 2024, <https://jamanetwork.com/pages/2022-most-discussed-articles>.

22. «The Cancellation of Leana Wen», editorial, *Wall Street Journal*, 23 de agosto de 2022.

23. S. Siles, «STS, New President Apologize for Predecessor's Speech Amid Twitter Backlash», Medscape, 26 de enero de 2023, <https://www.medscape.com/viewarticle/987571?form=fpf>.

24. Warren Newton, Richard J. Baron y David G. Nichols, «Joint Statement on Dissemination of Information», Colegio Estadounidense de Medicina Interna, último acceso 28 de abril de 2024, <https://www.abim.org/media-center/press-releases/joint-statement-on-dissemination-of-misinformation/>.

25. B. Weiss, «Weekend Listening: From McDonalds Drive-Through to Star Harvard Professor: Roland Fryer on Race and Policing, Claudine Gay, and Karma—and Much More», *Free Press*, 18 de febrero de 2024, <https://www.thefp.com/p/roland-fryer-bari-weiss-honestly-utax-harvard>.

26. J. Schuessler *et al.*, «Harvard President Resigns after

Mounting Plagiarism Accusations», *The New York Times*, 2 de enero de 2024, <https://www.nytimes.com/2024/01/02/us/har vard-claudine-gay-resigns.html>.

27. M. A. Makary e I. Kawachi, «The International Tobacco Strategy», *Journal of the American Medical Association* 280, n.º 13 (1998), pp. 1194-1195.

28. M. A. Makary *et al.*, «Operating Room Briefings: Working on the Same Page», *Joint Commission Journal on Quality and Patient Safety* 32, n.º 6 (junio de 2006), pp. 351-355.

29. M. A. Makary *et al.*, «Operating Room Briefings and Wrong-Site Surgery», *Journal of the American College of Surgeons* 204, n.º 2 (febrero de 2007), pp. 236-243.

30. E. C. Wick *et al.*, «Implementation of a Surgical Comprehensive Unit-Based Safety Program to Reduce Surgical Site Infections», *Journal of the American College of Surgeons* 215, n.º 2 (agosto de 2012), pp. 193-200.

31. M. A. Makary *et al.*, «Frailty as a Predictor of Surgical Outcomes in Older Patients», *Journal of the American College of Surgeons* 210, n.º 6 (junio de 2010), pp. 901-908.

32. G. Kwakye, G. A. Brat y M. A. Makary, «Green Surgical Practices for Health Care», *Archives of Surgery* 146, n.º 2 (febrero de 2011), pp. 131-136.

33. W. E. Bruhn *et al.*, «Prevalence and Characteristics of Virginia Hospitals Suing Patients and Garnishing Wages for Unpaid Medical Bills», *Journal of the American Medical Association* 322, n.º 7 (agosto de 2019), pp. 691-692.

34. J. G. R. Paturzo *et al.*, «Trends in Hospital Lawsuits Filed Against Patients for Unpaid Bills Following Published Research About This Activity», *JAMA Network Open* 4, n.º 8 (2021), doi:10.1001/jamanetworkopen.2021.21926.

35. S. C. Mathews y M. A. Makary, «Billing Quality Is Medical Quality», *JAMA Network Open* 4, n.º 323 (febrero de 2020), pp. 409-410.

36. Z. Damania y P. Teirstein, «Meet the Doc the American Board of Medical Specialties Wants DEAD», *Against Medi-*

cal Advice (pódcast), 2 de febrero de 2018, <https://zdoggmd. com/against-medical-advice-035/>.

12. IMAGINA

1. V. Prasad *et al.*, «A Decade of Reversal: An Analysis of 146 Contradicted Medical Practices», *Mayo Clinic Proceedings* 88, n.º 8 (agosto de 2013), pp. 790-798.

2. A. M. Glenny *et al.*, «Water Fluoridation for the Prevention of Dental Caries», *Cochrane Database of Systematic Reviews* 6 (18 de junio de 2015), doi:10.1002/14651858.CD010856. pub2.

3. Centros para el Control y la Prevención de Enfermedades, «Community Water Fluoridation», último acceso 13 de febrero de 2024, <https://www.cdc.gov/fluoridation/index.html>.

4. «U.S. States Where Recreational Marijuana Is Legal», Reuters, 8 de noviembre de 2023, <https://www.reuters.com/ world/us/us-states-where-recreational-marijuana-is-legal-2023-05-31/>.

5. A. Wnuk, «Is Cannabis Today Really Much More Potent than 50 Years Ago?», *New Scientist*, 11 de octubre de 2023, <https://www.newscientist.com/article/2396976-is-cannabis-today-really-much-more-potent-than-50-years-ago/>.

6. E. Stuyt, «The Problem with the Current High Potency THC Marijuana from the Perspective of an Addiction Psychiatrist», *Missouri Medicine* 115, n.º 6 (noviembre-diciembre de 2018), pp. 482-486.

7. A. Abouseif, «Adverse Effects of Cannabis Use on Adolescents' Brain» (proyecto final, Universidad Harvard, 17 de marzo de 2024).

8. G. Gobbi *et al.*, «Association of Cannabis Use in Adolescence and Risk of Depression, Anxiety, and Suicidality in Young Adulthood: A Systematic Review and Meta-Analysis», *JAMA Psychiatry* 76, n.º 4 (1 de abril de 2019), pp. 426-434.

9. N. Castellanos-Ryan *et al.*, «Adolescent Cannabis Use, Change in Neurocognitive Function, and High-School Graduation: A Longitudinal Study from Early Adolescence to Young Adulthood», *Development and Psychopathology* 29, n.º 4 (octubre de 2017), pp. 1253-1266.

10. A. M. Jeffers *et al.*, «Association of Cannabis Use with Cardiovascular Outcomes among U.S. Adults», *Journal of the American Heart Association* 13, n.º 5 (5 de marzo de 2024), doi:10.1161/JAHA.123.030178.

11. J. Renard *et al.*, «Long-Term Consequences of Adolescent Cannabinoid Exposure in Adult Psychopathology», *Frontiers in Neuroscience* 10, n.º 8 (noviembre de 2014), p. 361.

12. L. Degenhardt *et al.*, «Outcomes of Occasional Cannabis Use in Adolescence: 10-Year Follow-Up Study in Victoria, Australia», *British Journal of Psychiatry* 196, n.º 4 (abril de 2010), pp. 290-295.

13. *Ibid.*

14. Rep. D. LaMalfa, «Cartels Are Turning Our National Forests into a Warzone», The Hill, 28 de julio de 2022, <https://thehill.com/opinion/congressblog/3577673-cartels-are-turning-our-national-forests-into-a-warzone/>.

15. B. Warren y M. Clevenger, «Marijuana Wars: Violent Mexican Drug Cartels Turn Northern California into 'The Wild West'», *USA Today* y *Louisville Courier Journal*, 19 de diciembre de 2021.

16. S. Rotella *et al.*, «Gangsters, Money and Murder: How Chinese Organized Crime Is Dominating America's Illegal Marijuana Market», ProPublica, 14 de marzo de 2024, <https://www.propublica.org/article/chinese-organized-crime-us-marijuana-market>.

17. T. F. Doran *et al.*, «Acetaminophen: More Harm than Good for Chickenpox?», *Journal of Pediatrics* 114, n.º 6 (junio 1989), pp. 1045-1048.

18. K. I. Plaisance *et al.*, «Effect of Antipyretic Therapy on the Duration of Illness in Experimental Influenza A, *Shigella son-*

nei, and *Rickettsia rickettsii* Infections», *Pharmacotherapy* 20, n.º 12 (diciembre de 2000), pp. 1417-1422.

19. T. A. Mace *et al.*, «Differentiation of CD8+ T Cells into Effector Cells Is Enhanced by Physiological Range Hyperthermia», *Journal of Leukocyte Biology* 90, n.º 5 (noviembre de 2011), pp. 951-962.

20. C. Lin *et al.*, «Fever Promotes T Lymphocyte Trafficking via a Thermal Sensory Pathway Involving Heat Shock Protein 90 and α4 Integrins», *Immunity* 50, n.º 1 (15 de enero de 2019), pp. 137-151.e6.

21. Z. Liew *et al.*, «Acetaminophen Use During Pregnancy, Behavioral Problems, and Hyperkinetic Disorders», *JAMA Pediatrics* 168, n.º 4 (abril de 2014), pp. 313-320.

22. J. Cendejas-Hernandez *et al.*, «Paracetamol (Acetaminophen) Use in Infants and Children Was Never Shown to Be Safe for Neurodevelopment: A Systematic Review with Citation Tracking», *European Journal of Pediatrics* 181, n.º 5 (mayo de 2022), pp. 1835-1857.

23. L. Sensintaffar, «Is Galleri a Miracle Test? It's Too Soon to Say: Early Cancer Detection Isn't the Same as Prevention», *The Wall Street Journal*, 9 de febrero de 2024.

24. C. Westgate *et al.*, «Early Real-World Experience with a Multi-Cancer Early Detection Test» (artículo presentado en la Reunión Anual de la Sociedad Estadounidense de Oncología Clínica, Chicago, Illinois, y en línea, 2-6 de junio de 2023).

25. B. Nicholson *et al.*, «Multi-Cancer Early Detection Test in Symptomatic Patients Referred for Cancer Investigation in England and Wales (SYMPLIFY): A Large-Scale, Observational Cohort Study», *The Lancet* 24, n.º 7 (julio de 2023), pp. 733-743.

26. Sensintaffar, «Is Galleri a Miracle Test?».

27. Westgate *et al.*, «Early Real-World Experience with a Multi-Cancer Early Detection Test».

28. D. Schrag *et al.*, «Blood-Based Tests for Multicancer Early Detection (PATHFINDER): A Prospective Cohort

Study», *The Lancet* 402, n.º 10409 (octubre de 2023), pp. 1251-1260.

29. J. Smyth, «Quick Blood Tests to Spot Cancer: Will They Help or Harm Patients?», *Financial Times*, 17 de mayo de 2023.

30. L. A. Thompson, «European Commission Continues Battle Against Illumina, Orders It to Sell Cancer-Test Developer Grail», Law.com International, 15 de octubre de 2023, <https://www.law.com/international-edition/2023/10/15/european-commission-continues-battle-against-illumina-orders-it-to-sell-cancer-test-developer-grail/>.

31. Comisión Federal de Comercio, «FTC Orders Illumina to Divest Cancer Detection Test Maker GRAIL to Protect Competition in Life-Saving Technology Market», comunicado de prensa, 3 de abril de 2023.

32. Icahn Enterprises L.P., «Illumina, Inc.: Case for Change», presentación de PowerPoint, primavera de 2023, CarlIcahn.com, <https://carlicahn.com/wp-content/uploads/2023/04/ILMN-Case-for-Change.pdf>.

33. Red de Actuación contra el Cáncer de la Sociedad Estadounidense del Cáncer, «Multi-Cancer Early Detection Bill Would Create a Pathway to Coverage for Millions of Cancer Screenings for Medicare Beneficiaries», comunicado de prensa, 22 de junio de 2023.

34. Consorcio para la Detección Temprana de Varios Cánceres, «Closing the Cancer Gap: The Multicancer Early Detection (MCED) Consortium Releases Two New Health Equity Papers», comunicado de prensa, 2 de marzo de 2023.

35. J. Tabery, *Tyranny of the Gene: Personalized Medicine and Its Threat to Public Health*, Nueva York, Knopf, 2023.

36. C. Turnbull *et al.*, «GRAIL-Galleri: Why the Special Treatment?», *The Lancet* 403, n.º 10425 (3 de febrero de 2024), pp. 431-432.

37. J. Park *et al.*, «An Inactivated Multivalent Influenza A Virus Vaccine is Broadly Protective in Mice and Ferrets»,

Science Translational Medicine 14, n.º 653 (13 de julio de 2022), doi:10.1126/scitranslmed.abo2167.

38. Departamento de Salud y Servicios Sociales de Estados Unidos, Reunión de la Comisión Asesora Nacional Sobre Vacunas, Washington, D.C., 22-23 de septiembre de 2022, <https://www.hhs.gov/vaccines/nvac/meetings/2022/09-22/index.html>.

39. M. J. Memoli *et al.*, «Evaluation of Antihemagglutinin and Antineuraminidase Antibodies as Correlates of Protection in an Influenza A/H1N1 Virus Healthy Human Challenge Model», *mBio* 7, n.º 2 (19 de abril de 2016), doi:10.1128/mBio.00417-16.

40. B. R. Murphy, J. A. Kasel y R. M. Chanock, «Association of Serum Anti-Neuraminidase Antibody with Resistance to Influenza in Man», *The New England Journal of Medicine* 286 (1972), pp. 1329-1332.

41. H. W. Kim *et al.*, «Temperature-Sensitive Mutants of Influenza A Virus: Response of Children to the Influenza A/Hong Kong/68-ts-1[E] (H3N2) and Influenza A/Udorn/72-ts-1[E] (H3N2) Candidate Vaccine Viruses and Significance of Immunity to Neuraminidase Antigen», *Pediatric Research* 10, n.º 4 (abril de 1976), pp. 238-242.

42. Instituto Nacional de Alergias y Enfermedades Infecciosas, «Safety and Immunogenicity of BPL-1357, A BPL-Inactivated, Whole-Virus, Universal Influenza Vaccine», Centro Clínico de los Institutos Nacionales de Salud, ClinicalTrials.gov, último acceso 4 de abril de 2024, <https://classic.clinicaltrials.gov/ct2/show/NCT05027932>.

43. C. Dun *et al.*, «Sleep Disorders and the Development of Alzheimer's Disease among U.S. Medicare Beneficiaries», *Journal of the American Geriatrics Society* 70, n.º 1 (enero de 2022), pp. 299-301.

44. P. J. Snyder *et al.*, «Effect of Testosterone Treatment on Bone Mineral Density in Men Over 65 Years of Age», *Journal of Clinical Endocrinology and Metabolism* 84, n.º 6 (junio de 1999), pp. 1966-1972.

45. P. J. Snyder *et al.*, «Effect of Testosterone Treatment

on Body Composition and Muscle Strength in Men Over 65 Years of Age», *Journal of Clinical Endocrinology and Metabolism* 84, n.º 8 (agosto de 1999), pp. 2647-2653.

46. X. Cai *et al.*, «Metabolic Effects of Testosterone Replacement Therapy on Hypogonadal Men with Type 2 Diabetes Mellitus: A Systematic Review and Meta-Analysis of Randomized Controlled Trials», *Asian Journal of Andrology* 16, n.º 1 (enero-febrero de 2014), pp. 146-152.

47. H. Barnes, «Children on Puberty Blockers Saw Mental Health Change: New Analysis», BBC News, 19 de septiembre de 2023, <https://www.bbc.com/news/health-66842352>.

48. T. Roush, «UK Bans Puberty Blockers for Minors», Forbes, 12 de marzo de 2024, <https://www.forbes.com/sites/tylerroush/2024/03/12/uk-bans-puberty-blockers-for-minors/?sh=74b09752a3b3>.

49. S. Ruuska *et al.*, «All-Cause and Suicide Mortalities among Adolescents and Young Adults Who Contacted Specialised Gender Identity Services in Finland in 1996-2019: A Register Study», *BMJ Mental Health* 27 (2024), doi:10.1136/bmjment-2023-300940.

50. L. Littman, «Correction: Parent Reports of Adolescents and Young Adults Perceived to Show Signs of a Rapid Onset of Gender Dysphoria», *PLOS ONE* 14, n.º 3 (19 de marzo de 2019), doi:10.1371/journal.pone.0214157.

51. Noticias de la Universidad Brown, «Updated: Brown Statements on Gender Dysphoria Study», comunicado de prensa, 19 de marzo de 2019.

52. M. Grossman, *Lost in Trans Nation*, Nueva York, Skyhorse, 2023.

53. M. Powell, «What Lia Thomas Could Mean for Women's Elite Sports», *The New York Times*, 29 de mayo de 2022, <https://www.nytimes.com/2022/05/29/us/lia-thomas-women-sports.html>.

54. J. Kiger, «Prominent Mayo Clinic Physician Sues, Citing Retaliation Over Media Statements, Whistleblowing Re-

port», *Rochester Post-Bulletin*, TwinCities.com, 17 de noviembre de 2023, <https://www.twincities.com/2023/11/17/prominent-mayo-clinic-physician-sues-citing-retaliation-over-media-sta tements-whistleblowing-report/>.

55. Grossman, *Lost in Trans Nation*.

56. Laura Helmuth, X (antes llamada Twitter), 16 de febrero de 2023, 19:26 h, <https://x.com/laurahelmuth/status/1626 377504461127681>.

57. V. Murugesh *et al.*, «Puberty Blocker and Aging Impact on Testicular Cell States and Function» (prepublicación, disponible desde el 27 de marzo de 2024), <https://www.biorxiv.org/ content /10.1101/2024.03.23.586441>.

58. J. E. O'Shea *et al.*, «Frenotomy for Tongue-Tie in Newborn Infants», *Cochrane Database of Systematic Reviews* 3 (2017), doi:10.1002/14651858.CD011065.pub2.

59. K. Thomas, S. Kliff y J. Silver-Greenberg, «Inside the Booming Business of Cutting Babies' Tongues», *The New York Times*, 18 de diciembre de 2023.

60. A. H. Messner *et al.*, «Clinical Consensus Statement: Ankyloglossia in Children», *Otolaryngology-Head and Neck Surgery* 162, n.º 5 (2020), pp. 597-611.

61. Puede encontrarse información sobre nuestro consorcio Global Appropriateness Measures en GAmeasures.com.

62. M. A. Makary *et al.*, «Frailty as a Predictor of Surgical Outcomes in Older Patients», *Journal of the American College of Surgeons* 210, n.º 6 (junio de 2010), pp. 901-908.

63. V. Prasad, «Mammography: Does It Save Lives? The USPSTF Is Incorrect. I Review ALL the Data», YouTube, 10 de mayo de 2023, <https://www.youtube.com/watch?v=-9hQO7X 1bmU>.

64. Sociedad Estadounidense del Cáncer, «Limitations of Mammograms», último acceso 18 de febrero de 2024, <https:// www.cancer.org/cancer/types/breast-cancer/screening-tests-and-early-detection/mammograms/limitations-of-mammo grams.html>.

65. G. C. S. Smith y J. P. Pell, «Parachute Use to Prevent Death and Major Trauma Related to Gravitational Challenge: Systematic Review of Randomised Controlled Trials», *BMJ: British Medical Journal* 327 (2003), p. 1459.

66. W. E. Boden *et al.*, «COURAGE Trial Research Group. Optimal medical therapy with or without PCI for stable coronary disease», *The New England Journal of Medicine* 356, n.° 15 (12 de abril de 2007), pp. 1503-1516.

67. D. L. Sackett, «The Arrogance of Preventive Medicine», *Canadian Medical Association Journal* 167, n.° 4 (agosto de 2002), pp. 363-364.

68. D. L. Sackett *et al.*, «Evidence Based Medicine: What It Is and What It Isn't: It's About Integrating Individual Clinical Expertise and the Best External Evidence», *BMJ: British Medical Journal* 312, n.° 7023 (1996), pp. 71-72.

69. R. Habert, «Claude Bernard, the Founder of Modern Medicine», *Cells* 11, n.° 10 (20 de mayo de 2022), p. 1702.